中医历代名家学术研究丛书

主编 潘桂娟

王孟英

张蕾 编著

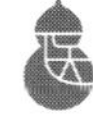

Academic Research Series of Famous
Doctors of Traditional Chinese
Medicine through the Ages

“十三五”国家重点图书出版规划项目

中国中医药出版社
·北 京·

图书在版编目（CIP）数据

中医历代名家学术研究丛书．王孟英 / 潘桂娟主编；张蕾编著．—北京：中国中医药出版社，2017.9

ISBN 978-7-5132-3856-4

Ⅰ．①中…　Ⅱ．①潘…　②张…　Ⅲ．①中医临床—经验—中国—清代　Ⅳ．① R249.1

中国版本图书馆 CIP 数据核字（2016）第 302504 号

中国中医药出版社出版

北京市朝阳区北三环东路 28 号易亨大厦 16 层

邮政编码　100013

传真　010 64405750

河北新华第二印刷有限责任公司印刷

各地新华书店经销

开本 880×1230　1/32　印张 10　字数 256 千字

2017 年 9 月第 1 版　2017 年 9 月第 1 次印刷

书号　ISBN 978－7－5132－3856－4

定价　49.00 元

网址　www.cptcm.com

社长热线　010–64405720

购书热线　010–89535836

侵权打假　010–64405753

微信服务号　zgzyycbs

微商城网址　https://kdt.im/LIdUGr

官方微博　http://e.weibo.com/cptcm

天猫旗舰店网址　https://zgzyycbs.tmall.com

如有印装质量问题请与本社出版部联系（010 64405510）

项目来源及国家重点图书出版计划

2005年度国家“973”计划课题“中医理论体系框架结构与内涵研究”（编号：2005CB532503）

2009年度科技部基础性工作专项重点项目“中医药古籍与方志的文献整理”（编号：2009FY120300）子课题“古代医家学术思想与诊疗经验研究”

2013年度国家“973”计划项目“中医理论体系框架结构研究”（编号：2013CB532000）

国家中医药管理局重点研究室“中医理论体系结构与内涵研究室”建设规划

“十三五”国家重点图书、音像、电子出版物出版规划（医药卫生）

《中医历代名家学术研究丛书》编委会

主　　编　潘桂娟

常务副主编　张宇鹏　陈　曦

副 主 编　翟双庆　刘桂荣　郑洪新　邢玉瑞
陆　翔　钱会南　马淑然　文颖娟
柳亚平　王静波

编　　委（以姓氏笔画为序）

于　峥　王　彤　王国为　王姝琛　王蓓蓓　尹东奇
石　琳　卢红蓉　田　甜　田丙坤　朱　辉　朱乔青
乔文彪　刘　锐　刘理想　刘寨华　江　泳　江　涛
汤尔群　许筱颖　孙晓光　孙海舒　孙理军　杜　松
李　倩　李文华　李海玉　李董男　李敬林　李翠娟
杨　杰　杨　萌　杨　舒　杨卫东　杨卫彬　杨景锋
吴小明　吴宇峰　冷　伟　汪　剑　张　胜　张　聪
张　蕾　张立平　张卓文　张明泉　张银柱　陆　翔
陈子杰　苗　苗　林　燕　林亭秀　林晓峰　呼兴华
依秋霞　金香兰　郑　齐　郑日新　郑旭锐　赵红霞
相宏杰　战佳阳　夏丽娜　倪祥惠　徐　雅　徐世杰
黄　辉　黄玉燕　崔　为　葛晓舒　董正华　韩晶杰
禄　颖　甄雪燕　蔺焕萍　黎鹏程

参编人员（以姓氏笔画为序）

于　琦　马艺珈　王旭光　朱　姝　任艳芸　闫　石
苏　婷　李　飞　步　凡　何　伟　陈广坤　郑　铎
赵　黎　赵鸿君　姚远友　钱泽南　席　莉　章　进
董鸿志　谢天韦　潘江飞

《中医历代名家学术研究丛书》审订委员会

主　任　潘桂娟

副主任（以姓氏笔画为序）

于智敏　张宇鹏　陈　曦　徐世杰

成　员（以姓氏笔画为序）

于　峥　万　芳　马淑然　王凤兰　王姝琛
王静波　文颖娟　邢玉瑞　刘　洋　刘　锐
刘庚祥　刘桂荣　江　泳　汤尔群　杜　松
李海玉　李　燕　杨　威　步瑞兰　汪　剑
张立平　张效霞　陆　翔　陈小野　陈子杰
林晓峰　金香兰　郑　齐　郑洪新　赵京生
胡晓峰　柳长华　柳亚平　钱会南　倪祥惠
黄　辉　黄玉燕　崔　为　蒋力生　付玉娟
黎鹏程

前言

中医理论肇始于《黄帝内经》《难经》，本草学探源于《神农本草经》，辨证论治及方剂学发轫于《伤寒杂病论》。在此基础上，历代医家结合自身的思考与实践，提出独具特色的真知灼见，不断革故鼎新，充实完善，使得中医药学具有系统的知识体系结构、丰富的原创理论内涵、显著的临床诊治疗效、深邃的中国哲学背景和特有的话语表达方式。历代医家本身就是“活”的学术载体，他们刻意研精，探微索隐，华叶递荣，日新其用。因此，中医药学发展的历史进程，始终呈现出一派继承不泥古、发扬不离宗的繁荣景象。

中国中医科学院中医基础理论研究所，自2008年起相继依托2005年度国家“973”计划课题“中医学理论体系框架结构与内涵研究”、2009年度科技部基础性工作专项重点项目“中医药古籍与方志的文献整理”子课题“古代医家学术思想与诊疗经验研究”、2013年度国家“973”计划项目“中医理论体系框架结构研究”，以及国家中医药管理局重点研究室“中医理论体系结构与内涵研究室”建设规划，联合北京中医药大学等16所高等院校及科研和医疗机构的专家、学者，选取历代具有代表性或学术特色突出的医家，系统地阐释与解析其代表性学术思想和诊疗经验，旨在发掘与传承、丰富与完善中医理论体系，为提升中医师理论水平和临床实践能力和水平提供参考和借鉴。本套丛书即是此系列研究阶段性成果总结而成。

综观历史，凡能称之为“大医”者，大都博览群书，学问淹博赅洽，集百家之言，成一家之长。因此，我们以每位医家独立成书，尽可能尊重原著，进行总结、提炼和阐发。此外，本丛书的另一个特点是，将医家特色学术观点与临床实践相印证，尽可能选择一些典型医案，用以说明理论的实践价值，便于临床施用。本丛书现已列入《“十三五”国家重点图书、音像、电子出版物出版规划》中的“医药卫生”重点图书出版计划，并将于“十三五”期间完成此项出版计划，拟收载历代102名中医名家，总字数约1600万。

丛书各分册作者，有中医基础学科和临床学科的资深专家、国家及行业重点学科带头人，也有中青年教师、科研人员和临床医师中的学术骨干，分别来自全国高等中医院校、科研机构和临床单位。从学科分布来看，涉及中医基础理论、中医各家学说、中医医史文献、中医经典及中医临床基础、中医临床各学科。全体作者以对中医药事业的拳拳之心，共同努力和无私奉献，历经数年成就了这份艰巨的工作，以实际行动切实履行了传承、运用、发展中医药学术的重大使命。

在完成上述科研项目及丛书撰写、统稿与审订的过程中，研究团队暨编委会和审订委员会全体成员，精益求精之心始终如一。在上述科研项目负责人、丛书总主编、中国中医科学院中医基础理论研究所潘桂娟研究员主持下，由常务副主编张宇鹏副研究员、陈曦副研究员及各分题负责人——翟双庆教授、刘桂荣教授、郑洪新教授、邢玉瑞教授、钱会南教授、马淑然教授、文颖娟教授、陆翔教授、杨卫彬研究员、崔为教授、柳亚平副教授、江泳副教授、王静波博士等，以及医史文献专家张效霞副教授，分别承担或参与了团队的组织和协调，课题任务书和丛书编写体例的起草、修订和具体组织实施，各单位课题研究任务的落实和分册文稿编写和审订等工作。编委会还多次组织工作会议和继续教育项目培训，组织审订委员会专家复审和修订；最终由总主编逐册复审、修订、统稿并组织作者再次修订各分册文稿。自 2015 年 6 月开始，编委会将丛书各分册文稿陆续提交中国中医药出版社，拟于 2019 年 12 月之前按计划完成本套丛书的出版。

2016 年 3 月，国家中医药管理局颁布了《关于加强中医理论传承创新的若干意见》，指出“加强对传承脉络清晰、理论特色鲜明的古代医家的学术思想研究，深入研究中医对生命、健康与疾病认知理论，系统总结中医养生保健、防病治病理论精华，提升中医理论指导临床实践和产品研发的能力，切实传承中医生命观、健康观、疾病观和预防治疗观”。上述项目研究及丛书的编写，是研究团队对国家层面“加强中医理论传承与创新”号召的积极响应，体现了当代中医学人敢于担当的勇气和矢志不渝的追求！通过此项全国协作的系统工程，凝聚了中医医史、文献、理论、临床研究的专门人才，培育了一支专业化的学术队伍。

在此衷心感谢中国中医科学院及其所属中医基础理论

研究所、中医药信息研究所、研究生院，以及北京中医药大学、陕西中医药大学、山东中医药大学、云南中医学院、安徽中医药大学、辽宁中医药大学、浙江中医药大学、成都中医药大学、湖南中医药大学、长春中医药大学、黑龙江中医药大学、南京中医药大学、河北中医学院、贵阳中医药大学、中日友好医院等16家科研、教学、医疗单位，对此项工作的大力支持！衷心感谢中国中医药出版社有关领导及华中健编审、伊丽萦博士及全体编校人员对丛书编写及出版的大力支持！

本丛书即将付梓之际，百余名作者感慨万千！希望广大读者透过本丛书，能够概要纵览中医药学术发展之历史脉络，撷取中医理论之精华，传承千载临床之经验，为中医药学术的振兴和人类卫生保健事业做出应有的贡献！

由于种种原因，书中难免有疏漏之处，敬请读者不吝批评指正，以促进本丛书不断修订和完善，共同推进中医药学术的继承与发扬！

《中医历代名家学术研究丛书》编委会

2016年9月

凡例

一、本套丛书选取的医家，均为历代具有代表性或特色学术思想与临床经验的名家，包括汉代至晋唐医家6名、宋金元医家18名、明代医家25名、清代医家46名、民国医家7名，总计102名。每位医家独立成册，旨在对医家学术思想与诊疗经验等内容进行较为详尽的总结阐发，并进行精要论述。

二、丛书的编写，本着历史、文献、理论研究有机结合的原则，全面解读、系统梳理和深入研究医家原著，适当参考古今有关该医家的各类文献资料，对医家学术思想和诊疗经验，加以发掘、梳理、提炼、升华、概括，将其中具有理论意义、实践价值的独特内容阐发出来。

三、丛书在总体框架上，要求结构合理、层次清晰；在内容阐述上，要求概念正确、表述规范，持论公允、论证充分，观点明确、言之有据；在分册体量上，鉴于每个医家的具体情况不同，总体要求控制在10万～20万字。

四、丛书每一分册的正文结构，分为“生平概述”“著作简介”“学术思想”“临证经验”与“后世影响”五个独立的内容范畴。各分册将拟论述的内容按照逻辑与次序，分门别类地纳入以上五个内容范畴之中。

五、“生平概述”部分，主要包括医家姓名字号、生卒年代、籍贯等基本信息，时代背景、从医经历以及相关问题的考辨等。

六、“著作简介”部分，逐一介绍医家的著作名称（包括现存、已经亡佚又经后人辑复的著作）、卷数、成书年代、主要内容、学术价值等。

七、“学术思想”部分，分为“学术渊源”与“学术特色”两部分进行论述。前者重在阐述医家之家传、师承、私淑（中医经典或前代医家思想对其影响）关系，重点发掘医家学术思想的历史传承与学术渊源；后者主要从独特的学术见解、学术成就、学术特点等方面，总结医家的主要学术思想特色。

八、“临证经验”部分，重点考察和论述医家学术著作中的医案、医论、医话，并有选择地收集历代杂文笔记、地方志等材料，从中提炼整理医家临床诊疗的思路与特色，发掘、总结其独到的诊治方法。此外，还根据医家不同情况，以适当方式选录部分反映医家学术思想与临证特色的医案。

九、“后世影响”部分，主要包括“学术影响与历代评价”“学派传承（学术传承）”“后世发挥”和“国外流传”等内容。其中，对医家的总体评价，重视和体现学术界共识和主流观点，在此基础上，有理有据地阐明新见解。

十、附以“参考文献”，标示引用著作名称及版本。同时，分册编写过程中涉及的期刊与学位论文，以及未经引用但能体现一定研究水准的期刊与学位论文也一并列出，以充分体现对该医家研究的整体状况。

十一、附以丛书全部医家名录，依照年代时间先后排列，以便查检。

十二、丛书正文标点符号使用，依据《中华人民共和国国家标准标点符号用法》(GB/T 15834–2011)。医家原书中出现的俗字、异体字等一律改为简化正体字，个别不能对应简化字的繁体字酌予保留。

《中医历代名家学术研究丛书》编委会

2016 年 9 月

内容提要

王士雄（1808—1868），字孟英，号潜斋，浙江钱塘（今浙江杭州）人，清代著名医家。作为温病学派之集大成者，王孟英注重经典，广采叶桂、薛雪、吴瑭、章楠等诸家言论，结合自己的实践经验，对温病理论多有发挥。另外，王孟英在诊断、辨证、治则治法、遣方用药等方面均有独到的见解和临床经验，充分反映在传世的医案、方书、评按著作中。本书内容包括王孟英的生平概述、著作简介、学术思想、临证经验、后世影响等。

王士雄，字孟英，号潜斋，生于清嘉庆十三年（1808），卒于清同治七年（1868）。浙江钱塘（今浙江杭州）人，清代著名医家，与叶桂、薛雪、吴瑭并称“温病四大家”。其一生著述颇多，代表作有《温热经纬》《霍乱论》等。

现代以来有关王孟英的学术研讨论文，经中国知网（CNKI）检索，有期刊论文195篇、会议论文9篇、学位论文9篇。内容涉及其生平、著作、学术思想、诊疗经验等方面。综合来看，有关王孟英的学术研究，大多集中在两个方面：一是总结其对温病学的学术贡献；二是探讨其对某种病证的治疗经验，如阐发其对痰证、失眠、喘咳、疟疾、暑证、泄泻、神昏、血证、产后病、月经病、杂病、情志病，以及急重症、老年病等的治疗特色，研讨内容广泛，涉及临床各科。这些文献，可为王孟英学术的深入研究提供有益的参考。

近现代以来，有关王孟英的学术研究很多，出版的相关著作，如石念祖所撰《王氏医案绎注》、陆士谔编校的《分类王孟英医案》、曹炳章编撰的《王孟英疟痢验案》、张景捷编撰的《王孟英温热医案类编》、盛增秀编撰的《重订王孟英医案》等，对其医案进行了整理、类编或评注。又如，张之文著有《王孟英温病证治精萃》，对王孟英的温病学理论和临床经验进行整理研究；盛燮荪等编著的《王孟英医籍精华》、盛增秀主编的《王孟英医学全书》等，为深入研究其生平、学术提供了依据和参考。

本项研究在深入研读王孟英原著并梳理相关文献的基础上，力求比较全面、深入地探讨和总结王孟英的学术渊源、学术特色和临床诊疗特点。王孟英在温病名家叶桂、薛雪、陈平伯、吴瑭、余师愚等前贤基础上，通过深入的临床实践和理论研究，推动了温病学乃至中医理论的发展，深受后世学者推崇。另外，王孟英的传世方书、医案著作、评按著作，均反映出其对中医理论的深入领悟、独到的学术见解和丰富的临证经验。如学术上倡导气化枢机论，以气化、枢机为辨证关键；对补法提出"药以对证""恰合病情为补"的观点；善用食材入药，注重饮食预防及调护治疗。临证经验方面，诊断上强调四诊合参，尤其长于舌诊与脉诊；认证精准，善于把握病机；处方遣药善用清轻之品，用药灵动，同时对于急症、重症又能果断处以重剂、峻剂；善用经方，长于化裁，师其法而不泥其义等，均充分体现了其大医风范。因此，本书除重点阐发王孟英温病学术思想外，还注重从医案方面挖掘其诊疗特色，以及其中所体现的学术思想。

本项研究所依据的王孟英著作版本:《温热经纬》，选用人民卫生出版社 2005 年版;《随息居重订霍乱论》，选用中国中医药出版社 2008 年版;《随息居饮食谱》，选用天津科学技术出版社 2003 年版;《重庆堂随笔》，选用中医古籍出版社 1987 年版，以及中国中医药出版社 1999 年出版的《王孟英医学全书》等。王孟英著作简介部分，参考了《中国医籍提要》；生平简介和温病学部分，参考了《王孟英温病证治精萃》。

在此衷心感谢参考文献的作者及支持本项研究的各位同仁。

山东中医药大学　张蕾

2015 年 6 月

目录

王孟英

生平概述

王士雄，字孟英，又字篯龙，号潜斋，晚号梦隐，别号野云、半痴山人、随息居士、随息子、睡乡散人、华胥小隐，生于清嘉庆十三年（1808），卒于清同治七年（1868），历经嘉庆、道光、咸丰、同治四朝。据《海宁县志》记载，王孟英祖上世居海宁之盐官（今盐官镇）。盐官东临海盐，西连沃壤余杭，北接桐乡，南临杭州湾，位于钱塘江出海口。十四世祖移居"海盐之水北"（海盐县石泉公社），十九世祖复归旧地海宁县（今海宁市）。由于海水涨潮倒灌钱塘江，即所谓"乾隆时遭海溢之患"，王孟英曾祖王学权（字秉衡）携家人侨居杭州。

王孟英是清代温病名家，与叶桂、薛雪、吴瑭并称"温病四大家"。一生著述颇丰，代表作《温热经纬》与《霍乱论》集中反映了其在温病学方面的成就。王孟英充分继承了叶天士、薛雪、章虚谷等温病学家的成就，可谓集前代医家之大成，并在病因病机、辨证、诊断、治疗各个方面多有发挥，丰富和完善了温病学内容。另外，其传世的方书、医案、评按著作，均反映出其对中医理论的深入领悟、独到的学术见解和丰富的临证经验。

一、时代背景

王孟英生活在一个动荡的年代，战事连绵。其出生之年（1808），英国兵船侵扰我国东海沿海；33 岁时（1840）鸦片战争爆发；44 岁时（1851），洪秀全发动农民起义；48 岁时（1855），太平天国攻陷南京；53 岁时（1860），杭州沦陷。

明清时期经常发生大规模的瘟疫，江浙一带尤其严重。吴有性《温疫论·序》记载:“崇祯辛巳(1583),疫气流行,山东、浙省、南北两直(河北、江苏),感者尤多。至五、六月益甚,或至阖门传染。”吴鞠通《温病条辨·序》载:“癸丑岁(1793),都下温疫大行。”王孟英所在之时也有多次疫病特别是霍乱的流行,这也是江浙一带温病名家众多的重要原因之一。清嘉庆二十五年(1820),霍乱传入中国。道光年间(1821～1850),上海一带霍乱流行,死亡病人很多。据县志记载:“其症吐泻转筋,即时毕命,针刺医药,百中仅活数人,问疾送殓,传染无已,甚有全家俱毙者。”王孟英在其书中也记载了道光十七年(1837)江浙一带霍乱的流行。咸丰五年(1855),太平军下南京,为避战乱,王孟英移居海宁北乡之渟溪。咸丰十年(1860),太平军攻克杭州,王孟英于1861年避乱于嘉兴之濮院。因为战事连绵,民不聊生,吕大纲曾在《随息居饮食谱·跋》中记载杭州民众死于饥饿与战争的惨状:“初,省垣以重兵自卫,縻饷年余,秋杪被围,至六十余日,升米三千,斤蔬七百,草根掘尽,饿毙者以数万计。卒以兵溃城陷,死于锋镝及自殉者亦以万计,而被掳与流传而死者,又不可以数计。千古名城,遂无噍类,蝗飞蔽天之祸,竟至是耶!呜呼!惨矣!”同治元年(1862),时局略见稳定,王孟英迁居上海,正值上海霍乱流行。这一年,王孟英55岁。

王孟英生活在疫病流行的年代,据他在《霍乱论·序》中所言:“余自髫年,即见此症(霍乱)流行,死亡接踵。”而在此期间,王孟英数次失去挚亲好友。1846年8月,其夫人徐氏陡患霍乱,初一夜分发病,第二日戌时即逝。病发之前尚于灯下劳作,伴王孟英勘书,次晨为王孟英梳发。王孟英哀痛地回忆说:“斯人也性极贤淑,且隔屏一听,即知客之贤否,一旦抱此绝证,知者无不悼惜。”1862年8月,次女定宜患霍乱,经他医误治殁于钱塘夫家,年方二十。弥留之际谓其夫曰:“吾父在此,病不至是也。”王孟英接到来信赶到时,女儿已死去多日。王孟英悲痛万分,题对联诗一首，以表感世怜女之情："垂老别儿行，只因膳养无人，吾岂好游，说不尽忧勤惕厉的苦衷。指望异日归来，或藉汝曹娱暮景。濒危思父疗，虽曰死生有命，尔如铸错，试遍了燥热寒凉诸谬药。回忆昔年鞠育，徒倾我泪洒秋风。"此外，王孟英的朋友金簠斋等亦死于霍乱。

可见，由于战乱不断，王孟英一生动荡不安，居无定所，生活艰难。道光年间所著《霍乱论》，书版亦毁于兵火。疫病流行，一方面是王孟英屡次遭遇失去至亲好友的痛苦；另一方面，在面对大量瘟疫患者的情况下，也积累了丰富的温热病、霍乱等的诊治经验，这是其成为温病大家的重要客观条件之一。

二、生平纪略

（一）从医之路

王孟英曾祖以下世代为医，曾祖王学权、祖父王国祥、父王升均精通医学，有家学渊源。王孟英自幼聪颖，庄仲方言其"有夙慧，书一览即领解。十岁知三党、五服之别，通算术"（《王氏医案三编·序》）。其舅父亦言其"天资颖异，幼即超群，王琴泉、王继周两先生皆器之。嗣遇金匏庵、谢玉田、孙铁崖、谢金堂诸前辈，咸目为不凡"（《重庆堂随笔·弁言》）。

嘉庆二十四年（1819）春，王孟英的父亲患温病，自利发热。当时医界多宗陶节庵之《伤寒六书》，不知辨温病、伤寒，医者见其下利，即用治伤寒下利之法，以柴胡、葛根等药升提，不见疗效；又称是漏底症，改用温补之法，而病势日重，竟至于危重。好友金履思推荐浦上林医生诊治，浦上林认为是温病，用大剂量的犀角、石膏、双花、天花粉、鲜生地、麦冬等清润之品，显然与当时的一般思路不同。诸亲友见方，都不敢与服，金履思力排众议，如法频频灌服，病渐痊愈。当时王孟英十二岁，"聆其言而心识之”。浦上林精湛的医术和独到的用药思路，对王孟英影响至深。比如在王孟英传世医案中，孙某患外感证，阴分素亏，患感后又误用温散，津液被动，邪热炽盛，一派危象，他医仍以病人有泄泻之症，而坚持大投温补。王孟英为之分析病情，就引用了浦上林为父亲诊病时所说的话：“泄泻为热邪之出路，求之不可得者，胡可止也？”（《王氏医案续编·卷一》）可见，浦上林为父诊病一事，对王孟英后来立志学医及学术思想的形成都有一定影响。

道光元年（1821），王孟英的父亲藫沧公病逝。藫沧公弥留之际，执王孟英之手，谆谆嘱曰：“人生天地之间，必期有用于世，汝识斯言，吾无憾矣。”殷切希望儿子能够有所成就，“有用于世”。王孟英泣拜，将父亲的遗言铭记于心：“自顾家贫性介，不能为利达之人，将何以为世用耶？闻先哲有‘不为良相，则为良医’之语，因自颜其室曰‘潜斋’。而锐志于轩岐之学，潜心研究，遂抉其微。”（《王氏医案·周序》）反复思考下，决定不求功名，锐志于医。庄仲方为《王氏医案三编》作序时亦曰：“十四失怙，衣食于奔走，不喜时艺，暇则泛览史籍、古文词。或劝以搏功名，叹曰：功名何必势位哉！颜其室曰‘潜斋’。父尝诫山人曰：为人必期有用于世。山人志之不忘。因思有用莫如济世，济世莫如良医，遂研究轩岐之学。”自此立志学医，向舅父泣曰：“先有遗训，期甥于世有所用，而曾王父于甥生之日即著医书十一种。夫有用于世者莫如医，甥敢不专心致志以究其旨哉！第义理渊微，欲埋头十载而以家事累吾舅可乎？”表达了自己学医济世的志向和决心。俞氏曰：“汝志如是，汝父不死矣！吾敢辞耶？”（《重庆堂随笔·弁言》）慨然允诺，对王孟英的志向予以大力支持，为他延请良医为师，并承担起家事。

虽有舅父的大力相助，然而生活的艰难窘迫，使王孟英不得不为一家人的衣食打算。幸而王孟英父亲的好友金履思在此时伸出援手，推荐他到婺州（今浙江金华）佐理盐务，做了一名会计。到婺州后，王孟英于工作之暇披览史籍、古文词、医书，读书十分刻苦，并于斋头书一联以励己志："读书明理，好学虚心。"(《王氏医案·周序》) 王孟英摈弃一切杂念，不问外事，痴心攻读。《愿体医话》谷桂庭言："如甥孟英之锐志于医也，足不出户庭者十年，手不释卷者永夜。"在婺州将近十年，潜心苦读，灯燃帐内，顶为之墨，通宵达旦，夜以继日，孜孜不倦地学习。

道光四年（1824），盐务主政周光远患病，形势危急，众医皆以为痧证，当以开窍药治疗。年仅十七岁的王孟英却断为脱证，并力排众议，以回阳固脱药救治。周光远痊愈后，对王孟英"甚德之，视余若弟，且逢人说项"，王孟英医名始震。

王孟英一生中，以其精湛的医术救治了众多病人，从流传下来的八百余则医案便可见一斑。霍乱流行之时，王孟英更是全力赴救，从预防到治疗都提出了重要见解。如道光年间，江浙一带霍乱流行，王孟英尽力施救，活人甚众，并根据临床经验于道光十八年（1838）著成《霍乱论》，为霍乱的防治提供指导。

王孟英在繁忙的诊务之余，注重积累，著述甚丰。除去毁于兵灾的无从考证，现流传于世的，就有《温热经纬》《霍乱论》《归砚录》《乘桴医影》《四科简效方》《潜斋简效方》《圣济方选》《古今医案按选》《柳州医话良方》《女科辑要》《医砭》《言医》《校订愿体医话良方》《洄溪医案》《重庆堂随笔》等多部著作。

（二）治学方法

王孟英之所以能成为温病大家，"天资颖异，幼即超群"的先天禀赋，以及"足不出户庭者十年，手不释卷者永夜"的勤勉精神，自然是造就一代名医的先决条件。除此之外，王孟英善于博采众长、注重经验积累，以及善读古书、不泥古法的治学方法，亦是医家成才的重要因素。

1. 融会贯通，善采百家之长

王孟英博览医籍，识见超群，是位集大成的医家。上至《素问》《灵枢》《难经》《伤寒杂病论》等典籍，溯本求源；下及诸家，对叶天士、薛生白、吴鞠通、张路玉、章虚谷、郭雍、周禹载、沈尧封、张隐庵、尤在泾等医家思想多有继承。

其代表作《温热经纬》，卷一为“内经伏气温病篇”，选辑《内经》言论；卷二为“仲景伏气温病篇”，选辑《伤寒杂病论》中有关温热病的论述。在引用经典条文之后，辑录各家注文，最后以“雄按”阐发自己的观点。卷三为“叶香岩外感温热篇”“叶香岩三时伏气外感篇”；卷四为“陈平伯外感温病篇”“薛生白湿热病篇”“余师愚疫病篇”，采辑叶天士、陈平伯、薛生白、余师愚等温病学家论述，阐发温热病的发展规律；卷五为方论，共选 113 方，其中仲景方 50 首。由此可见，王孟英长于吸取众家之长，能够对《内经》《伤寒杂病论》等经典，以及明清叶天士等温病学家的学术思想进行融会贯通。这正是王孟英能够成为温病大家的重要条件。

杨素园（照藜）曾当面赞誉王孟英说：“从来趋时者鲜实学，而潜心古训者恒多不合时宜，兼而能者惟君乎？”王孟英答曰：“虽愧不敢当，亦不敢不勉，然而难也。”（《重庆堂随笔・卷上》）

2. 处方必先立案，注重经验积累

《愿体病话・序》言，舅父俞桂庭曾致书王孟英，嘱其“凡病治愈，须存底稿”。史搢臣曾言：“无论内外大小，一年之中，岂无一二奇证，若怀之于胸臆，则近于秘道不传，何不将所治奇病，现何证、服何药、如何疗、如何愈以为医案，使后人有迹可循，而无识认不真之憾。”俞桂庭曰：“搢臣先生亦有此话，可谓先得我心。世之为医者，遵史氏之格言，效吾甥之苦志，出而问世，必可加人一等也。”王孟英遵舅父之言，处方必先立案。曹炳章称“孟英之留存案，可谓承舅氏之遗训，遵史氏之格言”。

王孟英一生诊务繁忙，却仍注重将其治验录于笔端，传世医案有800余则，除集中见于医案专著《王氏医案》《王氏医案续编》《王氏医案三编》《归砚录》《乘桴医影》外，霍乱病专著《随息居重订霍乱论》中第三为医案专篇；其他著作，如《重庆堂随笔》《女科辑要按》《古今医案按选》《洄溪医案按》等中也附列有医案，为后人深入理解其学术思想、领会诊疗思路提供了线索和资料。

笔者就王孟英著作中医案载录情况考述如下:《王氏医案》所录，为王孟英自甲申迄癸卯（1824～1843）凡20年治验，计109则。《王氏医案续编》收载王氏医案347则，以温证治案为多，案中治温多以凉润清解为法。《王氏医案三编》共收集医案168则，包括内、外、妇、小儿、杂病等各科，不分门类。《温热经纬·卷二·仲景疫病篇》，录有百合病案1则;《温热经纬·卷三·叶香岩三时伏气外感篇》，录有道光甲辰（1844）暑病流行治法;《温热经纬·卷四·疫疹治验》，录有乾隆戊子（1768）年疫疹流行治法。《随息居重订霍乱论·治法篇》，载暑湿类疟案1则;《随息居重订霍乱论·医案篇》载医案66则，是对霍乱病医案的集中载录。《归砚录·卷四》之病案，收自清咸丰五年（1855）至咸丰七年（1857），为王孟英晚年医案，尤能代表王孟英的学术思想；卷二录有医案6则，卷四录有医案69则。《乘桴医影》录有医案26则。《重庆堂随笔·卷上·论治案》录有魏玉璜、蒋仲芳、徐文伯、沈明生、孙文垣、赵黎村（治袁枚）、缪仲淳、张景岳、曾世荣案各1则，叶天士医案5则，包士安治王氏母案1则，并附有王孟英治验2则;《重庆堂随笔·卷上·论看法》论述望、闻、问、切四诊之法，医案夹于论述之中，其中王孟英医案4则、胡士扬误治案1则、浦上林案1则。《沈氏女科辑要按》附医案4则。《古今医案按选》中，附录王孟英医案8则。《洄溪医案按》中，录有王孟英医案6则。

因医理功底深厚，王孟英书案运笔如飞，而人情、物理体贴入微，竟有读案而不必服药即能愈病者。《王氏医案三编·例言三》杨照藜称："王氏医案，议论精透，前无古人。"《王氏医案续编·庄序》亦曰："但使病者听孟英论病之无微不入，用药之无处不到，源源本本，信笔成章，已觉疾瘳过半。古云：檄愈头风，良有以也。"称病者听到王孟英论病用药，还未曾服药，就已觉得疾病好了一半，如同陈琳之檄文治愈曹操之头风。前文"王孟英生平大事记略"提及的杨素园夫人案载，王孟英最初未见患者，根据杨氏信中所述，在回复信函中分析病情、处以方药，杨氏读案后狂喜，以为洞见脏腑，对王孟英医术十分信服，坚持请其亲诊。此事足见王孟英立案水平之高。

王孟英留下的800余则医案，论理精详，记述详细，条分缕析，充分反映了学术思想和临证思路，确为医案之佳作。同时，这些医案的记录和积累，对于王孟英经验的总结和提高也是很有益的，是医家重要的治学经验。

3. 善读古书，遵古训而不泥古法

王孟英十分重视也善于从医学经典、前人论著中汲取经验，除《内经》《难经》《伤寒杂病论》等著作外，他还对当时的名家如吴鞠通、沈尧封、薛生白、叶天士、章虚谷、余师愚、柯韵伯、徐洄溪和王秉衡等人的医论做过研究，并有自己独到的心得体会。这在《温热经纬》一书中的引录情况，以及所注《柳州医话》《重庆堂随笔》、评《古今医案按选》《愿体医话》等著作中得到了集中体现。善读古书，能够融会贯通，又不泥古，是王孟英治学的一大特色。正如《潜斋医话·劝医说》所言："为医者，非博极群书不可。第有学无识，遂博而不知返约，则书不为我用，我反为书所缚矣。泥古者愚，其与不学无术者相去几何哉？……人非书不通，犹人非饭不活也。然食而化，虽少吃亦长精神；食而不化，虽多吃徒增疾病。所以读书要识力，始能有用；吃饭要健运，始能有益。"

王孟英善于读书思考，如在治愈陈吉堂令郎病后，赵菊斋曾问王孟英说：“既肝郁于土，而食不下行矣，何以干矢自遗而不觉？”王孟英解释说：“胃与大肠，原一气相贯，惟其食滞于胃而不化，似与大肠气不相贯，故广肠烘出而不觉。经云：中气不足，溲便为之变，是亦变也。所谓不足者，非言中气虚也，以中气为病所阻，则不足于降浊升清之职，故溲便为之改常也。”赵菊斋听后心悦诚服：“折服其善读古书，宜乎临证之神明变化，令人莫测也……于是益叹半痴阐发经旨为不诬。”（《随息居重订霍乱论·医案篇》）

更可贵者，其能够取法于经典而不拘泥于经典。王孟英在《随息居重订霍乱论·病情篇》中反复强调：“岂可拘泥成法，不知变通，而徒藉圣人为口实哉？”又言：“读书须以意逆其理，自然触处洞然，无往而不贯矣。”于《重庆堂随笔》中亦言：“学医不比学诗文可专尚一家，如诗法三唐，文宗两汉，即可横绝一时，医必博览诸书而知所取舍，不为古人所欺，庶几能随证用药而不误世也。”强调作为医生，读书须通才、实学、卓识、深思，曰：“人必有天赋之才而读破万卷书，庶可以为医矣……病变无穷，证随体异，治虽宜遵古训，亦须活法在人。神而明之，化而裁之，非通才、实学、卓识、深思者，恶足以语此？”临床病症变化万端，王孟英读书能够深得前人精髓，在此基础上变通化裁，灵活辨治。如王孟英对张仲景极为推崇，临证治疗善用仲景之法、仲景之方，然而却又不拘泥于仲师，应用经方时多有化裁变化，又有取其法而不用其方之例。

（三）医德医风

王孟英为人正直豁达，医德高尚，庄仲方曾赞曰：“其心交赵君菊斋知之深，谓山人有数善焉，其贫而业医也，有所得必献之母，不私之于妻，其弟性拙，辟一业造就之，俾成材得赡其室家，此古人子妇无私、兄弟同财之义。其待友也，久要不忘平生之言。能治生而无余赀，曰：祖父家风如是，幼孤贫而不填沟壑幸矣。其守道轻利有如此。然则吾之所以重山人者，非惊其绝世之工，而钦其内行之笃也，君子先德行而后材艺，其成而下者，有成而上者为之主也。”（《王氏医案三编·序》）

王孟英禀性介直，不事权贵，不慕名利，《海宁县志》载其“家贫性介，不能置身通显”。朱生甫于《王氏医案三编·序》中言：“与忆君制服中，有贵人延之治病，老耄多忌讳，欲君易服而进，君怫然去之，其守节不阿如此。”王孟英常与当时的文人学者、医者一起切磋学术，诸葛令泉评其品行曰：“先生之为人，尤世罕觏，恂恂然不趋乎时，不戾乎时，望之可畏，即之可亲，凡从而游者，皆钦爱不忍离。”（《霍乱论·诸葛序》）。王孟英在行医救人方面更是体现了高尚的医德。

1. 仁心仁术，一心赴救

王孟英一生，以自己高超的医术和高尚的医德，治愈了众多病患。如在霍乱流行之时，救治了许多危重病人，并广收效方、著书立说，传播医学知识和自己的诊疗经验，时刻以治病救人为己任。自言：“我与世无所溺，而独溺于不避嫌怨，以期愈疾，是尚有半点痴心耳。”由此以“半痴”自号，体现了其一心救治病患的志向。同治元年（1862）五月初三，王孟英来到镇海周采山家中，本打算“不谒一客，藉以藏拙”，隐姓埋名一段时间。不料五天之后，近邻家中两位从江西来的客人都患了霍乱病。一位迅速死亡，另一位年方十七，病势十分危急。周采山请王孟英救治，此时患者已出现脉伏、无尿、手面皆黑、目陷睛窜、肢厥、音嘶、舌紫苔腻、大渴、大汗淋漓、神情瞀乱之危象。王孟英义不容辞，先以针刺曲池、委中之法以救急，再处方用黄芩、栀子、豆豉、黄连、竹茹、薏苡仁、半夏、蚕沙、芦根、丝瓜络等为治，危证得挽（《随息居重订霍乱论·医案篇》）。此后，又用是方加减治愈许多霍乱病人。王孟英并未秘其方而居奇获利，而是广授于人，名为“黄芩定乱汤”，主治温病转为霍乱，腹不痛而肢冷脉伏，或肢不冷而口渴苔黄、小便不行、神情烦躁者。后有人将黄芩定乱汤配成成方，在江浙一带救活了不少霍乱患者。陈亨谨于同治二年（1863）为《随息居重订霍乱论》作跋，言壬戌（1862）夏霍乱盛行，而求王孟英之书不易得，王孟英“恻然伤之，慨将原稿重为校订，语加畅，法加详，类证咸备，寓意特深”，将其治疗霍乱的经验、方药广为流传，以济民生。

1862 年，王孟英避兵乱于上海，才居数日便“乞诊者纷纷”（《乘桴医影・序》）。王孟英的朋友袁凤桐为王孟英《归砚录》题诗有“仁心古谊继忠州，千顷波涛一叶舟”句，并自注云：“远道有求诊者，先生每乘小艇夜行。”王孟英对病者的热诚之心，可见一斑。

2. 热肠独具，勇于承担

周光远曾盛赞王孟英曰：“孟英学识过人，热肠独具，凡遇危险之疾，从不轻弃，最肯出心任怨以图之。”（《王氏医案续编・卷二》）张柳吟亦曾赞：“盖学识可造，而肠热胆坚，非人力所能及。此孟英所以为不世出之良医也。”除高超的医术外，“肠热胆坚”四字道出了王孟英对病人的态度。如石诵羲夏季患感案，患者病已月余，多医广药，而病势日增。王孟英诊时，脉至右寸关滑数上溢，左手弦数，耳聋口苦，发热夜甚，胸中迷闷，频吐黏沫，啜饮咽喉阻塞，便溏溺赤，间有谵语。王孟英认为此病症状虽重，然暑热始终在肺，并未传经，一剂白虎汤即可愈之。再阅前医之方，知诸医温散升提、滋阴凉血诸法杂投，都未能中病，是以迁延日久，病情渐剧。于是方处白虎汤。患者之父见王孟英以石膏为君，因病人溏泄不敢与服。次日复诊，自言白虎汤未敢服用，请处他法。王孟英解释说：“我法最妥，而君以为未妥者，为石膏之性寒耳。第药以对病为妥，此病舍此法，别无再妥之方。若必以模棱迎合为妥，恐贤郎之病不妥矣。”患者之父闻而感悟，意欲用药，于是二疏白虎汤。而病者索方一看，见首列石膏，心中疑惑：“我胸中但觉一团冷气，汤水皆须热呷，此药安可投乎？”认为病证偏寒，不可用凉药，坚决不肯服药。再过一日请王孟英诊治，告以缘故。王孟英为打消病家疑虑，进一步详细分析病情："邪在肺经，清肃之令不行，津液凝滞，结成涎沫，盘踞胸中，升降之机亦窒，大气仅能旁趋而转旋，是一团涎沫之中，为气机所不能流行之地，其觉冷也，不亦宜乎？且予初诊时，即断为不传经之候，所以尚有今日，而能自觉脚中之冷。若传入心包，则舌黑神昏，才合吴古年之犀角地黄矣。然虽不传经，延之逾月，热愈久而液愈涸，药愈乱而病愈深，切勿以白虎为不妥，急急投之为妙。"解释了症状中感觉冷的原因，以及方处白虎汤的道理。患者听后，心服而欲用药，王孟英三疏白虎汤。然而此时又有他人向病者言曾亲眼所见某患者，石膏刚下咽而毙命；又言况且病已月余，耳聋泄泻，正气已亏，服石膏更是危险。病家闻之又惶惑犹疑，仍然不敢投药，广邀众医。王孟英再次来诊时，群医已至，患者之父求神拜佛，意乱心慌。王孟英本欲与众人商榷，然而又怕转生掣肘，反而延误其病，于是不遑谦让，援笔立案，云："病既久延，药无小效，主人之方寸乱矣。予三疏白虎而不用，今仍赴招诊视者，欲求其病之愈也。夫有是病则有是药，诸君不必各抒高见，希原自用之愚。古云：鼻塞治心，耳聋治肺，肺移热于大肠，则为肠澼，是皆白虎之专司，何必拘少阳而疑虚寒哉？放胆服之，勿再因循，致贻伊戚也。"此四疏白虎汤。当时在座有名医顾听泉，见王孟英所立之案后，劝病家说："孟英肠热胆坚，极堪倚赖，如犹不信，我辈别无善法也。"顾友梅、许芷卿、赵笛楼等均是当地名医，亦皆谓是。王孟英疏方以白虎加西洋参、贝母、花粉、黄芩、紫菀、杏仁、冬瓜仁、枇杷叶、竹叶、竹茹、竹黄。服一剂咽喉即利，三剂后诸症皆去，饮食渐安，再以甘润生津之品调理而愈。在这则病案中，王孟英辨证精妙，卓识定见，仁者之术可谓"精"矣；病家一直犹疑不定，王孟英反复解释，耐心劝说，四疏白虎汤，并援笔立案，勇于承担，仁者之心可谓"诚"矣。

这种一力承担的医案并非仅此一例，又如张春桥患疟疾案：

案例

九月间张春桥患疟，寒少热多，间二日而作，甫两发形即清瘦。孟英诊曰：脉弦而细，尺中甚数，疾作于子夜，口干嗜饮，乃足少阴热疟也。两发遽尔形消，胡可玩视？吾以妙药奉赠，可期即已。但请即服，不可商于人而致生疑议也。方用元参、生地、知母、丹皮、地骨皮、天冬、龟板、茯苓、石斛、桑叶。春桥以向所心折，遂服之。一剂疟即止，再以滋阴善后而愈。予谓此证一帖而瘳，似乎轻易，但非真才实学，焉有此种妙治？设遇别手，非温补即提表，其祸可胜道哉！然天下之病，无论轻重，总贵初治得法，何致轻者重而重者危耶？奈世俗之情，必使轻者重而后转安，始知医药之功，殊可叹也。(《王氏医案·卷二》)

王孟英诊断后处以滋阴清热之方，并要求“不可商于人”，以免再生疑议，一剂见效。再如朱仲和患疟案，病家提出是否可以一个月的时间治好，王孟英胸有成竹地保证“旬日即可”，同时要求病家“放胆服之，不可商于人”，八剂后病愈。足见王孟英临证时之“肠热胆坚”。

3. 谆谆劝谏，坚定患者信心

对于有疑问或迁延难愈的病证，为坚定患者服药信心，王孟英有时会为病家详细分析病情，解释诊治思路。如患者张养之于弱冠之年父亲病逝后，体弱多病，缠绵不愈已经七年，遍请名医，为之罄尽家产，而病莫能愈。症见体怯面青，易招外感，夏月亦着厚衣，频吐白沫，问诊知阳痿多年，常服辛温之药，为此王孟英曾屡次劝谏。己亥九月间，患恶寒头痛，自服温散剂而不效。王孟英诊视时，卧房密帐之中，以炉火重裘取暖，仍觉不足以御寒，且频吐涎沫，口中不渴，胸腹无胀闷之苦，咳嗽频作无暂辍之时，似为一派大寒之象。然而大便坚燥，小溲不多，口气极重，且诊其脉极沉重，按至骨则弦滑隐然。寒热之症并见，真假难辨，王孟英认为此乃积热深锢，气机郁而不达之证，所见之寒皆积热不达所致，真热假寒，必用大剂苦寒之药清泻方可。患者最初犹疑，王孟英为之书写方案，辩论滔滔，张养之方为之信服。王孟英又安慰他说："我不惑外显之假象，而直断为实热之内蕴者，非揣度之见，而确有脉证可凭，但请放心静养，不必稍存疑畏。"服药两三剂后，病不略减，他人皆谓王孟英用药过于峻烈，应慎重服之。甚至有于某竟言："养之之命，必送于孟英之手。"在这种情况下，病家心中惶惑，次日另延他医同诊。王孟英听说后，急忙来到病床前，谆谆嘱曰："兄非我之知己也，则任兄服谁之药，我不敢与闻也；兄苟裕如也，则任兄广征明哲，我不敢阻挠也。今兄贫士也，与我至交也，拮据资囊，延来妙手，果能洞识病情，投剂必效，则我亦当竭力怂恿也。第恐虽识是病，而用药断不能如我之力专而剂大也。苟未能确识是证，而以无毁无誉之方，应酬塞责，则因循养患，谁任其咎也？或竟不识是病，而开口言虚，动手即补，甘言悦耳，兄必信之，我不能坐观成败，如秦人视越人之肥瘠也。今俞某之方如是，陈医殊可却之，速著人赶去辞绝，留此一款，以作药资，不无小补。况连服苦寒，病无增减，是药已对证，不比平淡之剂，误投数帖，尚不见害也。实由热伏深锢，药未及病。今日再重用硝、黄、犀角，冀顽邪蕴毒，得以通泄下行，则周身之气机，自然流布矣。"先动之以情，后晓之以理，张养之伏枕恭听，大为感悟。如法服之，两天后大便下如胶漆，秽恶之气达于户外，而畏寒之症逐渐减轻，糜粥饮食日以见增。旬日后便色转正，百日后康健如常。张养之尝颂于人曰："孟英之手眼，或可得而学也；孟英之心地，不可得而及也。我之病，奇病也，孟英虽具明眼，而无此种热情，势必筑室道旁，乱尝药饵，不能有今日矣。况不但有今日，而十余年深藏久伏之疴，一旦扫除，自觉精神胜昔，可为后日之根基，再生之德，不亦大哉。"

再如程芷香案中，王孟英曰："予虽洞识其证，而病情轇轕，纵有妙剂，难许速功，治法稍乖，亦防延损，虽主人笃信，我有坚持，恐病不即瘳，必招物议，中途歧惑，其过谁归？倘信吾言，当邀顾听泉会诊，既可匡予之不逮，即以杜人之妄议。”因病情难以短期见效，为防病家不能坚持用药，请当时名医顾听泉会诊，使病家坚信不疑，坚定了服药决心，春季患病，服药至秋方得痊愈。(《王氏医案·卷二》) 以上病案能够取效，不仅因于王孟英高超的医术，更在于其高尚的医德。为使病人坚定服药信心，或谆谆劝诫，或邀名医会诊，尽现医者仁心。

4. 胸怀坦荡，不斥前人之非

在王孟英留下的医案中，大多为已经他医误治者，但其却很少评判贬低他医，借以抬高自己，体现了良好的医德素养。如无棣张柳吟封翁家人案，越医陈六顺误用桂附温热之剂，致汗出昏狂，精流欲脱。对此，王孟英分析说：“此证颇危，生机仅存一线，亦斯人之阴分素亏，不可尽谓附桂之罪也。”封翁闻言大悦，赞王孟英曰：“长者也，不斥前手之非以自伐，不以见证之险而要誉。”(《王氏医案·卷一》) 在张友三室痰郁案中，患者自以为虚，而医者投其所好，不为通泄而反误施温补，郁不能开，病势日重，反露虚象。王孟英为病家分析病情：“医者但云补药日投，虚象日著，不知虚象日形，病机日锢，彼岂故酿其病，而使之深耶？亦是一片仁心，无如药与病相僢而驰，盖即好仁不好学之谓耳；余非好翻人案，恐不为此忠告，未必肯舍补药而从余议也。”病者闻之大悟，授小陷胸合雪羹加味而愈。(《王氏医案三编·卷二》) 是案，王孟英一方面为打消病人疑虑，为之分析病情；一方面言前医虽辨治有误，但“亦是一片仁心”。

《备急千金要方·大医精诚》中说，对待病人要“皆如至亲之想，亦不得瞻前顾后，自虑吉凶”，“一心赴救，无作功夫形迹之心”，不得“道说是非，议论人物，炫耀声名，訾毁诸医，自矜己德”；在医术上“省病诊疾，至意深心，详察形候，纤毫勿失，处判针药，无得参差”“临事不惑，唯当审谛覃思”。王孟英医术高明，临证能够明辨病情；医德高尚，古道热肠，任劳任怨，不轻弃危重之候，为拯救病人疾苦敢于承担；又不毁谤前医，不以贬低前医以自重，确为大医风范。

王孟英年谱：

清嘉庆十三年（1808）三月五日，王孟英出生，曾祖父王秉衡为其命名小字篯龙。

道光元年（1821），王孟英父亲去世，王孟英时年14岁，立志学医。同年冬，王孟英父亲的挚友金履思，推荐他到金华盐业做会计。在婺州9年后，王孟英回到杭州。

道光四年（1824），王孟英力排众议，治愈了周光远的阳脱危证。自此，王孟英医名始震，声望渐高。时年仅17岁。

道光九年（1829），王孟英娶徐氏（徐霭辉之女）为妻，时年22岁。

道光十三年（1833），周光选患疟，屡经误治，病情至于危重，买棹回杭，请王孟英诊治而安。

道光十五年（1835），张柳吟封翁到杭，邀治宠人之弟郑九病，疗效卓著。封翁大加赞誉，二人订为忘年之交。道光年间，江浙一带霍乱流行，王孟英尽力施救，“活人甚众”。

道光十八年（1838），著成《霍乱论》，约刊行于1840年。

道光二十二年（1842），周光远序刊《回春录》。王孟英时年38岁。

道光二十六年（1846），夫人徐氏病故，死于霍乱证、中气卒溃。此事载于《随息居重订霍乱论·医案篇》。王孟英时年42岁。

道光二十七年（1847），王孟英续娶吴氏。时年43岁。

道光二十九年（1849），至宜黄县署，初晤杨素园，以初刊《回春录》示杨。王孟英时年45岁。

道光三十年（1850），返回杭州。同年秋以《仁术志》示杨素园，杨素园为《王氏医案十种》作序，并与《霍乱论》合刊于江西。王孟英时年46岁。同年，校刊沈尧封《女科辑要》，融以自己的临床诊治经验。参订徐洄溪《慎疾刍言》，并按张柳吟之意易名《医砭》并付刊。

咸丰元年（1851）至咸丰十一年（1861），王孟英北上，侨居上海浦西。

咸丰元年（1851），选评裴一中《言医》。

咸丰二年（1852），著成《温热经纬》5卷，以《内经》《伤寒杂病论》相关温病记载为经，引证各家之说为纬，“间附管窥”，成为“千狐之裘，百衲之琴”，集以前温病学说之大成。

咸丰三年（1853），太平军攻陷南京。金陵失守，杭城亦危，王孟英闭户读书，常叹俗医治病之弊，复辑《潜斋医话》及《潜斋简效方》行世。同年，选俞东扶《古今医案按》按语，加以增补发明，辑为《古今医案按选》。

咸丰四年（1854），刊《四科简效方》。

咸丰五年（1855），太平军下南京，江南震动，为避战乱，携眷回籍（浙江海宁盐官），赁屋而居，题其堂曰“归砚”。时年51岁。同年，评注曾祖父王秉衡的《医学随笔》，校刊行世。整理《洄溪医案》，并加按语予以梓行。

咸丰六年（1856），游武林，病于省寓。时年52岁。

咸丰七年（1857），王孟英先前游医时多有所录，乘归里之际，系统整理，题名《归砚录》。

咸丰八年（1858），复游武林。时年54岁。

咸丰九年（1859），辑《续名医类案》魏氏按语及附方，增以评注，而成《柳洲医话》。同年，刊史搢臣之《愿体医话》，是书经俞世贵增补，又有王孟英本人的发挥。

咸丰十年（1860），太平军攻陷杭州。春刻《归砚录》于杭州。

咸丰十一年（1861），栖于濮院（嘉兴、桐乡之间，乌镇之南），更字梦隐，题其居室曰“随息居”。著《随息居饮食谱》。同年，刊《鸡鸣录》。

同治元年（1862），因战乱急将三、四两女遣嫁。五月初三到上海，上海霍乱流行。同年夏，避于申江。

同治七年（1868），殁。身后无嗣，“侄秀才耕雨接续宗焉”。

王孟英对医学理论的贡献主要在于温病学方面。其代表著作《温热经纬》，以《内经》和《伤寒论》的理论为经，以叶大士、薛生白等的观点为纬，兼采各家注释，结合王氏木人的医学观点和临证经验，间附己见，加“雄按”二字以明之，论说了温病学的一些重大问题，补充了叶天士详“新感”略“伏气”的不足，发明了“伏气”温病的病因证治，明确提出了“新感”和“伏邪”两种辨证纲领，对温病传变之顺逆有精辟的阐释；对一些传统观点如“暑必夹湿”与“暑分阴阳”等也做了卓有见地的辨析。另外，王孟英对霍乱有专门研究，著《霍乱论》专篇，其辨治霍乱的理论和经验，也对后世产生了积极的影响，对于霍乱的预防、诊断、辨证、治疗、用药等均做出了重要贡献，如今仍有重要参考价值。

此外，王孟英精于临证，传世医案甚丰，主要有《王氏医案》《王氏医案续编》《王氏医案三编》《归砚录》及《乘桴医影》等。这些医案不仅是理论与实际相结合的真实写照，而且还反映了医家的临床经验及思维活动。《王氏医案续编·例言》张柳吟赞曰：“孟英之案，不徒以某方治愈某病而已，或议病，或辨证，或论方药，或谈四诊，至理名言，随处阐发。或繁或简，或浅或深，别有会心，俱宜细玩。”王孟英的温病学思想、气化枢机论、对补法的独到认识、以顾护阴津为第一要务的思想、饮食疗法、治未病的预防学思想，以及长于察舌辨脉的诊断学特色，用药清轻灵动、必要时果断运用重剂峻剂、擅用经方师法不泥的用药处方特色，都在医案中得到了充分体现。这些辨治方法，对于后世直至今天的中医学理论与临床研究均有深刻影响。

附：相关考辨

1. 字号及书斋室名考

王孟英有诸多字、号及书斋室名。不同字号及书斋室名，大都寓意深蕴，对研究医家的生平以及不同时期医家的生活、治学态度均有一定意义。对此，李永宸等多位学者进行过探讨。现列举如下：

（1）字——篯龙

篯龙，为王孟英之曾祖父王秉衡所赐之字。嘉庆十三年（1808）三月五日，王孟英生于杭州。其曾祖王秉衡喜曰：“此儿与祖同甲子，心得篯祖之寿，因小字篯龙。”寄托了曾祖父希望王孟英将来能寿同彭祖的美好祝愿。

（2）字——孟英

孟英，为王孟英父之挚友金履思所赐之字。1821年，王孟英丧父，同年冬金履思“念旧怜孤，字余曰孟英，命往金华鹾业，佐司会计”（《随息居饮食谱·后序》）。王孟英原有兄弟共六人，却以义为长子的“孟”为名，其原因如《归砚录·弁言》所云：“曾王父……为吾父娶于杭，生余昆季六人，而殇其三，故虽行四，而字孟英。”是因庆、双、琳三位兄长均幼年夭折，故王士雄虽排行在四，却字“孟英”。

（3）号——半痴山人

“半痴”为王孟英自号，其意义有以下几个方面：①生活俭朴，不善营生，他人“以痴目之”。《随息居饮食谱·后序》载：“余律身极俭，不善居积，或以痴目之，遂自号半痴。”②不事科举，他人“以痴目之”。《随息居重订霍乱论·自序》：“自知无应世才，而以潜名其斋。或谓甘自废弃，而以痴目之，因自号半痴山人。”王孟英遵父亲临终遗言，“必期有用于世”，放弃仕途，潜心习医，与世风不合。③安贫乐道，“行吾之痴而乐吾余年”。《归砚录·弁言》：“余自失怙后，即携一砚以泛于江浮于海。荏苒三十余年，仅载一砚以归。籍人皆患之，而余载砚时游亦足以行吾之痴而乐吾余年，他非所知也。”虽然一生贫苦，自父亲死后在外漂泊三十余年而身无余资，却能“行吾之痴而乐吾余年”，足见其豁达的性格。④对于病患，“痴心以赴”，他人“皆痴之”。《王氏医案三编·庄仲方序》：“未冠即能瘳剧疾，不悬壶，不受匾，遇濒危之证，人望而却走者，必竭思以拯焉，人皆痴之。山人曰：我于世无所溺，而独溺于不避嫌怨，以期愈疾，是尚有半点痴心耳。因自号半痴。凡人有所求，力能者必应之。”体现了医家高尚的医德。

（4）号——梦隐、梦影、华胥小隐、睡乡散人

《随息居饮食谱·后序》记载：“今旅濮院，麸核充饥。我生不辰，兔爰兴叹，华胥学步，神契希夷，因易字曰梦隐。并粗述四十年孤露衷情，以志前路悠悠，皆先人所留之余地；而后路茫茫，惟有不忘沟壑耳！”希夷，语出《老子》“视之不见名曰夷，听之不闻名曰希，搏之不得名曰微。此三者，不可致诘，故混而为一”，是道家所指的一种形神俱忘、空虚无我的境界。希夷先生是指宋代陈抟，生于唐末五代，居华山修道，服气辟谷，“不求士神妙，以山水为乐”，“因服气辟谷二十余年，但日饮酒数杯……每寝处，多百余日不起”，每遇改朝换代，都要颦眉数日，宋太宗下诏赐号希夷先生。华胥，典出《列子·黄帝》：“(黄帝)昼寝而梦，游于华胥氏之国。华胥氏之国在弇州之西，台州之北，不知斯齐国几千万里。盖非舟车足力之所及，神游而已。其国无师长，自然而已。其民无嗜欲，自然而已……黄帝既寤，怡然自得。”王孟英身处乱世，旅居他乡，生活贫困，梦隐、梦影、华胥小隐、睡乡散人，均寄托了对安定平静生活的向往，以及隐居不闻世事、专心致力医学的生活态度。在《随息居重订霍乱论》医案部分，王孟英自己的医案即以“梦影”为篇名。

（5）号——随息居士、野云氏

咸丰十年（1860），太平军攻克杭州，次年王孟英携家眷寄居于嘉兴之濮院，因题其居曰随息居，自号随息居隐士。咸丰十一年（1861）秋，感于自己四处漂泊，居无定所，随处而息，故将居室题为“随息”。同年十二月，杭州再次沦陷，次年夏天又避难至申江，在黄歇浦西租了一间屋，仍称“随息居”。四处飘零，“人视之如野鹤闲云”，又自称“野云氏”。

王孟英于《随息居重订霍乱论·自序》中言：“庚申之变（太平天国起义军攻陷杭州）……辛酉秋，势日蹙，不克守先人邱垄，始别其两弟，携妻孥，栖于濮院。人视之如野鹤闲云，而自伤孤露四十年。值此乱离靡定，题所居曰随息，且更字梦隐，草《随息居饮食谱》以寓感慨。迨季冬，杭垣再陷，悠悠长夜，益觉难堪。今春，急将三、四两女草草遣嫁，夏间避地申江，妻孥踵至僦屋黄歇浦西，仍曰随息居。略识颠末，俾展卷而知随处以息者，即半痴山人，身不能潜，砚无所归之华胥小隐也。”可见，梦隐、华胥、随息等皆是因为生于战时的无奈。

（6）书斋——潜斋

对“潜斋”这一室名的由来，文献记载不一，大致有以下两种：其一，王孟英自号其室。14 岁丧父之后，继承先父遗志“有用于世”，自号其室曰“潜斋”，以“锐志于轩岐之学，潜心研究，遂抉其微”。如《潜斋医学丛书·跋》所言：“家故贫，少失怙，晦迹于医，从父志也。名其斋曰潜，励己志也。”《随息居重订霍乱论·自序》亦言：“随息居士，当升平盛世，生长杭垣，不幸幼失怙，自知无应世才，而以潜名其斋。”以上记载均指出，王孟英自题其室为“潜斋”，以激励自己潜心岐黄之学。其二，舅父俞桂庭所名。据《随息居饮食谱·后序》记载，俞桂庭嘱王孟英“潜心学问，勿以内顾为忧”，为其承担家事，并命其书斋为“潜斋”，勉励王孟英潜心向学。

（7）居室——归砚

《随息居重订霍乱论·自序》记载：“（王孟英）年未五十，忽挈两弟，携一砚以归籍，然贫无锥地，赁屋而居。或问故，曰：余继先人志耳！乃颜其草堂曰‘归砚’。”王孟英带着两个弟弟回到故乡海昌，租房而居，将居室取名为“归砚”，有“继先人志”之义；王孟英还将游学三十年来之见闻心得编撰而成《归砚录》，即在《归砚录·弁言》中所言：“游时偶有所录，渐积成卷，题曰归砚。”

2. 王孟英友人考

王孟英一生，与定州杨照藜、文士徐亚枝、无棣张柳吟、学者赵菊斋、荔墙居士汪谢城、医生顾听泉、盐务主政周光远，皆为好友，时相过从。其中，杨素园、周光远、金簠斋等，对王孟英著作的刊行予以很大帮助。现将王孟英著作中涉及的相关人物及事迹考辨简述如下：

（1）杨素园

杨素园，定州人，为官，精于医学。夫人多病，杨素园为之诊治多年不愈。恰值王孟英到抚州为金溪县令吴酝香诊病，毗陵吴子和嘱杨素园写信给吴酝香，恳请王孟英为夫人诊病。王孟英因母亲年事已高，急欲返乡，坚辞不往，根据来信所述病状，为之拟方立案，将杨氏妻迁延二十余年的病证一一剖析分明，并处以方药，差人星夜带回。杨素园读案后狂喜，以为洞见脏腑，大为折服，更希望王孟英能够亲临诊治，以冀痊愈。于是“夤夜备舆，专丁持函”，求王孟英暂缓归期。此时王孟英见情不可却，前往诊治。杨素园早在道光二十八年（1848）偶于坊间得到王孟英所著《霍乱论》，读后十分钦佩向往，然而“以为二千里山遥水阻，必无相见之期”（《王氏医案续编·卷六》）。此次王孟英来诊，杨素园喜出望外，感慨道：“吴君病而孟英来，孟英来而余室病，宛转牵引，卒使数年来望风相思之友得以相逢。”（《王氏医案·杨序》）六诊后诸恙均减，并处以善后方留赠。

王孟英又给杨素园看了初刊医案《回春录》，并与之纵谈古今及百家得失，滔滔滚滚，折衷悉当，二人从此引为知己。数年以来，书信往来。王孟英深知杨素园于医学积嗜成癖，故每将所获奇方秘籍邮寄相示；而杨素园每有所疑，亦书信寄予王孟英以问难，王孟英条分缕析，援古证今，一一作答，使其疑难“如冰斯开，如结斯解”(《温热经纬·序》)。

咸丰四年（1854)，杨素园奔丧定州，数月后买舟南下，途经武林，拜谒王孟英，二人握手言欢，历叙别后之情。王孟英以《潜斋丛书》相赠，该书或表述前微，或独摅心得，或采摭奇方，内容十分丰富。杨素园因行程所迫，与王孟英惘然相别，但行至玉山，因战事难行，仍返回武林，暂居于王孟英处，朝夕相处，相谈甚欢。读王孟英《温热经纬》，拍案称奇，赞曰：“洋洋洒洒数十万言，无一支字蔓语羼杂其间，是何才之奇而识之精耶！异日由此例而推之各杂证，力辟蓁芜，独开异境，为斯道集大成，洵千秋快事哉！”(《温热经纬·杨序》）乙卯年（1855）初夏，杨素园复经杭州，为王孟英昔日辑选俞东扶《古今医案按》评点，二人就有关学术问题加以切磋。

《随息居重订霍乱论·卷三》载杨素园医案一则：杨素园仲郎于壬子夏患干霍乱，症见身热不渴、口燥无苔、六脉俱伏、胃脘疼痛连及胸胁，病势汹汹。杨素园先与地浆水一碗，病势稍定，少顷复作。继投大承气汤一剂，疼痛下行至脐间；再服大承气汤，疼痛再次下行，伏于少腹右角，按之则痛。患者此时思食，以绿豆煮粥与食，食后一切如常，仅少腹右角按之有小块，隐隐作痛。重用当归、枸杞、瓜蒌仁，佐以桃仁、红花，少加牛膝活血化瘀通导。服后一时许，下紫黑血一块，痛块消失而愈。对于此病治法，杨素园“原出一时臆见，然意以获痊，特录出，质之半痴”，与王孟英共同探讨。王孟英以病之气分、营分加以分析，认为病起于平日络脉伤损，邪气乘虚而入，大承气汤中之硝、黄均为血药，气行而瘀降，故疼痛部位下降；及至知饥能食，少腹结块，按之方痛，可知气分病证已除，唯有血分之邪，此时改用濡化之药，病即痊愈。对于杨素园的治法，王孟英赞曰："操纵有法，余服其手眼之超。"

杨素园先后为王孟英《古今医案按》评点，并合《回春录》《仁术志》为一编，易名为《王氏医案正续编》，详加评校，并评《温热经纬》书序。

（2）金篁斋

王孟英避难至上海时，适值霍乱流行。金篁斋读王孟英书多年，神交已久，亦避难到沪，因目睹霍乱猖獗，为百姓的疾苦恻然伤痛，于坊间搜得《霍乱论》，大声疾呼："指南在是，勿走歧途。"大力推广王孟英著作。后来，金篁斋寻得王孟英踪迹，遂寻来订交，欲贽王孟英门下，并恳请重订《霍乱论》为应世急需。然而两月后，金篁斋于丙夜患霍乱，王孟英急往诊视，见其形脉两脱，大汗如淋，目陷音嘶，溺无苔腻。因平素嗜饮少谷，好善忘劳，正气本虚，加之暑湿蕴中，正气溃散，病已垂危。王孟英勉投参药，竟不能救。悲痛之余，王孟英挽以一联云："飘泊正无聊，感廿载神交，萍聚申江，将检残编求品鉴。考终原是福，径一朝仙去，风凄秋夜，那堪衰鬓丧知音。"（《随息居重订霍乱论·医案篇》）

（3）周光远

嘉庆二十五年（1821），王孟英父亲去世，为生计所迫，王孟英在父亲朋友金履思的推荐下，在金华盐业做会计。周光远是金华盐业的一位盐务主政。1824 年，27 岁的周光远突患阳脱危证，生命垂危，由王孟英治愈。

案例 1

三年夏间，主政周光远先生，年二十七，体极腴皙，登厕后忽体冷自汗，唇白音低，佥以为痧，欲进开窍等药。时余年十七，窃握其臂以诊之，脉已微软欲绝，因力排众议曰："此阳气之欲脱，非痧邪之内闭，再投香散，殆速其危也。"人皆以童子何知而笑之，幸先生闻而首肯者再。仓卒不及购药，余适有琴仙妹所贻三年女佩姜一块，约重四五钱，急煎灌之，即安。后用培补，率以参、芪、术、草为主，盖阳气偏虚之体也。先生甚德之，视余若弟，且逢人说项，遂以浪得虚名。(《王氏医案·卷一》)

王孟英此时年方十七，能够以脉象明辨痧证、脱证，并力排众议，果断投以温补固脱之品，难能可贵。同时，在“人皆以童子何知而笑之”，对王孟英的论断不以为然的情况下，周光远能够“首肯”、赞成，对王孟英予以极大的信任，亦颇为不易。自此之后，周光远视王孟英如兄弟，并逢人赞誉王孟英的医术，王孟英声名始震。

道光十三年（1833），周光远患疟，再次为王孟英所救。

案例 2

癸巳秋，余（周光远）在婺患疟，大为医人所误。初则表散，继则滋补，延及月余，肌肉尽削，寒热不休，且善呕恶食，溺赤畏冷，乃买棹旋杭，托孟英诊视。曰：足太阴湿疟也。以金不换正气散，三啜而安。然元气为误药所伤，多方调补，甫得康健。(《王氏医案·卷一》)

周光远患疟，屡经误治，病势渐至危重，特意买舟返回杭州，请王孟英诊治，足见对其医术的信服。王孟英辨为足太阴湿疟，三剂药即转危为安，继以多方调补所伤元气。

道光十四年（1834）秋天，周光远再次患疟。

案例 3

次年秋，（周光远）复患疟于婺，友人咸举医疗，予（周光远）概却之。忆病情与前无异，即于箧中检得孟英原方，按序三帖，病亦霍然，闻者无不称叹。后归里为孟英述而谢之，孟英曰：疟情如是，恐其按年而作。乃授崇土胜湿丸方，明年夏令预服以堵御之。迄秋果无恙，后竟不发矣。(《王氏医案·卷一》)

周光远再次患疟，因病证与前次相同，仍用王孟英前次所处之方愈之。

王孟英为预防疟证每年秋季发作，提前于夏令即用崇土胜湿丸补脾祛湿，未病先防。周光远疟证案中，首次患疟，诸医多方误治，周光远在病重之下，毅然买舟回杭，将自己的生命托付给王孟英；二次患疟，友人为其荐举医疗，周光远“概却之”，惟用王孟英原方；回乡后遵王孟英医嘱预服丸药调理，以绝后患。整个过程中，体现了周氏对其极大的信赖。

道光十八年（1838）夏，周光远突发霍乱重症。

案例4

七月十八日夜，予（周光远）患霍乱转筋甚剧，仓卒间误服青麟丸钱许，比晓急邀孟英诊之。脉微弱如无，耳聋目陷，汗出肢冷，音哑肌削，危象毕呈。药恐迟滞，因嘱家慈先浓煎高丽参汤，亟为接续。随以参、术、白芍、茯苓、附、桂、干姜、木瓜、苡仁、扁豆、莲实为方，一剂而各证皆减。次日复诊，孟英曰：气分偏虚，那堪吐泻之泄夺？误饵苦寒，微阳欲绝。昨与真武、理中合法，脾肾之阳复辟矣。刚猛之品，可以撤去。盖吐泻甚而津液伤，筋失其养则为之转，薛生白比之痉病，例可推也。凡治转筋，最要顾其津液。若阳既回而再投刚烈，则津液不能复，而内风动矣。此治寒霍乱之用附、桂，亦贵有权衡，而不可漫无节制，致堕前功也。即于前方裁去姜、附、肉桂，加黄芪、石斛，服至旬日而愈。予谓此番之病，危同朝露，若非孟英，恐不能救。常闻张柳吟云：但使病者听孟英论病之无微不入，用药之无处不到，源源本本，信笔成章，已觉疾瘳过半。古云：檄愈头风。良有以也。(《王氏医案·卷二》)

王孟英多次拯救了周光远的生命，也曾为其母、妻、姑母治疗疾病。周光远多次相助王孟英，为王孟英辑第一部医案《回春录》，并挈其弟俾资事蓄，渐成家业。

（4）顾听泉

顾听泉，名顾俊，儒医。著有《小题清新集》传世，曾参《温热经纬》

卷二。顾听泉与王孟英均为当时名医，二人相互欣赏，遇疑难病症，时常相邀会诊。在王孟英医案中，多次对顾听泉的诊治予以肯定。如在上文提及的石诵羲患感案中，患者经多医诊治，王孟英评价说“惟初诊顾听泉用清解肺卫法为不谬耳”；后处以白虎汤，病家与他医皆质疑惶惑，顾听泉说：“孟英肠热胆坚，极堪倚赖，如犹不信，我辈别无善法也。”表达了对王孟英的信任、崇尚之情。(《王氏医案·卷二》)又如治姚雪蕉孝谦太夫人案中，患者曾延多位医生诊治，王孟英在审视前医处方时言：“阅前服诸方，惟初手顾听泉从吸受暑邪，轻清开上立治，为合法耳。”对顾听泉予以肯定。(《王氏医案·卷二》)

顾听泉遇有疑难病案，多次延请王孟英会诊。以张郑封室案为例：

案例 1

张郑封室，娩后即发热，服生化汤二帖，热益炽，而发赤疹。顾听泉诊之，即与清解，三剂不应，欲进犀角地黄汤，而恐病家之狃于产后以生疑也，乃拉孟英质之。诊其脉弦滑而数，面赤热燥，胸闷善悲，肢肿而疼，两肘白泡如扁豆大者数十颗，舌上亦有一颗痛碍食饮，大便不解，已旬日矣。曰：此不但胎前伏暑，且有蕴毒，而误服生化汤以助其虐，幸初手即用清解，尚不致于昏陷，犀角地黄，极是治法，但犹恐不能胜任。乃与听泉商加西洋参、滑石、知母、银花、花粉、人中白、蒌仁、竹黄、贝母、桑叶、栀子为剂。(《王氏医案·卷二》)

案中，患者新产发热，又误服生化汤，顾听泉以热毒内盛欲处犀角地黄汤。新产后一般情况下禁用寒凉之品，以防寒凝之品郁遏气血。顾氏恐病家不敢服药，请王孟英共同诊治。王孟英认为确如顾氏所诊，合于犀角地黄汤之法，然而力度尚嫌不够，二人共同研商病情，处以清热解毒之剂。又如周晓沧乃郎患冬温案中，顾听泉治之病势不减，即虚怀转邀王孟英诊之。此前，顾听泉知患者体属阴亏，病非风寒，处方用药不犯一分温升之品。对此，王孟英肯定说："所治良是也。"并在方中加味贝母、杏仁、紫菀等味愈之。(《王氏医案·卷二》)顾听泉还曾邀王孟英视所视屠绿堂、康康侯副转等，不再一一列举。

而王孟英在遇到复杂证候，恐病家不能坚信服药时，也常邀请顾听泉共同会诊。以程芷香案为例：

案例 2

程燮庭乃郎芷香，今春病温，而精关不固，旬日后陡然茎缩寒颤。自问不支，人皆谓为虚疟，欲投参、附。孟英曰：非疟也。平日体丰多湿，厚味酿痰，是以苔腻不渴，善噫易吐，而吸受风温，即以痰湿为山险，乘其阴亏阳扰，流入厥阴甚易，岂容再投温补以劫液，锢邪而速其痉厥耶？伊家以六代单传，父母深忧之，坚求良治。孟英曰：予虽洞识其证，而病情轇轕，纵有妙剂，难许速功，治法稍乖，亦防延损，虽主人笃信，我有坚持，恐病不即瘳，必招物议，中途歧惑，其过谁归？倘信吾言，当邀顾听泉会诊，既可匡予之不逮，即以杜人之妄议。程深然之。于是王、顾熟筹妥治。午后进肃清肺胃方，以解客邪，蠲痰湿而斡枢机；早晨投凉肾舒肝法，以靖浮越，搜隧络而守关键。病果递减。(《王氏医案·卷二》)

王孟英对病情了然于胸，然而病情复杂纠结，痰证为患，证涉肺、胃、肝、肾诸多脏腑，虚实错杂，短期难以速效；加之病家六代单传，心忧意切，王孟英恐病人服药难以坚持，以致中途更医换方而贻误病情，要求请顾听泉会诊，二人共同诊治。又如赵铁珊乃郎子善案，王孟英欲用凉血清解之法，"恐旁观诧异，事反掣肘，嘱邀顾听泉质之。顾亦云然"。吴汾伯案，"孟英恐其摇动主意，必致全功尽弃，嘱其邀顾听泉、许芷卿质政，而顾、许咸是孟英议，于是主人之意益坚，而大病乃痊"(《王氏医案续编·卷三》)。

王孟英曾为顾听泉诊治：

案例 3

（顾听泉）体丰色白，平昔多痰，晨起必喘逆，饱食稍安，颇有气虚之象。季冬感冒，自服疏解未效，迓孟英诊焉。左关弦，寸滑如珠，尺细而干，舌尖甚绛。乃真阴素亏，水不涵木，风阳内炽，搏液成痰，谋虑操持，心阳太扰，肺金受烁，治节不伸。苔虽白而已干，热虽微而睛赤，忌投温燥，宜予轻清。用元参、石斛、栀子、竹茹、旋覆、蛤壳、贝母、枇杷叶、竹叶、兰叶、莲心为剂，三啜而安。自谓气虚，遽服党参、枸杞、当归等药，下咽之后，即觉火升气逆，渐至言语支离，溲频自汗，夤夜复迎孟英诊治。脉已虚促不调，即投牡蛎、龟板、鳖甲、女贞、旱莲、元参、甘草、小麦，竹叶、莲心，以和心肝之阳，而镇龙雷之奋，一剂而平。继又作劳复感，仍授轻清之法。两剂后又因怫怒萦思，肝阳复僭，颧红目赤，左耳时聋，夜不成眠，神情烦躁，越日陡然大汗湿透衣衾，再速孟英图之。脉极弦数而细，仍为阴虚阳越，不可误认阳虚，而妄施附、桂者。先令熏以炭醋，扑以蛎粉，随灌以大剂二至、二冬、三甲、元参、丹参、人参、黄连、童溲而瘳。继予多剂育阴清肝，始得全愈。(《王氏医案续编 · 卷八》)

《归砚录 · 卷四》中记载："偶诊顾听泉明经之脉，即谓家篪伯茂才云：顾君不可以冬，盖石象已见也。后竟殁于立冬之刻。"可知，王孟英曾为顾听泉再次诊视，断定病不可治。

从传世医案留下的资料可以看出，王孟英、顾听泉二人确为至交好友，王孟英医术在顾听泉之上，顾听泉对其颇多赞誉；诊疗思路相近，王孟英对顾听泉也十分认可。特别是他们共同相商诊治的病案，更体现出医家之间的情谊，以及虚怀若谷的胸襟。

王孟英

著作简介

王孟英一生著述甚丰，可惜毁于兵灾者过半。现在流传于世的，有著者心得之作，如《温热经纬》《霍乱论》《归砚录》等；有王孟英自辑验案而成者，如《乘桴医影》；有他人辑其医案或医方而成者，如《王氏医案》《王氏医案续编》《王氏医案三编》《王孟英案方》等；有王孟英自辑临证效方而成者，如《四科简效方》《潜斋简效方》等；有王孟英辑录、选评先贤医书而成者，如《圣济方选》《古今医案按选》《柳州医话良方》《女科辑要》《医砭》《言医》《校订愿体医话良方》《洄溪医案》等。又有《重庆堂随笔》，初为王孟英曾祖父王学权所撰，历四代艰辛而成。现将其重要医著简述如下：

一、《温热经纬》

《温热经纬》共计五卷，成书于咸丰二年（1852），是王孟英的代表作，集中反映了医家在温病学方面的成就和贡献。王孟英在自序中指出，时人对温热病多认识不清，“或以伤寒为温病，或以温热为伤寒，或并疫于风温，或并风温于疫，或不知有伏气为病，或不知有外感之温，甚至并暑、暍二字而不识”，有感于此而作是书。之所以名“经纬”，是因该书“以轩岐仲景之文为经，叶薛诸家之辩为纬”。卷一、卷二分别选辑《内经》《伤寒杂病论》中有关温热病的论述，并引录各家注文加以阐述；卷三、卷四则采辑叶天士、陈平伯、薛生白、余师愚等温病学家研究温热病、湿热病、疫病的心得，具体说明热性病的发展规律；卷五为方论，共选113方。广引各家言论，“其中注释择昔贤之善者而从之”，所引文字均注明出自何人，而王孟英个人的见解，则以“雄案”的形式列于前人论述之后。

虽以汇录各家医论为主，但正如杨照黎所言：“其言则前人之言也，而其意则非前人所及也。”指出诸家温病著作均存在不足之处，对温病理论多有发挥。如在病因上对六气尤其是暑邪病因证治进行了详尽论述，驳斥张洁古暑分阴阳之说，完善了温病发病学的内容；对温病的传变规律提出了自己的见解，进一步阐发了“顺传”“逆传”的规律，并强调在掌握原则的前提下灵活变通。

该书是一部集大成之作，上至《内经》《伤寒杂病论》，下至叶桂《温热论》《三时伏气外感篇》、薛雪《湿热病篇》、陈平伯《外感温热篇》、余师愚《疫病篇》等，包罗无遗。仁和赵梦龄为是书作序，曾言：“王君孟英，赅博淹贯，引经斥异，众美兼收，谓前人之说，既中肯，何必再申己意，因而弃瑕录瑜，汇成《温热经纬》一编，盖本述而不作之意，而其中间以按语，亦谓旁考他书，参以阅历，则亦犹之述耳，而初非有私心臆断于其间也。”任应秋《中医各家学说讲稿》评曰：“《温热经纬》，从现在的视角来看是个资料性质的文献，是对温热病资料的总汇，这是本好书，除了《温热经纬》之外，还没有出现第二部这么全面的文献汇总。”

二、《霍乱论》

《霍乱论》共计两卷，成书于道光十八年（1838），书经张柳吟阅定。详论霍乱病的病情、治法、医案、方药，是一部理论联系实践的霍乱病专著，为王孟英早年之作。王孟英一生，曾数次遭遇霍乱病的流行。其曰：“余自髫年，即见此症（霍乱）流行，死亡接踵。嗣后留心察勘，凡霍乱盛行，多在夏热亢旱酷暑之年，则其证必剧。自夏末秋初而起，直至立冬后始息。夫彤彤徂暑，湿自何来？只缘今人蕴湿者多，暑邪易于深伏，迨一朝卒发，渐至阖户沿村，风行似疫，医者不知原委，理中、四逆，随手乱投，殊可叹也！”王孟英在《湿热条辨》的批注中称：“闻诸父老云：向来此证甚稀，而近则常有。因于道光戊戌，辑一专论问世，嗣后，此证屡行，然必在夏热亢旱、酷暑之年，则其证乃剧。”又言：“道光元年，直省此证大作，一觉转筋即死，京师至棺木买尽，以席裹身而葬，卒未有识为何证者……因于道光十八年（1838）辑一专论《霍乱论》问世。”（《温热经纬·卷四》）1837年八、九月间，杭州流行霍乱转筋之证，由王孟英治疗而活者甚众，“悯世人之惑于俗，诬于古，而未明乎常变之道”（《霍乱论·自序》），因而著《霍乱论》。是书“以《内经》《伤寒论》为宗旨，义有未备者，采守真、风逵等书以补之，至一切偏谈激论，概不泛引，以滋眩惑”（《霍乱论·例言》）。并援引古代医案，间以注释，附录王孟英自治医案。

三、《随息居重订霍乱论》

《随息居重订霍乱论》共四篇，成书于同治元年（1862）。是书为王孟英晚年时将《霍乱论》重新修订增补而成。霍乱发病暴急，亡者甚众。王孟英之妻、次女、知己先后死于霍乱。道光二十六年（1846）八月一日，王孟英妻徐氏突发霍乱而亡。及王孟英至沪时，适值霍乱流行，好友金簠斋夜患霍乱，王孟英急往诊视，正气已散，勉投参药，竟不能救。同治元年（1862），王氏次女定宜，年仅二十，于八月患霍乱，时王孟英已寓居上海，定宜为崔氏医所误，用桂附八味之类，患病六日后舌焦如炭而逝。至亲好友先后死于霍乱，王孟英悲痛万分，重订《霍乱论》一书。

书凡四篇。因王孟英认为“不辨虚实寒热而治霍乱者，犹之弃其土地、人民而讲战守”，故第一篇首列病情，将霍乱分为寒热二类。第二篇次及治法，列伐毛、取嚏、焠法、刺法、拓洗、熨灸、内服诸法，并详述禁忌和预防之法。第三篇继列医案，分南针和梦影两部分，“南针”列张子和、罗谦甫、汪石山、孙文垣、江篁南、陈三农、缪仲淳、张路玉、叶天士、怀抱奇、童栻庐、汤芷卿、杨素园诸家医案 20 则；“梦影”载王孟英治案 66 则。第四篇列方药。该书除详论霍乱病的病证、治法、禁忌外，同时注重霍乱的预防方法。是书载入光绪十八年（1892）上海醉六堂重刊本《潜斋医书五种》。

四、《随息居饮食谱》

《随息居饮食谱》共计一卷，成书于咸丰十一年（1861）。书中详述了 331 种药食的性味和功效，并载录了许多民间食疗验方，是一部较为系统的食疗专书。1860 年，太平军攻陷杭州，王孟英于 1861 年避难于嘉兴濮院，物价陡涨，饿殍遍野，亦曾以“麸核充饥”（后序），“无事可为，无路可走，悠悠长夜，枵腹无聊，丐得枯道人秃笔一枝，画饼思梅”。因思及饮食“处处皆有，人人服，物异功优，久服无弊”，食疗法“药极简易，性最平和，味不恶劣，易办易服”，主张用食疗的方法防治疾病。针对当时人们“人莫不饮食，鲜能知味”，编撰是书。

全书分水饮、谷食、调和、蔬食、果食、毛羽、鳞介等七类，对各种食材的性味、功效、用法等进行了较为详细的论述。每类食物多先释名，解释何物，并列异名；后阐述其性味、功效、宜忌、单方效方，有时详列制备方法，比较产地优劣。王孟英认为，食养具有物简性平、味宜易服等优点，可代药用，反对偏嗜。王孟英作是书乃为“世味深尝，不禁有饮水思源之感”，其友董氏亦称其为“立身、养生之有素者，慨然欲与世共，而谱是书”。王孟英治案中善用食材入药，于此书中可寻得依据。书中广泛引用医学及文史资料，并“每物求其实验，不为前人臆说所惑”，态度严谨求实。

五、《王氏医案》

《王氏医案》又名《回春录》，医案著作，钱塘周𫓧（字光远）辑录。是书系周𫓧仿缪仲淳《先醒斋医学广笔记》之例辑录而成，录有王氏医案91则。

正编所载以杂病医案为多，不以病证分门类，而仿编年例次第汇集。道光二十三年（1843），周光远言：“每见其（王孟英）治病之奇若有天授，而视疾之暇，恒手一编不辍也。继见其斋头一联云：读书明理，好学虚心。可见苦志力学，蕴之胸中者，渊源莫测，乃能穷理尽性，出之指下者，神妙难言。二十年来活人无算，岂非以用世之才，运其济世之术，而可垂诸后世者哉。今就予耳目所及之妙法，仿丁长孺刻仲淳案之例，录而付梓，名曰《回春录》。”《回春录》采自甲申（1824）至癸卯（1843）凡20余年治验，共计91则。首案为周光远自病，由王孟英救治；其余诸案，皆20年来周光远见闻所及。所录病案多为难治之证，或已经他医药误而致坏证。由于周光远是盐务主政，不谙医术，对王孟英医案未能穷尽，故可传之案，绝非仅此91则。为了陆续补刊，以推广仁术，特意编辑体例，并不以上、下分篇，而是以卷一、卷二依次编目，以便于增补。后杨照藜见张柳吟、赵菊斋等人辑录王孟英医案《仁术志》，赞其“崇论闳议，足为世法”，将其易名为《王氏医案》，与《回春录》合为一编，附《霍乱论》于后，并加评点，以广其传。

《回春录》初刻于道光二十三年（1843）。1937年，上海世界书局铅印行世。《潜斋医书五种》（1892年上海醉六堂刊本）、《潜斋医学丛书十四种》（1918年集古阁石印本）均有收载。

六、《王氏医案续编》

《王氏医案续编》又名《仁术志》，医案著作，由王孟英撰，张鸿（字柳吟）等复辑王氏医案续编而成，成书于道光三十年（1850）。全书共载王孟英医案 347 则。其中卷一由张柳吟辑，卷二由周光远续辑，卷三由赵菊斋续辑，卷四由陈载安续辑，卷五由董其初续辑，卷六由凌九峰续辑，卷七由沈辛甫续辑，卷八由徐然石续辑。书后附《霍乱论》二卷。因《王氏医案》以杂证之案为多，《王氏医案续编》"于温证治案，不忍多删"，偏重于温证治案，案中治温多以凉润清解为法，治伏气诸病，尤善从里外透，多用轻清流动之品，以疏动气机，引邪外达。《王氏医案三编·例言》赞"孟英之案，不徒以某方治愈某病而已，或认病，或辨证，或论方药，或谈四诊，至理名言，随处阐发，或繁或简，或浅或深，别有会心，俱宜细玩"。

七、《王氏医案三编》

《王氏医案三编》为医案著作，由徐然石再辑王孟英医案三编凡三卷，刊于咸丰四年（1854）。全书共收集医案 168 则，包括内、外、妇、小儿、杂病等各科。不分门类，充分体现了王氏精于辨证、善制新方、用药轻灵的特点。曹炳章评论其"能参究性理诸书，以格物穷理，故审病辨证，能探虚实，察浅深，权缓急，每多创新之处"。杨素园赞誉王孟英医案为"议论精透，前无古人"（《王氏医案三编·例言》），云其治疗经验是"运枢机，通经络，为王氏用药之秘诀，无论用补用清皆不离此意，愚谓此山人独得之长，故能以轻药愈重病，为自古名家所未达"。因周镤初刻王孟英案二卷，名为《王氏医案》(原名《回春录》)；张鸿（张柳吟）等续选王孟英医案，汇编而成《王氏医案续编》(原名《仁术志》)。是书继前两部之后，故名曰《王氏医案三编》，仍仿编年之例，以期递增无已。是书采自咸丰辛亥年（1851）至甲寅年（1854）之验案，计二卷。卷一由杭州徐然石（徐亚枝）纂辑，门人汪兆蔺（汪香国）等校字；卷二由秀水吕大纲（吕慎菴）续辑，弟王士华（王仲韶）校字；卷三由杭州蒋寅（蒋敬堂）续辑，弟王士俊（王季杰）校字。

《王氏医案三编》和《归砚录》刻于《潜斋医书十种》之末，原版已遭兵燹，且后无翻印行世，故流传甚稀；民国元年（1912）李氏校刊《潜斋医学丛书八种》亦未采此二种；曹炳章于民国六年（1917）秋，偶在旧书肆得《潜斋医书十种》，恐再散佚，遂将二书辑入《潜斋医学丛书十四种》，接于《王氏医案》《王氏医案续编》之后，俾相连续，而成全璧。

八、《归砚录》

《归砚录》共计四卷。王孟英在《归砚录·弁言》释其题曰:“余自失怙后，即携一砚以泛于江，浮于海，荏苒三十余年，仅载一砚归籍，人皆患之，而余载砚时游，亦足以行吾之痴而乐吾余年，他非所知也。游时偶有所录，渐积成卷，题曰‘归砚’。”本书系王孟英行医治学见闻及经验辑录，全书上溯《灵枢》《素问》，下纂诸家，抉其奥义，阐发医理。卷一述历代医家及医书论说，如梁晋竹、徐季方、包公剡之语及《峤南杂记》《梦溪笔谈》文句等；卷二就历代医书如《续名医类案》《重庆堂随笔》《温病条辨》等观点阐发见解；卷三、卷四为作者临证医案及医学见闻杂感。卷四之病案，起自咸丰乙卯年（1855）至丁巳年（1857），为王孟英晚年医案，尤能代表王孟英的学术思想。书中颇多独到见解，对历代中医文献中的某些观点做了比较客观的评价与分析，为清代医话中之名著。所录奇证怪方的内容，亦有一定的参考价值。曹炳章评价说："其间议病论证，或表著前徽，或独摅心得，或采前贤未刊医案，或录平时自治验案。如摘评魏氏《名医类案》及《温病条辨》，虽不分体例，然皆能发前人所未发，悟前人所未悟，弗泥于古，弗徇于今。其著论以清，烛理以明，抉摘搜剔，厘然能去其非而存其是，千古流弊，一旦冰释，万世疑窦，一朝道破，奇情妙绪，层见叠出。"

《归砚录》初镌于杭州，徐然石（徐亚枝）校雠，庚申年（1860）刻版甫竣，而杭州被太平军攻占，承蒙胡荣甫挈版于渟溪王士雄，而僻乡无攻木之工，故未及修校，辛酉年（1861）王孟英携其至濮院，壬戌年（1862）更携至上海，由金簠斋修校，修校毕，金氏则因霍乱而遽逝。同治元年（1862）八月，王孟英书序于上海随息居，同年刊行。其自序是王孟英留下的最后手笔。民国六年（1917）夏末，曹炳章得见抄本《归砚录》，系由南京张树筠手录，赠裘吉生，曹炳章见而过录。曹氏又于同年秋阅市中复购得《潜斋医书十种》，较《潜斋医学丛书八种》增《王氏医案三编》《归砚录》两种。曹氏遂将张氏手抄本与木刻本互相校勘，计校出张氏抄本讹误37字，故仍照木刻本付印。是书辑入《潜斋医学丛书十四种》。

九、《乘桴医影》

《乘桴医影》共计一卷。咸丰五年（1855）冬，王孟英"载砚归籍"，著《归砚录》。友人请王孟英游沪，但因事未能成行。咸丰十年（1860）秋，因于战乱，"意欲乘桴海上，法圣人之居九夷"，却又因季杰、性痴、若蕖之相继病危及次女婚嫁等事延期。四月二十四日终于成行，将妻、女托于姚、吕诸君，五月初三日抵达上海，暂居于东门外周采山"德泰纸号"

内，因“性情疏懒，相识者多，既无泛应之才，又恐不知者疑为有求而来”，故“不谒一客”。然而数日后，“乞诊者纷纷”，王孟英将其治案“聊记一二”，题作《乘桴医影》。共载案 26 则，诸案体现了医家善用清轻宣透之品，注重气化枢机的特点。

十、《潜斋简效方》

《潜斋简效方》共计一卷，刊于 1853 年。所谓“简效”，乃“简易而效验”之义。曹炳章于《潜斋医学丛书十四种》的序中记载：“咸丰三年春，金陵失守，杭城亦危，先生闭户读书，常叹俗医治病之弊，复辑著《潜斋医话》及《简效方》以行世。”是书前半部分以病证名为题，分为头风、面皱、肺痈等 40 余类，载治疗内、外科杂病的简效之方 100 余首，附梓于史典《愿体医话》、魏之琇《柳州医话》后。王孟英自记云：“士雄学识浅陋，所录简效方一卷，皆简易而有效验之方也，然见闻不广，未敢质当世，而张孝子养之、蒋君敬堂、连君书樵，屡引史搢臣先生施药不如施方之话相助，遂不揆谫伃，附梓于史、魏良方之后。”(《潜斋简效方・自记》) 后半部分载医论、医话，主要内容为医籍评述及临证诊治等，评议中肯，多有卓见，被誉为“医话中之翘楚”，与王孟英其他医著相互参阅，不仅能加深对其学术思想、学术经验的理解，而且足以拓视野、广见闻，对于学医、研医不无裨益。书成由杨照藜（素园）鉴定，张性陶（养之）、蒋寅（敬堂）、连自华（书樵）参校。

十一、《四科简效方》

《四科简效方》共计四卷，成书于清道光十八年（1838）。“四科”指内科、外科、女科、幼科。王孟英有感于“选方者未必知医，而知医者非视单方为琐屑不足道，则矜为枕秘而不传，故行世单方竟无善本”；又念及“穷乡旅宦，疾病陡来，无药无医，莫从呼吁”，使病发突然、病家不及延医者，能够得以按症选方，故将三十年来见闻之方“选其药廉方简，而用之有奇效无险陡者，集为四卷”，题曰《四科简效方》。是书以内、外、妇、幼科编为甲、乙、丙、丁四集，诸科皆先列通治，内科与外科又按病变部位分为上部诸证、中部诸证、下部诸证，以便按扣检方；外科又将跌打伤、金刃伤、汤火伤、人物伤附列于后；女科分胎前、临产、产后、乳病、癥瘕、隐疾诸证；幼科于通治后列痘、疹诸证。因“列目虽繁，而病机万变，良方甚夥，而博采殊难，况余学愧空疏，不免挂一漏万，只因限于卷帙”，虽良方众多，每证下所列之方皆不过3首，共录方600余首。

十二、《鸡鸣录》

《鸡鸣录》原有上、下两卷，下卷佚。成书于清咸丰二年（1852）。同邑周在恩书跋，云：“医师治人以技，亦可生人杀人，惟不善用其术，或至以生人之道行杀人之凶，彼昏梦梦，尚寐无觉，呜呼，此吾友野云氏《鸡鸣录》之所为作也。”全书分为女科、儿科、养生、虚劳、哮喘、反胃及痛噎膈、痞积、肿胀疸疟、癫狂痫厥疫、中毒、头面七窍病、风痹脚气转筋鹤膝、前阴病、后阴病、外科、伤科、祛虫害物十七门，辑录各科验方六百余首。药味简单，方便易求而确具疗效。每方详记主治病证、药物剂量、制法，以便于应用，又经同代乌程人汪谢城评按，兼容并包，亦具特色。原书分上下两卷。现存部分为上卷；下卷为尤氏治例、杨氏咽科十八证，以及专辑咽喉证方之《篷窗录验方》，已佚。咸丰十一年（1861）刊行。署名海昌野云氏抄，乌程汪谢城参，诸暨刘淡如校。载于裘庆元（裘吉生）编《珍本医书集成》（1936 年上海世界书局铅印本）。上海科技出版社重刊《珍本医书集成》（1985 年版），第六册收载该书。

十三、《重庆堂随笔》

《重庆堂随笔》共计两卷，清·王学权原著。王孟英曾祖以下世代为医，曾祖王学权、祖父王国祥、父王升均精通医学。王孟英的曾祖父王学权（秉衡公）于嘉庆十三年（1808），即王孟英出生之年开始着手编著《医学随笔》一书，惜两年后书未脱稿而病逝。其子王国祥（永嘉公）继之辑注，服阕后两年也因病而逝。其孙王升（础沧公）继续校定遗稿，未成即病逝于道光元年（1821），时年 49 岁。曾孙王孟英又为之评注付梓，易名为《重庆堂随笔》，并辑入《潜斋医学丛书》。

是书历四代而最终完成。以随笔形式论述六气致病、虚劳病证治、方剂分析、药性及四诊合参等内容。卷上论六气、虚劳、治案、方剂；卷下论药性、解剖、看法。卷上“论治案”录有魏玉璜、蒋仲芳、徐文伯、沈明生、孙文垣、赵黎村（治袁枚）、缪仲淳、张景岳、曾世荣案各 1 则，叶天士医案 5 则，包士安治王氏母案 1 则，并附有王氏治验 2 则。对他人之案均有评按，强调辨证论治，对证灵活处方，不可拘泥于古书、古法、古方。评按多有精辟之语。“论药性”篇载药 87 种，“论方剂”篇载方 27 首，多为膏、丹、丸、散，涉及内、妇、小儿等科。王孟英精于医理，且娴于药理，发明药性颇多，对后世医家有不少启迪。“论药性”篇末附有“解诸毒”，载 53 种毒品引起的中毒病证及解毒方法。杨素园（杨照藜）赞该书云：“读此公此篇，真苦海之慈航，迷津之宝炬也。”（《重庆堂随笔·总评》）

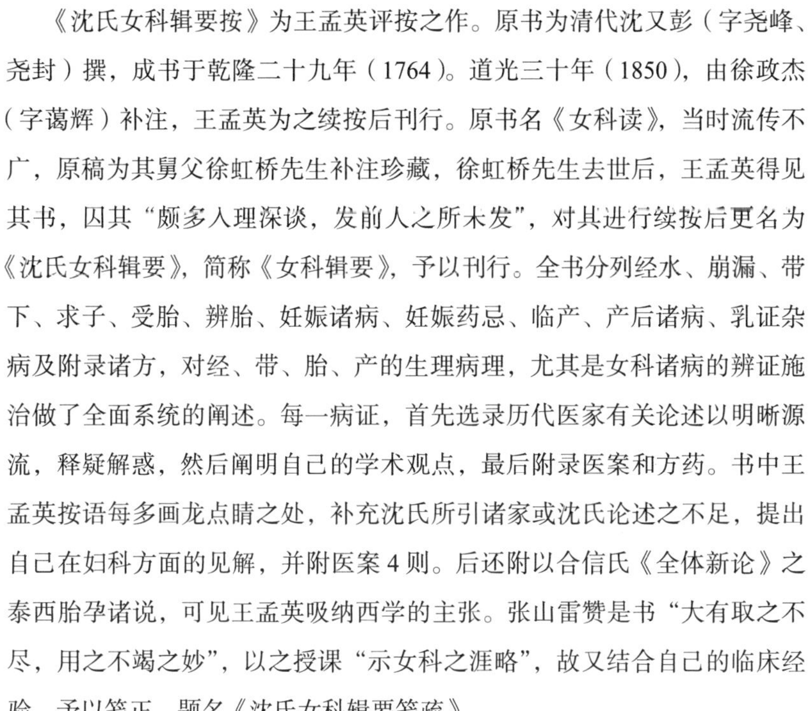

十四、《沈氏女科辑要按》

《沈氏女科辑要按》为王孟英评按之作。原书为清代沈又彭（字尧峰、尧封）撰，成书于乾隆二十九年（1764）。道光三十年（1850），由徐政杰（字蔼辉）补注，王孟英为之续按后刊行。原书名《女科读》，当时流传不广，原稿为其舅父徐虹桥先生补注珍藏，徐虹桥先生去世后，王孟英得见其书，因其“颇多入理深谈，发前人之所未发”，对其进行续按后更名为《沈氏女科辑要》，简称《女科辑要》，予以刊行。全书分列经水、崩漏、带下、求子、受胎、辨胎、妊娠诸病、妊娠药忌、临产、产后诸病、乳证杂病及附录诸方，对经、带、胎、产的生理病理，尤其是女科诸病的辨证施治做了全面系统的阐述。每一病证，首先选录历代医家有关论述以明晰源流，释疑解惑，然后阐明自己的学术观点，最后附录医案和方药。书中王孟英按语每多画龙点睛之处，补充沈氏所引诸家或沈氏论述之不足，提出自己在妇科方面的见解，并附医案 4 则。后还附以合信氏《全体新论》之泰西胎孕诸说，可见王孟英吸纳西学的主张。张山雷赞是书“大有取之不尽，用之不竭之妙”，以之授课“示女科之涯略”，故又结合自己的临床经验，予以笺正，题名《沈氏女科辑要笺疏》。

十五、《洄溪医案按》

《洄溪医案按》为王孟英评按之作。原书为清代徐大椿（曾名大业，字灵胎，晚号洄溪老人）撰。《洄溪医案》为徐灵胎晚年著作，在其去世后 80 余年，王孟英于咸丰五年（1855）夏从吕慎庵处得到《洄溪医案》抄本一卷，读后如获至宝，盛赞其“虽秘本而方药不甚详，然其穿穴膏肓，神施鬼设之伎，足以垂医鉴而活苍生”（《洄溪医案按・自序》）。根据抄本，予以编次加按，于十月刊刻问世。书凡一卷，为徐灵胎临证医案，收载内科杂病、时病、妇人病、小儿病、外科病案 91 则，王孟英医案 6 则。案中辨证分析十分深透，治法灵活多变，随证而施，并有不少徐氏的经验之谈。《清史稿》论此书：“剖析虚实寒温，发明治疗之法，归于平实。”

十六、《柳州医话良方》

《柳州医话良方》，又名《柳州医话》，共一卷。原著为清・魏之琇（字玉璜，号柳州）所撰，王孟英辑评。成书于清乾隆三十五年（1770）。王孟英因有感于《续名医类案》“虽录于四库馆书而不致散佚，但因未经删定，提要编次潦草”，故“僭删芜复”，又因卷帙过繁，“先录其所附按语为《柳州医话》，以示一斑”。共辑魏氏《续名医类案》中的按语 85 条、附方 29 首、单方 103 首汇编，复加评按而成。魏氏按语对各家医案的审证制方多有评论，并指出其利弊得失。王孟英则在中肯的评论中更为补充发挥。

十七、《校订愿体医话良方》

《愿体医话》，原系清代杨州史典（搢臣）所著，道光十八年（1838）成书，经王孟英舅父俞桂庭参补；俞氏逝世后，王孟英于书笈中检得，予以校订并公之于世。王孟英加以校订予以付梓，故又名《校订愿体医话良方》。王孟英序云：“舅氏俞公桂庭，虽不业医，而喜读轩岐之书，捐馆后，雄于遣笈中检得《愿体医话》一卷，绎之皆时医药石之言，多急救全生之法，惜其简略，疑非完书，皮而藏之者二十年矣。前年许子领三，以搢臣先生原稿持赠，乃知本无残阙，先舅氏仅删阴证一条，尤为有识，增补诸方，亦皆精妙。”此书不分卷，内容包括医话十二则及解毒物梗、救缢死法、救溺死法、救热死法、救魇死法、救中恶法、救金刃伤、救诸物咬、救刎死法、救冻死法、救压死法、救吓死法、救烫火伤、救破伤风、救醉死、咽喉急证、霍乱急证、一切痛疽等。1912 年上海铅印本《潜斋医学丛书八种》、1918 年集古阁石印本《潜斋医学丛书十四种》均有载录。

十八、《言医选评》

《言医选评》为王孟英评按之作。原作《裴子言医》(简称《言医》)系明末（1778）浙江名医裴一中（字兆期）著，共计四卷，初刊于崇祯十七年（1644），属医话著作。全书未编目录，共有 148 篇（段）论述，包括各科临床经验之谈和有关临床医学理论，由其子裴翰予以校正，孙裴晋飏订。初刊时得到当时的名流毛槐眉、金圣叹、蒋斧山、张振仲、赵声伯等的赞助或作序。在陈子遵所写序言中称裴子业医“全活者以万计，凡黄童、白叟、绿绶、青衿无不交口而颂先生之德”，在江、浙一带享有盛誉。

咸丰元年（1851），王孟英选《言医》中 50 篇（段）加以评述，后被刊入《潜斋医学丛书八种》和《潜斋医学丛书十四种》中，书名题为《言医选评》，不分卷，扉页上署名：裴兆期原著，杨素园阅定，王孟英评选。王孟英并给该书作序，序云：“《言医》一书，国初时海宁裴氏兆期所著，康熙间钱塘高士宗《医学真传》曾论及之，则彼时必有刊本，迨后湮没失传，故道光间震泽吴子音于《三家医案例言》后有续刊此书之语，惜子音寻逝，竟未重镌。往岁定州杨素园明府嘱购医林遗佚，余浼人往苏搜访，得其原稿读之，虽瓣香《医贯》，而识见实超出赵氏，更有先言余之所欲言者，遂忘固陋，选而评之。邮质杨侯（杨素园），极蒙许可，且命受梓以公于世云。”由于选论较精，颇能反映裴氏的学术经验和临床方面的重要见解，评述部分也富有参考价值，是一部理论密切联系医疗实践的佳作。1912年上海铅印本《潜斋医学丛书八种》、1918年集古阁石印本《潜斋医学丛书十四种》均有辑录。

十九、参订《医砭》

《医砭》为王孟英评按之作。清·徐洄溪著《慎疾刍言》(1767)，经海丰张鸿(张柳吟)补辑，因"际此医学荒芜之日，非此书无以砭俗尚之锢习"，易名为《医砭》，仿《医贯砭》题名，曰："昔徐氏尝著《医贯砭》，专砭崇信《医贯》之病，吾名此书为《医砭》，则医之通病胥砭。医而受砭则病去，医必病去而后可以去人之病；医而不受砭则病锢，医之病锢而谓能去人之病，不已傎乎？"取针砭医之通弊义。张柳吟与王孟英相交甚深，将其手订《慎疾刍言》一册寄予王孟英。王孟英于道光三十年(1850)参订。该书不分卷次，内容包括补剂、用药、中风、咳嗽、吐血、中暑、痢疾、阴证、老人、妇人、小儿、外科、治法、制剂、煎药服药法、迎医、秘方、诡诞、宗传等，王孟英间以按语，评论允当。1912年上海铅印本《潜斋医学丛书八种》、1918年集古阁石印本《潜斋医学丛书十四种》均有载录。

二十、《古今医案按选》

《古今医案按选》为王孟英评按之作。原书《古今医案按》(1778)为清代俞震(俞东扶)所著。咸丰三年(1853)吕慎庵将其侄吕蕙谷所藏《古今医案按》寄予王孟英。王孟英反复阅读，"展读数四，虽不如《续案》之网罗繁富，而所附近案暨按语颇可补魏氏之未逮"，认为《古今医案按》虽不如《续名医类案》收案广博，但所附医案及按语均为俞震心得，是

《续案》所不及的。故“选其尤善者”予以评议，缺者补之，略者详之，理未明者发明之，辑为四卷，题曰《古今医案按选》。

光绪辛丑年（1900），薛朗轩访得王孟英嗣子王耕雨，年已60余。知王孟英手校诸书半多散佚，惟《古今医案按选》评稿成而未刻，而王孟英卒于上海，王耕雨藏之，从不示人，因薛氏为人悬诚，故出与过录。薛朗轩写定凡例，云:“此为先生癸丑年（1854）初稿，由徐亚枝先生写定，而杨素园先生加以评点者也。丁巳年（1857）将付剞劂，复从友人之请，补录原案，凡一万四五千字，更作后序一篇，则当时又有重定本，迁延未刻，稿亦无存，幸得初稿两册及丁巳序文纸稿，得以想见此中曲折而已。”清光绪三十年（1904），由会稽董鉴校刊印行。

王子孟英

学术思想

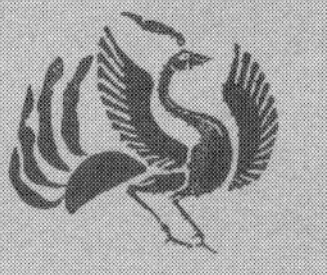

一、学术渊源

王孟英是晚清著名温病学家，集前代温病研究之大成，对之前的温病学理论（包括医学经典著作和前代医家相关学说）进行了系统、全面的整理和总结，并提出自己新的见解，促进了温病学说的发展和完善。了解王孟英所处的时代背景和学术渊源，梳理温病学发展的源流，是正确理解和深入探讨王孟英学术思想的重要前提。现从以下几个方面对王孟英的学术渊源进行剖析。

（一）温病学说对王孟英学术思想的影响

1. 东汉以前温病学说对其影响

温病学说在我国医学史上形成相对较晚，然而从其起源到最初形成经历了一个漫长的发展过程。“温病”之病名最早见于《内经》，《素问·六元正纪大论》载有“气乃大温，草乃早荣，民乃厉，温病乃作”。在温病的病因和发病方面，《素问·阴阳应象大论》提出“冬伤于寒，春必病温”。王孟英对温病学具有深远影响的伏气病因学说，即肇源于此。《素问·刺法论》曰：“五疫之至，皆相染易，无问大小，病状相似。”对“疫”的认识为后世温疫学说的形成奠定了基础。另外在《难经》中，也有关于温病病名的记载，如《难经·五十八难》言：“伤寒有五：有中风，有伤寒，有湿温，有热病，有温病。”把温病作为广义伤寒中的一个病证。在临床表现方面，《内经》中也有较多的描述，如《灵枢·论疾诊尺》提出：“尺肤热甚，脉盛躁者，病温也。其脉盛而滑者，病且出也。”在《素问·评热病论》中又说：“有病温者，汗出辄复热，而脉躁疾，不为汗衰，狂言不能食。”汉代张仲景的《伤寒杂病论》曰：“太阳病，发热而渴，不恶寒者，为温病。”“太阳中热者，暍是也。汗出恶寒，身热而渴，白虎加人参汤主之。”这些论述，都强调了温病症状具有温热的特点。在治疗方面，《内经》中提出了许多相关的治则。如《素问·热论》提出："其未满三日者，可汗而已；其满三日者，可泄而已。"同时还根据病因病机确立了治则，如《素问·至真要大论》提出"风淫于内，治以辛凉，佐以苦甘""热淫于内，治以咸寒，佐以苦甘""湿淫于内……以苦燥之，以淡泄之""热者寒之""燥者濡之"等，这些都成为后世温病学家治疗温病时遵循的基本原则，并以此为据组成了治疗温病的有效方剂。《伤寒杂病论》中的治法及方药，有许多为后世温病学家所继承，如清热的白虎汤、竹叶石膏汤，攻下的大承气汤、小承气汤、调胃承气汤，养阴清热的阿胶鸡子黄汤等。

虽然《内经》《伤寒杂病论》中相关论述，成为后世温病学家阐发温病理论的重要文献依据，但其对温病的论述内容较少且不系统，并且将温病置于伤寒体系之中，未能使温病形成独立的体系。这也致使以后很长一段历史时期内，常常借助伤寒的理论和方法来辨治温病。

2. 晋代至元代温病学说对其影响

在病因学方面，晋代医家王叔和明确提出"伏寒化温"学说，对伏气学说的形成有很大的影响；同时还提出了"时行之气"的观点，这一观点为后世创立新感温病说及疫病学说奠定了基础。晋代葛洪在《肘后备急方》中，对温疫的病因有所阐发，指出"岁中有厉气，兼夹鬼毒相注，名曰温病"，认为温疫的发生是自然界中存在的"厉气"所致。隋代巢元方在《诸病源候论》中提出时气温病是"人感乖戾之气而生病"，对温病的病因也有了明确的认识。宋代医家郭雍，虽然仍保留了《内经》"伏寒化温"的观点，但同时也提出还有感受春季的时令之邪而发为温病者，这为后世王孟英将温病分为伏气温病和新感温病的理论奠定了基础。在治疗思路及治疗方法方面也有较大发展，如《肘后备急方》记载的黑膏方，孙思邈《千金要方》收录的萎蕤汤、太乙流金散等方剂均为治疗或预防温病的专方。宋代医家朱肱、庞安常等开始认识到温病与伤寒不同，应用经方治疗温病要加以变通，温病初期不能误用伤寒峻汗的方法，虽然未能系统提出温病治疗的方法，但是已经开始认识到伤寒治疗方法应用于温病的局限性。金元四大家之一的刘河间，对温病学说发展有重要影响，不仅在病因方面提出“六气皆从火化”“六经传受，由浅至深，皆是热证，非有阴寒证”等鲜明的观点，而且在外感热病治疗上，主张应用寒凉药物清热为主。他认为在热病初期，单用辛温解表，足以误人，从而创制出双解散、防风通圣散等表里双解的方剂，把辛温解表药与寒凉清里药配合起来，强调对热性病的治疗须投用清热解毒之品。元末医家王安道，明确反对把伤寒与温病混为一谈，从概念、发病机理和治疗原则等方面，把温病与伤寒明确区分开来。他认为，温病的发病机理与伤寒有很大的不同，温病多属里热外发，即“热之内达外”，即使见有表证，亦多是里热怫郁所致，所以对温病表证的治疗应以清里热为主，解表兼之。从此，对温病的认识便开始从伤寒学说体系中摆脱出来，这是温病学自成体系的开端，故清代温病学家吴鞠通称王安道“始能脱却伤寒，辨证温病”。

这一时期，温病学的理法方药方面都有了很大发展，许多医家立新论、创新法、制新方，温病学逐渐从伤寒体系中分离、独立出来，成为温病学说发展过程中的重要转折点。然而，当时仍未完全突破伤寒辨治体系，尚未形成全面论述温病的专著。

3. 明清时期温病学说对其影响

时至明清，对温病的认识更加深化，理论上日臻完善，治疗上不断丰富，创造性地总结出一套比较完整的辨证论治理论和方法，使温病学发展为独立的学科体系。明代汪石山明确提出了“新感温病”之说，将温病分为“伏气”和“新感”两类，把前人关于温病发生的理论进行了总结，充实了温病发病学内容。明末医家吴又可，在继承前人学术成就的基础上结合自己的临床经验，写成我国第一部温疫专著《温疫论》，在温疫的致病原因、受邪途径、病变部位、治疗方法、传染流行等方面，都提出了独特的见解。如关于温疫发生的原因，吴又可认为，“温疫之为病，非风、非寒、非暑、非湿，乃天地间另有一种异气所感”。明确提出了温疫的致病原因是自然界中的一种特殊物质——杂气，或称疠气，而不是传统认识的风、寒、暑、湿、燥、火“六淫之邪”。同时还提出，不同的疫病，其所感受的疠气也各不相同；并指出，不同种属的动物对疠气的感受性不尽相同；同时，疠气所造成的疫病流行有一定的周期性，流行程度每年有所不同。吴又可的观点在当时应该说是具有创见性的。在受邪部位方面，他突破前人“邪自皮毛而入”的定论，提出“邪自口鼻而入”，认为病邪可通过呼吸或饮食而侵犯人体。在病变部位方面，吴又可提出温疫之初“邪伏膜原”，与一般疾病初起邪在肌表有所不同。清代涌现出大量专门致力于研究温病的医家及温病学专著，其中以喻嘉言、叶天士、薛生白、吴鞠通等人的言论及著作最具代表性。明末清初医家喻昌不仅在《伤寒论》研究方面贡献卓著，对温病也有深刻认识。他提出的疫病按三焦分治及对温病秋燥一病的认识，对后来温病学的发展具有重要意义。叶天士口授、顾景文整理而成的《温热论》，是温病学中学术价值很高的文献，被称为温病学理论的奠基之作。叶天士创立了温病卫气营血辨证论治的理论体系，提出了卫气营血各阶段的治疗大法，其他如舌诊、斑疹白㾦的辨别都极大地丰富了温病学的内容。薛生白所著《湿热病篇》，对湿热性质温病的病因、病机和辨证论治做了全面、系统的论述，是我国第一部论述湿热性温病的专著。书中提出的按湿邪在上、中、下三焦不同部位的施治方法，进一步丰富了温病学的内容。吴鞠通所著《温病条辨》，于条文之后加自注，并把方药附于证后，是一部理、法、方、药俱备的温病学专著。书中阐释了温病三焦辨证：制定三焦分证治疗大法，对温病的发生、传变进行归纳，创制总结了许多温病常用方剂，便于临床运用和推广。吴鞠通在叶天士理论启发之下，确立了三焦辨证，实为对卫气营血辨证的补充，这两种辨证体系相辅相成，使温病辨证理论趋于完善。这也标志着温病学辨证理论体系的基本形成。王孟英为温病学集大成者，其所编著的温病学代表作《温热经纬》一书，正是在上述学术渊源和历史背景下形成的，所以该书以《内经》《伤寒论》《金匮要略》中有关热病的论述为经，以叶天士、陈平伯、薛生白、余师愚等诸家温病条文为纬，附以后世诸家的注释，并结合自己的体会加以按语，提出自己的见解。该书溯本求源，纲举目张，对温病学的理论和证治进行了较全面、系统的整理，是集温病学大成之作，成为学习和研究温病学的必读之书。

王孟英一生多次经历温疫的流行，对于各类温病的研究极为精深，积累了丰富的经验。对温病的辨证施治，多有独到见解，为温疫学说的发展、温病学说的完善做出了不朽贡献。在诊断、辨证及遣方用药方面，均有自己的独到之处。王孟英治温病宗叶天士、薛生白、吴鞠通，杂病取朱丹溪、喻嘉言、秦皇士、沈尧封诸家，对张仲景《伤寒论》尤有心得。更可贵的是，王孟英法宗前人，却能融会贯通，师其意而不泥其迹，学术上多有自己的独到之处，被后学者誉为清代温病四大家之一。

（二）家传医学对王孟英学术思想的影响

据王孟英舅父俞桂庭在《重庆堂随笔·弁言》中记载："王氏为盐官望族，秉衡公始迁于杭，治家严肃，门无杂宾，虽身通百艺而深自韬晦。嗣君永嘉公，天性纯孝，著于戚里。家孙䃥沧……少有祖父风，尤勇于为善而嫉恶过严，人皆惮之。"可知王孟英祖上家风淳厚，为时人所敬佩。

祖父王国祥（字永嘉）天性纯孝，闻名戚里，32岁而鳏，誓不再娶。永嘉公治学严谨，曾说："固执不通者，无才以胜其学也；好作聪明者，无学以副其才也，人必有天赋之才而读破万卷，庶可以为医矣。"（《重庆堂随笔·卷上》）王孟英之父王升（字大昌，又字㨗沧），自少便有祖父之风。王孟英外祖父敬慕王氏三代之为人，于嘉庆元年（1796）将爱女俞氏婚配王升。

王孟英曾祖以下世代为医，曾祖王学权、祖父王国祥、父王升均精通医学。王孟英的曾祖父（秉衡公）于戊辰（1808），即王孟英出生之年开始着手编著《医学随笔》一书，又名《重庆堂随笔》，可惜的是两年后书未完稿秉衡公就去世了。王孟英的祖父王国祥（永嘉公）接替了这项工作，没有完成而患病，服阕（即守丧）后两年也因病而逝。王孟英的父亲王升（㨗沧公）继续校定遗稿，希望能够刻版刊行，书稿未能校定完成即病逝于道光元年（1821），时年49岁。王孟英后来又接续了这一工作，《重庆堂随笔》历经四代之手，最终由王孟英完成。由《重庆堂随笔》的编撰过程也可看出，王孟英曾祖即通晓医学，有家学渊源。

王孟英之母俞氏，善于体恤人情。王孟英于《重庆堂随笔·卷上》记载其“事上抚下，无不欣感，烹饪汤药，靡不周至”。戚族中如有患大病重病者，必延王孟英之母前往主裁，是以在病情、药性方面谙练亦深。王孟英未冠之前，喜读《景岳全书》，一味崇尚温补治法，受到母亲的训诫：“信道不笃，见异思迁，汝将为杀人之事乎？吾之阅历病证者多矣，无论外感不可妄投温补，即内伤证，必求其所伤何病而先治其伤，则病去而元自复。古人不曰内虚而曰内伤，顾名思义，则纯虚之证殊罕见也。”此处，俞氏首先一针见血地指出了盲目崇尚张景岳温补之法的根本原因，在于“信道不笃，见异思迁”；继而以自己的阅历，进一步指出临床病证有外感、内伤之分，外感不可妄用温补，而内伤亦要辨证求因；并提及“内虚”和“内伤”的不同，论理十分精当。王孟英“聆训恍然，渐有定见”，后来回忆说：“三十年来虽不能起死人而生之，尚不至酿活病为死证者，先慈启迪之教也。”（《重庆堂随笔·卷上》）王孟英在针砭时人好用温补之时弊时，亦曾引用其母之言："人如欹器，虚则欹，中则正，满则覆。"以欹器盛物来比喻人的健康状态，"中"为最佳状态，"虚"或"满"都会发生倾覆；恰如人体，中、和为贵，不足或太过则会发生病变，温补太过会致"满则覆"。可见，王孟英的母亲俞氏知书晓理，在医学方面亦颇有见解。

从家庭背景来看，王孟英之所以能成为一代大家，良好的家教家风，潜移默化的熏陶，是重要因素之一。

二、学术特色

（一）温病学思想

《温热经纬》是王孟英的代表作，集中反映了他对温热病的认识。王孟英在继承前人的基础上，经过自己不断深入的临床实践，对温病理论多个方面提出了许多新的见解和观点，推动了温病学乃至中医学理论的发展，深受后学者推崇；另外，由于王孟英多次经历霍乱流行，在霍乱的辨治方面积累了较多经验和理论。

1. 论温病病因

自清初温热大家叶天士概括性地提出温病之病因是温邪以来，对于温病病因的认识日渐成熟，王孟英在《温热经纬》中首先依据《内经》有关热病的篇章，对于温病的病因进行了分析，结合后世温病学家的认识，对六气尤其是暑邪相关内容进行了较为详尽的阐发，颇为透彻，予后人以启发。

（1）对"六气学说"的认识与阐发

中医对外感病病因的认识最早源于《内经》。《灵枢·顺气一日分为四时》云："夫百病之所始生者，必起于燥温寒暑风雨，阴阳喜怒，饮食居处。"《灵枢·五变》云："余闻百疾之始也，必生于风雨寒暑，循毫毛而入腠理，或复还，或留止，或为风肿汗出，或为消瘅，或为寒热，或为留痹，或为积聚。奇邪淫溢，不可胜数。”古人通过长期对自然与气候的观察，对一年四季正常气候特点进行高度概括，提出六气的概念，包括风、热（火）、暑、湿、燥、寒。六气具体内容主要见于《内经》的运气学说。《内经》又对六气按阴阳进行了分类，如《素问·调经论》指出：“夫邪之生也，或生于阴，或生于阳。其生于阳者，得之风雨寒暑；其生于阴者，得之饮食居处，阴阳喜怒。”认为风雨寒暑等病发于表的外感邪气均属于阳。王孟英虽然也提倡六气阴阳分类法，但具体内容与《内经》显然有别。王孟英认为，六气中暑、风、热（火）为阳，寒、燥、湿为阴。显然这种认识受《内经》启发，但又高于《内经》认识，更符合临床实际。王孟英云：“所谓六气，风、寒、暑、湿、燥、火也。分其阴阳，则《素问》云寒暑六入，暑统风、火，阳也。寒统燥、湿，阴也。言其变化，则阳中惟风无定体，有寒风、有热风；阴中则燥、湿二气，有寒、有热。”即认为暑与风、火性质相同，均属阳邪范畴，寒与燥、湿均属阴邪范畴。论其变化，则风为阳邪，善行数遍，无定体，常兼他邪为患，兼热则为风热，兼寒则为风寒。其认为阴邪当中，燥邪与湿邪均可以因为兼夹的邪气不同，而表现出寒、热的不同，如燥与热邪相兼则为燥热，与寒邪相兼则为凉燥；湿邪与热邪相合，半阴半阳，与寒邪相合，寒湿则为阴邪。这种对六淫邪气的认识系统而全面，切合临床，为中医病因学的发展做出了积极的贡献。王孟英对外感病尤其是温病的病因研究异常重视，在《潜斋简效方》中甚至这样说：“余纂《温热经纬》一书，详辨温热暑湿之异于正伤寒，因古人但以寒为肃杀之气，而于暑热甚略也。然严寒易御，酷暑难消，热地如炉，伤人最速。”可见，他认为温病与狭义伤寒最大的区别就在于病因上的根本不同，温病的病因为阳邪，而且温病的致病力甚于伤寒。

王孟英首先认为六气之中唯“寒暑二气，不比风、燥、湿，有可阴可阳之不同也。况夏秋酷热，始名为暑。冬春之热，仅名为温”。意思是说，在六气之中，寒邪、暑邪性质明确，寒属阴、暑属阳，其性质固定；而风、寒、燥、湿四气，可阴可阳，性质不固定，但皆能够化火生热。又进一步说：“寒、暑、燥、湿、风，乃五行之气合于五脏者也。唯暑独盛于夏令，火则四时皆有，析而言之，故曰六气。然三时之暖燠，虽不可以暑称之，亦何莫非丽日之煦照乎？须知暑即日之气也，日为众阳之宗，阳燧承之，火立至焉。以五行论，言暑则火在其中矣，非五气外另有一气也。若风、寒、燥、湿悉能化火，此由郁遏使然，又不可与天之五气统同而论矣。”此段王孟英论述暑邪与火邪的区别和联系，暑性为至阳，且独胜于夏季。又云：“今日六气之邪，有阴阳之不同，又随人身之阴阳变化，毋乃太无分别乎。”《王氏医案》的编录者周光远，在《王氏医案·例言》中指出：“六气皆从火化。凡外感之邪，虽伤寒必以顾阴为主，况温热暑燥之病，更多于伤寒，而热之灼阴尤为势所必然耶。观察中治感，多以凉润清解为法，是参天人一致之理以谈医，非泥古耳食之徒所能窥测也。”这是对王孟英赞同“六气化火”论认识的总结，同时，对王孟英临床实践中治疗外感病所用治法取得的卓越疗效进行褒扬。

（2）对暑邪及暑病的认识

暑邪是温病病因之一。暑邪是温邪中出现于夏季的一种邪气，具有明显的季节性。然而对于暑邪及暑邪所导致外感疾病的认识历来存在颇多争议。最早系统论述暑邪的著作当属《内经》，在多个篇章中均记载了关于暑邪致病的病因病机、病证特点、治疗原则、预防与养生等论述。后世医家对暑邪的认识多根源于此，又在其基础上不断发挥和创新。《素问·疟论》“夏伤于暑，热气盛”，是言暑邪的性质；《素问·五运行大论》“其在天为热，在地为火，其性为暑”、《素问·气交变大论》“岁火太过，炎暑流行”，进一步说明暑邪具有很强的火热之性。《内经》又运用取象比类的方法，生动详尽地描述了暑对自然界万物的作用及特征，如《素问·五常政大论》言："炎暑施化，物得以昌。其化长，其气高，其政动，其令明显。其动炎灼妄扰，其德喧暑郁蒸，其变炎烈沸腾……"并对暑邪所导致疾病出现的症状加以详细的描述，如《素问·气交变大论》曰："岁火太过，炎暑流行，金肺受邪，民病疟，中热，肩背热。"又如《灵枢·五癃津液别》说："天暑衣厚则腠理开，故汗出。"《素问·六元正纪大论》言："天政布，炎暑至，少阳临上，雨乃涯。民病热中、聋瞑、血溢、脓疮、咳、呕、鼽、衄、渴、嚏欠、喉痹、目赤，善暴死。"《内经》论暑邪所致疾病多从伏邪立论，《素问·热论》云："凡病伤寒而成温者，先夏至日者为病温，后夏至日者为病暑。"此论述对后世暑病的认识产生了重要而深远的影响。

东汉张仲景在《金匮要略方论》中所论述的暍、中暍即是暑病。如在《金匮要略·痉湿暍并脉证并治》中说："太阳中热者，暍是也，汗出恶寒，身热而渴，白虎加人参汤主之。"实为对暑病辨证治疗的最早记载。晋代医家王叔和在《伤寒例》中，秉承《内经》之说，把暑病作为伏气温病看待，认为暑病热重于温。他说："中而即病者，名曰伤寒；不即病者，寒毒藏于肌肤中，至春变为温病，至夏变为暑病。暑病者，热极重于温也。是以辛苦之人，春夏多温热病者，皆由冬时触冒寒冷之所致，非时行之气也。凡时行者，春时应暖而反大寒，夏时应热而反大冷，秋时应凉而反大热，冬时应寒而反大温，此非其时而有其气。是以一岁之中，长幼之病多相似者，此则时行之气也。"虽然王叔和的上述观点，被后世温病学家吴鞠通等人所批驳，但在当时仍然具有一定的积极意义。元代医家戴思恭在《丹溪心法》中提出暑邪致病有冒、伤、中三种的不同，他说："暑乃夏日炎暑也，盛热之气著人也，有冒、有伤、有中三者，有轻重之分、虚实之变。"从而使暑病的分类及证治更趋全面。明代著名医学家王肯堂在其著作《证治准绳》中提出暑病有"伏寒化热"与"暴感暑热"之分。他说："若冬伤于寒，至夏而变为热病，此则过时而发，自内达外之病，俗谓晚发是也，又非暴中暑热新病之可比。”到了清代，对暑病的认识更加深入，清初医家喻嘉言提出暑病均为新感暑邪而病，并非伏寒化热所致。他在《医门法律》中说：“至夏变为暑病，此一语尤为无据。盖暑病乃夏月新受之病，岂有冬月伏寒不发，至夏始发之理乎？”至此，暑病为新感之说开始逐步得到公认，并为温病学派多数医家所采纳。叶天士在《幼科要略》中说：“夏暑发自阳明。”而吴鞠通则在他的著作《温病条辨》中把外感暑邪所致的温病称为暑温，他指出：“暑温者，正夏之时，暑病之偏于热者也。”另外，温病学家还把其他发生于夏季的与暑邪相关的疾病，统称为暑温类病，主要包括冒暑、暑秽、暑风、暑瘵、暑厥等。温病学派对暑邪所致疾病的认识较为全面和系统，代表了当时对暑邪及相关疾病认识的最高水平。

王孟英对暑邪及相关疾病的认识也较为深刻，并且有所发挥，充实并完善了温病学中病因发病学的内容。

①明辨暑邪性质

王孟英依据《内经》“其在天为热，在地为火，其性为暑”等经典论述，认为“至暑乃天之热气，流金铄石，纯阳无阴”，明确指出暑为“天气”，具有强烈的火热之性，其性质在六气之中是纯阳无阴的。他又援引《内经》所云“热气大来，火之胜也”，进一步说明暑邪的实质是火，他说：“盖在天为热，在地为火，其性为暑，是暑即热也，并非二气。”王孟英对暑邪的性质反复论述，他说：“《脉要精微论》曰：彼春之暖，为夏之暑。夫暖即温也，热之渐也。然夏未至则不热，故病发犹曰温。其首先犯肺者，乃外感温邪。若夏至后则渐热，故病发名曰暑。盖六月节曰小暑，六月中曰大暑，与冬至后之小寒、大寒相对待，是病暑即病热也。乃仲圣以夏月外感热病名曰暍者，别于伏气之热病而言也。《说文》云：暍，伤暑也。《汉书・武帝纪》云：夏大旱，民多暍死。故暑也，热也，暍也，皆夏令一气之名也。后人不察，妄腾口说，甚至讲太极、推先天，非不审也，其实与病情无涉，而于医理反混淆也。”（《温热经纬·卷一》）以上分析，既有依据又符合实际情况，对当时一些含混的概念辩论明晰，使后世对暑邪的认识清晰明了。不但如此，王孟英论暑还针对流行的“暑分阴阳”及“暑必兼湿”两种关于暑病不恰当甚至是错误的认识，加以重点剖析。

②驳斥暑分阴阳

对暑邪及暑病的认识中，有些医家提出将暑分为阴阳。如元代医家张洁古认为，静而得之为中暑，动而得之为中热，中暑者为阴证，中热者为阳证。据此遂有“静而得之为阴暑，动而得之为阳暑”的观点。王孟英针对上述观点，在《温热经纬·三时伏气外感篇》注解时分析说：“《阴阳大论》云：春气温和，夏气暑热，是暑即热也。原为一证，故夏月中暑。仲景标曰：中热也。昔人以动静分为暑热二证，盖未知暑为何气耳。”鲜明地指出，按动、静来划分暑病的方法，是因为没有正确理解暑邪的性质所导致的。对于张洁古“中暑”“中热”的提法，王孟英并不完全赞同叶天士“洁古以动静分中暑、中热，各具至理”的评价，他认为：“虽有至理，而强分暑热，名已不正矣。”

明代张景岳曾明确提出阴暑、阳暑的概念。《景岳全书》中有言：“曰阴暑，曰阳暑，治犹冰炭，不可不辨也。阴暑者，因暑而受寒者也……阳暑者，乃因暑而受热者也。”张景岳的这种观点，实际上是把夏季感受风寒或寒湿所患的外感病称为阴暑，把感受暑热病邪所致的温病称为阳暑。张景岳的这种观点，虽然有助于区别夏季普通外感与暑病，但是这种分法在一定程度上使后世对暑邪性质及暑邪所致疾病的认识形成一定的混乱。针对张洁古、张景岳等人的暑分阴阳的观点，王孟英明确加以批驳，反对妄立阴暑、阳暑之分。他直斥：“或云阳邪为热，阴邪为暑者，甚属不经！”他认为暑分阴阳往往直接影响暑病用药的寒热温凉之性。王孟英又把暑邪与寒邪加以类比，他说："设云暑有阴阳，则寒亦有阴阳矣。"寒邪虽然在人体内可以转化为热邪，也有所谓"阴火"的说法，但是对于外感病因来说并无"寒火"之名，他说："暑字从日，日为天上之火。寒字从土，为地下之水。暑邪易入心经，寒邪先犯膀胱，霄壤不同，各从其类。"对于伤寒来说，起病往往首先侵犯手太阳膀胱经，形成太阳表证，临床表现为恶寒、无汗、发热、头项强痛、脉浮等；暑性属火，五脏中心亦属火，所以暑邪侵袭人体，亦内陷心（包），临床表现暑病多见高热、烦渴、心烦、溲赤，甚则神昏谵语等症。《温热经纬·叶香岩三时伏气外感篇》："受热而迷，名曰暑厥。"王孟英认为："譬如受冷而仆，名寒厥也。人皆知寒之即为冷矣，何以不知暑之为热乎。"伤寒与暑病病因性质截然不同，所导致的病证也有显著差别，这是显而易见的道理，临床应该明辨其暑邪性质。王孟英又云："暑必兼湿，则不可冠以'阳'字。若知暑为热气，则不可冠以'阴'字。其实彼所谓阴者，即夏月之伤于寒湿者耳！"《温热经纬·仲景外感热病篇》云："暑为阳气，寒为阴气，乃天地间显然易知之事，并无深微难测之理，而从来歧说偏多，岂不可笑！更有调停其说者，强分动得、静得为阴阳。夫动静惟人，岂能使天上之暑气随人而判别乎？况《内经》有阴居避暑之文，武王有樾荫暍人之事，仲景以白虎汤为热病主方，同条共贯，理益彰彰，何后贤之不察，而好为聚讼以紊道，深文以晦道耶？"认为暑邪属阳，道理显而易见，并不需要用复杂的学说去阐释；从唯物的角度出发，暑分阴阳之说更加没有必要，反致混乱。

③剖析阴暑之说

对于阴暑之说的产生，王孟英又做了进一步剖析。他认为，所谓"阴暑"实为夏季感受寒邪所致。夏季天气炎热，在许多地区湿邪也较为常见，加之饮食不洁等原因，可致太阴内伤，湿饮停聚。夏月腠理疏松，毛窍大开，因贪凉睡卧湿地或恣嗜生冷等因素，容易导致寒邪侵袭皮毛肌腠而发病。王孟英在《温热经纬·三时伏气外感篇》中说:“因畏热贪凉而生寒湿之病，乃夏月之伤寒也。虽在夏令，实非暑证，昔人以阴暑名之，谬矣。譬如避火而溺于水，拯者但可云出之于水，不可云出之于阴火也。”夏月因暑贪凉而病伤寒者并不少见，治疗必以外散寒湿为主，可见王孟英的论述切合实际。由此可知，“阴暑”实为夏季感受寒邪所致的感冒，虽发生于夏季，但与暑邪、暑病并无直接关系。《温热经纬·内经伏气温热篇》曰:“暑为阳邪，虽有袭凉饮冷夹杂阴寒之证，亦人事之兼伤，非天气之本然也。亦如水火之不相射。”王孟英从暑邪性质及暑病的临床表现两方面，对其火热属性进行反复强调，对张氏阴暑、阳暑之说，加以剖析阐释，明确主张暑毋须再分阴阳，并提出暑月伤于寒湿者，不宜以“暑”来命名。王孟英还根据所谓“阴暑”的特点，提出此类病证的治疗原则:“此治暑之正法眼藏。太阴告困，湿浊弥漫，宜温宜散。雄按:凡寒湿为病，虽在暑月，忌用凉药，宜舍时从证也。(《温热经纬·薛生白湿热病篇》)明确指出，虽然是夏月发生寒湿为病，也不应舍时而从证，忌凉药，宜温散，“阴暑”的提法实有害无益。总之，王孟英在其著作中多处明确表明了上述观点，这对于后世正确认识暑邪及暑邪所致温病，具有极其重要的实用价值。

④纠正“暑必夹湿”，主张“暑多兼湿”

关于暑邪的概念，前人向来存在一定分歧。暑邪从新感立论虽然并非始自温病学派医家，但是对暑邪致新感温病阐发尤为详尽。在王孟英之前，对于暑邪性质的认识，温病学派各名家已有定论。如叶天士认为“暑必兼湿”(《温热经纬·卷三》);章虚谷则明言“长夏湿令，湿土与相火合气，乃名为暑”(《医门棒喝·湿暑提纲》);薛生白在其著作《湿热病篇》二十一条中说:“湿热证，胸痞发热，肌肉微痛，始终无汗者，腠理暑邪内闭，宜六一散一两，薄荷叶三四分，泡汤调下即汗解。”此处，虽然没有明言暑中夹湿，但是从其使用了六一散这一清利暑湿的常用方剂来看，“腠理暑邪内闭”中暑邪必兼夹湿邪。可见薛氏所持观点也是暑邪兼湿。吴鞠通亦说:“热与湿搏而为暑也。”(《温病条辨·原病篇》)并由此得出结论:“暑兼湿热,偏于暑之热者为暑温,多手太阴证而宜清;偏于暑之湿者,为湿温,多足太阴证而宜温。”(《温病条辨·上焦篇》)吴氏上述论述表明他亦认为暑中必兼有湿邪。湿温是指湿重于热者,而暑温则是热盛于湿者。显然,是把暑温、湿温混为一谈。

王孟英关于暑邪内涵的认识则是明确将湿邪排除在外,与上述温病诸家不同。首先肯定了暑邪夹湿致病较为常见,“此言长夏湿旺之令,暑以蒸之,所谓土润溽暑,故暑、湿易于兼病,犹之冬月风、寒,每相兼感”。也就是说在长夏季节,暑、湿常常相兼为患,这与冬季风、寒多相兼为患类似。但是,接下来对于叶天士“暑必兼湿”的论断,王孟英又反复加以纠正,他说:“暑令湿盛,必多兼感,故曰夹。犹之寒邪夹食,湿证兼风,俱是二病相兼,非谓暑中必有湿也。故论暑者,须知为天上烈日之炎威,不可误以湿热二气并作一气,始为暑也。”他认为夏季湿盛,暑邪多兼夹湿邪为患,就像外感寒邪内夹食积、风湿常相合致病类似,而这并非代表了暑邪之中一定兼有湿邪。他还联系阴暑、阳暑之说进行剖析:“暑必兼湿,则不可冠以‘阳’字。若知暑为热气,则不可冠以‘阴’字。其实彼所谓阴者,即夏月之伤于寒湿者耳!”王孟英又进一步说:“若谓暑必兼湿,则亢旱之年,湿必难得,况兼湿者何独暑哉?”并且分析湿邪的性质说:“盖湿无定位,分旺四季,风湿寒湿,无不可兼,惟夏季之土为独盛,故热湿多于寒湿。”最终得出结论,即暑邪与湿邪“虽可合而为病,究不可谓暑中原有湿也”。暑性属火,其性酷烈,为烈日之炎威,湿为阴邪,其性黏腻淹滞,“暑”与“湿”性质不同,所以断不可认为湿与热相合才是暑邪。

从地理位置及气候特点来看,我国长江中下游和东南沿海一带,通常在夏季,甚至某些地区(如岭南一带)常年降水较多,加之气温较高,暑热蒸腾，湿邪尤为常见，如叶天士云“且吾吴湿邪害人最广”，就是对这一特点的高度概括。但这并非代表了暑必兼湿。王孟英思路清晰，明辨暑邪性质，以“暑多兼湿”修正叶氏等人“暑必兼湿”的观点。通过王孟英的论述，在学术界基本澄清了“暑”与“湿”的关系。王孟英对暑邪性质的反复论述和强调，其最终目的是在于告诫后世辨识六气时，勿以为暑中必有湿，而治暑必加祛湿的错误做法。王孟英提出，在临床实践中“尤忌误以暑为阴邪，或指暑中有湿，而妄投温燥渗利之药也”。这种观点，吴鞠通在其《温病条辨》中所论“温病小便不利者，淡渗不可与之，忌五苓、八正辈”基本吻合，并较吴氏观点更为鲜明。总之，王孟英对暑邪性质的认识上，较其之前的医家更进一步，其“暑多兼湿”之说较“暑必兼湿”也更为客观，符合临床实际情况。

⑤对暑病证治的认识

王孟英不但对暑邪性质及相关内容辨析明确，迥出诸家之上，而且对暑邪所致病证及暑病治疗亦有颇多建树。暑邪致病力强，这与暑性属火，其性酷烈，伤人最速是离不开的。叶天士云“夏暑发自阳明”，暑病致病伤人，可以直入阳明，形成阳明热盛，临床表现为壮热、烦渴、汗多、面赤、心烦、气粗似喘、背部微恶寒，舌质红、舌苔黄，脉洪大；暑热之邪进一步深入，不但伤津明显，而且还可耗伤正气，而出现一定的气虚表现，临床多表现为身热持续不退，或热势稍减，唇干口燥、喜冷饮、气短乏力倦怠、舌干、脉虚等。王孟英在《温热经纬·薛生白湿热病篇》中指出“热渴汗泄脉虚者，宜甘药以养肺胃之津”，并认为应用自己创制的清暑益气汤治暑伤津气证效果显著。

暑热病邪致病力强，表现为：第一，可以不经历表证阶段（卫分阶段），直接入于阳明，形成阳明里热炽盛（气分热盛）。第二，还可以直中于人之阴经，如直中于手太阴肺经，出现骤然咯血，称为暑瘵；直中于足厥阴肝经，热盛引动肝风，出现高热痉厥称为暑风，或称暑痫；直中于手厥阴心包经，暑热内闭心包出现神昏谵语等症，称为暑厥。王孟英认为，对于暑风来说，“小儿体弱，夏月最多此证，切勿认为是惊，妄投峻药”。暑风多见于小儿，一般易误辨为惊风，而见风止风，以凉肝息风为主要治法。王孟英考虑到小儿暑风及小儿体质特点，明确提出首先不要误作惊风为治，另外不可妄用峻烈之品，而主张用简便轻灵之法：“暑风，取净黄土铺地上，以芭蕉叶为蓐，卧儿于上，饮以益元散、鲜竹叶汤立效。”(《潜斋简效方》) 并有相关医案，证明其临床应用价值：

案例

陈某自黔来浙，一小儿发热肢搐，幼科与惊风药，达神昏气促，汗出无溺，适孟英至而视之，曰暑也，令取焦叶铺于泥土，与儿卧之，投以辰砂六一散，加石膏、知母、西洋参、竹叶、荷花露一剂而瘳；继有胡氏女病略同，儿科不治，因恳于孟英，亦以此法活之。(《王氏医案·卷二》)

由此可见，对暑风的准确判断，可使临床疗效显著提高。

⑥对暑厥的阐释

王孟英对暑厥的阐释也简明扼要、切中肯綮。他说：“受热而速，名曰暑厥。”并且依据《内经》“暑气通于心”的观点，认为“暑是火邪，心为火脏，邪易入之”是暑厥发病的基本条件。王孟英曾详细记载道光二十四年（1844）暑邪致病的情形：“五月下旬，天即酷热异常，道路受暑而卒死者甚多，即古所谓中暍也，而不出户庭之人，亦有是病，延医不及，医亦不识。此证虽死，身不遽冷，且有口鼻流血者。”从发病过程和症状的描述可见暑邪致病力强，可以直中于里的病机特点及临床表现；他又进一步分析其发病原因说：“暑是火邪，心为火脏，邪易入之……夏至后病为暑，相火令行，感之自口齿入，伤心包络经。”(《温热经纬·叶香岩三时伏气外感篇》) 即所谓“暑厥”。但是暑厥发生除暑热病邪的外因之外，尚有阴血亏虚作为内因，他说："惟新产妇人，阴血大去，热邪易袭，故死者尤多。"指出新产后暑厥易致危重的原因在于阴血的亏虚。王孟英认为，此证宜以六一散为主方，曰："六一散既清暑热，又行瘀血，当次酷暑之令，成为产后第一妙方。"（《王氏医案续编·卷一》）

暑厥一证，实为暑热病邪直接侵犯心包，导致心包机窍阻闭，出现神志异常（多神昏谵语，甚者见昏愦不语）的营分证候。热邪内陷心包，来势急疾，病情凶险，必须及时救治，以苏醒神志为要务。温病学派在救治此类热闭心包证候时，以清心开窍、透络醒神为根本治法，如兼有阳明腑实或者痰浊，当随证加减，相应地处以清心开窍通腑，或清心开窍豁痰。仅有轻度神志异常、烦躁者，可用清宫汤（出自《温病条辨》），如出现热闭神昏、肢厥、舌蹇、舌绛等表现，就须应用"凉开三宝"的安宫牛黄丸、紫雪丹、至宝丹之一。三药均为市售成药，方便临床急救，应用颇为广泛，临床疗效显著。"三宝"均可清心开窍，以苏醒神志，治疗热闭心包证。吴鞠通认为："大抵安宫牛黄丸最凉，紫雪丹次之，至宝丹又次之。"其中，安宫牛黄丸长于清热解毒，适合用于高热神昏；紫雪丹长于息风止痉，适合用于高热痉厥；至宝丹长于芳香辟秽，常用于高热神迷。对于本证的治疗，王孟英有其独到之处，值得借鉴。对于此类病人，主张首先将其移入清凉之地；闭者宜开窍，以清心为主，开窍醒神，依据其经验加入凉营或凉血解毒之品，每多用紫雪丹清心开窍息风。另外，还常使用具有消暑解毒、辟秽利窍功效的诸葛行军散（牛黄、麝香、珍珠、冰片、硼砂、雄黄、火硝、飞金）。清心开窍的同时，重视凉营或凉血解毒是王孟英治疗暑热内闭心包证的突出特色，多用叶氏名方——神犀丹，其组成如下：犀角、石菖蒲、黄芩、金汁、生地、银花、板蓝根、连翘、淡豆豉、元参、紫草等。王孟英言："温热暑疫诸病，邪不即解，耗液伤营，逆传内陷，痉厥昏狂，谵语发斑等证，但看病患舌色干光，或紫绛，或圆硬，或黑苔，皆以此丹救之。”在用方时着重强调了舌诊的辨证价值。王孟英对神犀丹运用亦颇有体会，他说：“若初病即觉神情昏躁而舌赤口干者，是温暑直入营分。酷暑之时，阴虚之体，及新产妇人，患此最多。急须用此，多可挽回。切勿拘泥日数，误投别剂，以偾事也。”突出了神犀丹在救急中的重要性和紧迫性。而对于有兼证也可使用，“兼治痘毒重，夹带紫斑危证。暨痘疹后，余毒内炽，口糜咽腐，目赤神烦诸证”。其组方严谨，方中犀角为治疗热入营血之主药，着重论述曰：“方中犀角为君，镑而煎之，味极难出，磨则需时，缓不及待。抑且价昂，非贫人所能猝办。有力者，预为合就施送，则患者易得，救活必多；贫者重生，阴功亦大。或存心之药铺照本制售，亦方便之一端也。”指出犀角在方中的君药地位，并提出作为救急之药宜提前制备。该方开窍之力较弱，所以临床多配合紫雪丹同用而取捷效。曾记录自己治验如下：“道光甲辰（1844）六月初一日至初四日连日酷热异常，如此死者道路相接，余以神犀丹、紫雪丹二方救之极效。”（《温热经纬·卷三》）除此之外，王孟英还于《随息居重订霍乱论》中，记载了自创的解毒活血汤方。其组成如下：连翘、丝瓜络、淡紫菜、川连、蚕沙、地丁、益母草、生地、银花、石菖蒲等，并用地浆水或阴阳水，煮生绿豆，取清汤煎药，再和入生藕汁或白茅根汁或童便，稍凉徐徐服。本方制方药物平淡，但药物运用巧妙，极具王孟英用药特色。临床可用于治疗温暑痧邪，深入营分，转筋吐下，肢厥汗多，脉伏尿无，口渴腹痛，面黑目陷，势极可危之证；也可用于暑厥以清热解毒、凉血散血。

2. 论温病传变规律

温病辨证理论，是温病理论的核心内容。温邪在体内的传变是温病证候转化的原因，因此，探讨温邪如何在体内传变，是温病研究的重要内容之一。只有掌握一定演变规律，才能使准确辨证温病、驾驭温病发展的趋势成为可能。王孟英针对温邪在体内的传变规律，提出了自己的观点。这些观点已被后来的温病学界广泛采纳，较之章虚谷等医家的观点，更易被人们理解和接受。

（1）批驳章虚谷观点

王孟英结合叶天士《温热论》原文第一段"温邪上受，首先犯肺，逆传心包。肺主气属卫，心主血属营，辨营卫气血虽与伤寒同，若论治法则与伤寒大异也"，认为叶氏虽然没有直接点名何为顺传，但"苟无其顺，何以为逆"？王氏认为章虚谷所阐释"逆传"的不当之处主要有两点：一是"《难经》从所胜来者为微邪，章氏引为逆传心包解，误矣"；二是"章氏不能深究，而以生克为解，既乖本旨，又悖经文，岂越人之书竟未读耶？"王孟英从"顺""逆"字义出发，较章氏从五行生克角度来解释叶氏所述温病演变规律，更易让人信服。

王孟英对于吴鞠通《温病条辨》中三焦演变规律的论述，也从"顺传""逆传"的角度提出如下异议："肺病逆传，则为心包。上焦失治，则传中焦，始上焦，终下焦。嘻，是鞠通排定路径，必欲温热病遵其道而行也，有是理乎？彼犯肺之邪，若不外解，原以下传于胃为顺，故往往上焦未罢，已及中焦，谁其不能下行为顺，是以内陷膻中为逆。章虚谷亦昧此义，乃云火本克金，而肺邪反传于包络，故曰逆。夫从所胜来者为微邪，胡可反以为逆？岂二公皆未读《难经》耶？其不始于上焦者，更无论矣。"王孟英不但对章氏加以批驳，对吴氏三焦演变规律也提出了自己的见解，认为其认识过于机械，并不完全符合临床实际。

（2）阐发叶桂"逆传"含义

王孟英认为，正确理解叶氏"逆传"之义，须先正确理解"不传"和"顺传"的含义。所谓"不传"，即"温邪始自上受，病在卫分，得从外解，则不传矣"；所谓"顺传"，则是"邪不外解，必致里结，是由上焦气分以及中下二焦者，为顺传"。进而从"顺传"推演出对"逆传"含义的理解，即“然则温病之顺传，天士虽未点出，而细绎其议论，则以邪从气分下行为顺，邪入营分内陷为逆也”。

王孟英又进一步对于温病顺传、逆传的规律做了如下阐发：“肺胃大肠一气相通，温热究三焦以此一脏二腑为最要。肺开窍于鼻，吸入之邪先犯于肺，肺经不解，则传于胃，谓之顺传。不但脏病传腑为顺，而自上及中，顺流而下，其顺也有不待言也，故温热以大便不闭者为易治，为邪有出路也。若不下传于胃，而内陷于心包络，不但以脏传脏，其邪由气分入营，更进一层矣，故曰逆传也。因叶氏未曾说明顺传之经，世多误解逆传之理。”

王孟英不但对叶天士所提出的温病“逆传”规律加以阐发，启迪后学，而且批驳了当时一种流行的错误认识。时人多认为伤寒传变在足经，温病传变在手经。王孟英说：“喻氏（嘉言）谓伤寒亦传手经，但足经先受之耳。吾谓温热，亦传足经，但手经先受之耳，一隅三反，既有其逆，岂无其顺，盖自肺之心包，病机渐近而内陷，故曰逆，自肺之胃腑，病机欲出而下行，故曰顺。”王孟英针对“顺传”“逆传”之不同，分别提出相应的治疗大法：“夫顺传者宜通其胃，逆传者宜清其营，治法不容紊也。”同时，还指出在掌握上述原则的基础上，应该依据临床实际有所变通：“然气血流通，经络贯串，邪之所凑，随处可传，其分其合，莫从界限，故临证者宜审病机而施活变，弗执死法以困生人。”在确立治疗大法的同时，又注重临证的灵活性，体现了中医辨治的精髓。

3. 论温病诊法

对温病的治疗，必须建立在对病机正确分析的基础之上，要对病证的病机进行正确分析，就必须运用各种诊法，尽可能全面地收集温病患者的临床资料。温病诊法的内容，不外于中医的望、闻、问、切四诊范畴，但是由于温病的临床表现有其特殊性，所以某些诊断方法在温病中发挥的作用就显得尤为重要，对温病的诊断价值也较大。王孟英继承叶天士等温病学家在温病诊法上的新认识、新观点，对温病诊法的贡献也集中体现在辨舌、辨斑疹等方面。王孟英对舌诊的认识，不是单纯论述舌象表现，而是紧密结合临床实际，将其作为直接指导立法选方的依据，为后世温病学者所重视。

（1）辨舌

辨舌，即舌诊，是通过对舌苔和舌质及其形态的观察，来判断病证性质的一种诊断方法。舌诊对于掌握温病的病机和发展趋势有着重要的作用，正如明代医家吴坤安在《伤寒指掌》中所说："病之经络脏腑、营卫气血、表里阴阳、寒热虚实，毕形于舌。故辨症以舌为主，而以脉症兼参之。"加之温病的发展变化较快，而舌象能较为及时地反映病情，所以舌诊在温病的诊察中显得尤为重要，以致有"杂病重脉，温病重舌"之说。当然，这只是相对而言，临床中应该做到四诊合参，才能最准确地反映病情。温病舌诊主要有以下几方面的重要意义：一是辨别病邪类型：温病的共同病因为温邪，包括了性质属温的多种邪气，按其性质可分为温热与湿热两大类。舌诊可以提供区分两类不同邪气的客观、直观的依据。二是分析证候病机：通过舌象的观察，可以了解温病过程中各个不同阶段的病机改变及证候类型。三是判断病情及传变：温病病情的轻重与预后，与病邪的轻重、深浅，正气的强弱、盛衰等，均可以从舌象的变化上反映出来。四是直接指导临床立法用药：由于舌象能够准确及时地反映温病内在病机的变化，因此可以用来直接指导临床立法和用药。王孟英明确指出："必验之于舌，乃治温热之要旨。"其对舌诊的论述颇多，广泛继承了前人特别是温病学者的经验，又有所发挥。现就其中有特色者加以说明。

①辨舌色舌体

舌为心之苗，舌质依赖血液的荣养，所以舌质与心及营血的关系非常密切，如叶氏所说："舌本通心脾气血。"以绛舌为例说明之。绛舌，即舌质呈现深红色，是温病热入营血的重要临床表现之一，是温病营血阶段的重要辨证依据。但温病临床病情错综复杂，所以有多种不同的证候出现，对于绛舌的正确判断，在临床上有较大的指导意义。王孟英对绛舌的辨证尤为精细，完善了温病舌诊的内容。

舌绛而泽或兼白苔的证治

叶天士《温热论》云："再论其热传营，舌色必绛；绛，深红色也……纯绛鲜泽者，包络受病也，宜犀角、鲜生地、连翘、郁金、石菖蒲等。延之数日，或平素心虚有痰，外热一陷，里络就闭，非菖蒲、郁金等所能开，须用牛黄丸、至宝丹之类以开其闭，恐其昏厥为痉也。"王孟英依据上述论述，认为舌"绛而泽者"系温热夹痰所致，宜根据病人具体情况进行分析，主要论述以下几种情况：其一，"绛而泽者，虽为营热之征，实因有痰，故不甚干燥也"。即温邪夹痰是舌质润泽的病机，并补充判断临床夹痰的依据为"胸闷者，尤为痰据，不必定有苔也"，指出所举药物中菖蒲、郁金亦为夹痰而设。其二，对于不夹痰者，舌色亦"必不甚泽"，此为有痰无痰的辨察。其三，对于"温热病舌绛而白苔满布者"，则"宜清肃肺胃"，"更有伏痰内盛，神气昏瞀者，宜开痰为治"。根据舌象反映的内容确立相应的治法。

绛舌的证治

王孟英对心营热盛，胃火燔灼，劫烁津液所形成的绛舌进行讨论，并提出相应的治疗方药。其一，全舌绛且舌心干者，属热已入营，胃火烁液，宜"加黄连、石膏于犀角、生地等药中，以清营热而救胃津，即白虎加生地之例也"。其二，舌中心干绛者，属胃热炽盛，波及心营，治疗上宜"心胃两清，即白虎加生地、黄连、犀角、竹叶、莲子心也"，若伤津明显者，宜"再加西洋参、花粉、梨汁、蔗浆可耳"。其三，舌尖绛且干者，属心火上炎，宜“导赤汤入童溲尤良”，以泻小肠以清心火。其四，对于更严重的心营热盛兼胃津亡的情况，王孟英提出“光绛而胃阴亡者，炙甘草汤去姜、桂，加石斛，以蔗浆易饴糖”。其五，对于“干绛而火邪劫营”，热毒较重者，主张应用“犀角地黄汤加元参、花粉、紫草、银花、丹参、莲子心、竹叶之类”；若“不能饮冷者，乃胃中气液两亡”者，则“宜复脉汤原方”加以治疗。

芒刺舌的证治

芒刺舌是指菌状乳头增大并形成尖锋，舌面粗糙如刺，摸之棘手的舌象。舌上起芒刺的情况，多反映上焦热极。对此，王孟英引用秦皇士《伤寒大白》之言“凡渴不消水，脉滑不数，亦有舌苔生刺者，多是表邪夹食，用保和加竹沥、莱菔汁，或栀豉加枳实，并效”，着重指出芒刺也有因为外感夹食所引起的。

②辨舌苔

舌苔是由胃气熏蒸于舌面而形成的，在温病过程中，由于发热、伤津和脾胃功能失常等原因，对于舌苔的影响较为明显，特别是当邪正交争致阳热亢盛或湿邪（热）中阻时，可引起舌苔颜色、形态及润燥等方面的明显变化。大体上，舌苔的变化主要反映温病过程中卫分与气分的变化，且主要反映邪气方面的情况。

白苔

白苔在温病中较为常见，常有厚薄、润燥之分。其中白、厚、润泽者多反映湿邪为患，为湿热类温病的常见舌象。此外，某些特殊的白苔常见于疫病过程中。

叶天士《温热论》有言：“脘在腹上，其地位处于中，按之痛，或自痛，或痞胀，当用苦泄，以其入腹近也。必验之于舌，或黄或浊，可与小陷胸汤，或泻心汤，随证治之。或白不燥，或黄白相兼，或灰白不渴，慎不可乱投苦泄。其中有外邪未解，里先结者，或邪郁未伸，或素属中冷者，虽有脘中痞闷，宜从开泄，宣通气滞，以达归于肺，如近俗之杏、蔻、橘、桔等，是轻苦微辛，具流动之品可。”叶氏在此指出辨证“必验之于舌”，舌象在辨证中起到决定性作用。王孟英认为其意义重大，他说：“……邪在气分之治法，而分别营卫气血之浅深、身形肥瘦之阴阳、苔色黄白之寒热，可谓既详且尽矣。而下又申言察苔以辨证，真千古开群朦也。”王孟英把叶天士所提出的阳明邪结病在胃脘“申言察苔以辨证”的方法进一步深化，将其分为以下几种情况：一是苔白且不口渴者，多属夹痰湿，并“应苔白不渴，须询其便溺，不热者，始为宜温之的证也”(《湿热病篇》)。注重舌苔辨证的同时，强调结合对二便的审察，舌诊与问诊相结合，确属无热者，方可用温化之法。继而根据病情轻重确立治法，即“轻者，橘、蔻、菖、薤；重者，枳实、连、夏，皆可用之”。二是苔白不燥兼有口中黏腻者，则属湿渐化热，治疗上“仅可用厚朴、槟榔等苦辛微温之品”。湿有化热的趋势，故遣方用药时选厚朴、槟榔之属，功能化湿行气，同时性为“微温”而非大温、大热。一个“仅”字，体现出其对药性的把握。三是口中苦渴者，则属湿邪已化热，治疗方面“不但大温不可用，必改用淡渗苦降微凉之剂矣”。虽仍为白苔，但通过“苦渴”辨为湿邪化热，有热故不可如前用温化痰湿之品，而是选用微凉之药。四是渴喜热饮者，属“邪虽化热，而痰饮内盛也”，所以“宜温胆汤加黄连”以治之。在此，王孟英主要依据舌象与口中感觉为辨证要点，在同为白苔的情况下，不渴、口中黏腻、苦渴、喜热饮体现了痰湿内盛无热象、湿渐化热、湿已化热、湿已化热但痰饮内盛的四个辨证层次，清晰可法。此外，王孟英结合自身临床经验，提出在察苔以辨证的过程中应结合对胸脘部体征的诊察，他补充说：“凡视温证，必察胸脘，如拒按者，必先开泄……虽舌绛神昏，但胸下拒按，即不可率投凉润，必参以辛开之品，始有效也。”具有一定临床参考价值。

对于疫病过程中出现的舌苔变化，王孟英也非常重视。他认为："凡热证、疫证见此苔（舌苔满口如霜）者，固不可误指为寒，良由兼痰夹湿，遏伏热毒使然，清解方中，宜佐开泄之品为治。"对于温病中出现的"舌上苔如碱者"，王氏认为"辨别种种白苔证治之殊，似兼疫证之舌苔而详论之，细绎之，则白苔不必尽属于寒"。

黑苔

温病过程中出现的黑苔，多由黄苔或灰苔转化而来，反映的病情较为深重，所主病证有寒热虚实之不同。

假黑苔：即所谓染苔致舌苔成黑色者，临床应注意与病理之"黑苔"相鉴别。叶天士有言："黄白之苔，因食酸味，其色即黑，尤当问之。"王孟英解释说："此名染苔，食橄榄能黑，食枇杷白苔能黄之类，皆不可不知也。"对能够导致染苔的食物了然于胸，通过问诊即可鉴别苔色之真假。

苔黑润而不燥，或无苔如烟煤者，对于此类黑苔，王孟英认为："虚寒证虽见黑苔，其舌色必润而不紫赤，识此最为秘诀。"虚寒证亦可见黑苔，须与热毒极盛的黑苔相鉴别。王孟英在此指出虚寒证黑苔的辨证要点为舌色润，而无紫赤之色，与反映热象的舌色紫赤、反映热伤阴津的舌燥截然不同。

苔黑不甚燥，口不甚渴，或舌心虽黑，无甚苔垢者，均为阴虚所致，治疗上"俱宜壮水滋阴，不可以为阳虚也"。这是阳虚证与阴虚证的鉴别。

黑苔且燥，并兼有芒刺，临床极易辨为热证，但王孟英结合问诊得知口不渴、不欲饮，同时注重舌象的细节。黑苔望之虽燥而生刺，但渴不多饮，或不渴，其边或有白苔，其舌本淡而润者，亦属假热，治宜温补。

舌根有黑苔而燥者，多属阳明腑实证，为热在下焦，治疗上"宜下之"。强调黑苔的位置在舌根。此外，王孟英还认为"舌尖黑燥无苔"者，属于心火热毒亢盛，病情尤为严重，治疗颇为棘手。

③王孟英医案中对舌诊的应用

王孟英对叶天士舌诊经验研习颇深，特别注重舌诊在温热病诊断中的应用。于《温热经纬》中批注《温热论》时言："至必验之于舌，乃治温热之要旨。"对于前人的舌诊经验，王孟英多有发挥。如叶天士云："舌绛鲜色者，为包络受病。"章虚谷释为："纯绛鲜泽者，言无苔也，为胃无浊结，而邪已离卫入营，其热在心包也。若平素有痰，必有舌苔。"王孟英根据自己的临床体会，于《温热经纬》中指出："舌纯绛鲜泽，虽为热入营分之征，而实际上是兼有痰阻，故舌面不甚干燥，如兼胸闷者，更为有痰之依据，不必一定见有苔垢才为有痰之征。"引用茅雨人的观点"凡起病发热胸闷，遍舌黑色而润，无其他险恶情状者，此为胸膈素有伏痰"，纠正了章虚谷痰证必有舌苔的观点。

舌象为辨证关键

王孟英临证，有以舌诊为辨证关键者。医案举例如下：

案例 1

胡韵梅年已逾冠，因夜坐感寒，患头疼恶冷，呕吐肢冷。孟英视之，曰：舌绛脉数，斑疹之候，断非受寒也。幸胡平昔钦信，遂与清透药服之。次日点形圆绽，细询果未出痘，但火势甚炽，恐其惑于俗论，嘱请专科王蔚文会诊。所见略同，一路清凉，自起发至落痂，毫不杂一味温升攻托之药，而满身密布形色粗紫，浆浓痂黑，便秘不饥，渴无一息之停。苟不如是用药，其能免乎？（《王氏医案续编·卷六》）

案例 2

咸丰纪元冬十月，（张柳吟）荆人忽患头痛，偏左为甚，医治日剧。延半月，痛及颈项颊车，始艰于步，继艰于食，驯致舌强语蹇，目闭神蒙，呼之弗应，日夜沉睡如木偶焉。医者察其舌黑，灌犀角、牛黄、紫雪之类，并无小效。扶乩求仙，药亦类是。乃兄周雨禾云：此证非孟英先生不能救，吾当踵其门而求之。及先生来视，曰：苔虽黑而边犹白润，唇虽焦而齿色尚津，非热证也。投药如匙开锁，数日霍然。(《王氏医案三编·卷一》)

按语：案例1中患者病起于“夜坐感寒”，又症见头疼恶寒、呕吐肢冷。起因、症状皆似寒，而王孟英独以舌绛脉数，断为斑疹之候。案例2张柳吟夫人案，他医皆以舌黑辨为热证，予以凉解开窍之法。而王孟英却观察到苔色虽黑而舌边白润，与热证黑苔而燥迥异，并结合齿龈尚有津液，断为绝非热证。此两案，均以舌象为辨证关键。

舌象反映疾病进退

温病过程中，舌色、舌苔的变化，提示热邪的进退、津液的存亡，故以此可以帮助辨别疾病的发展趋向，以舌象变化作为疾病进退的征兆。舌色渐润、苔退知饥、舌布新苔等可作为康复的标志。舌润表示津液来复；苔退指厚腻、黄燥、垢苔等病理性的舌苔退掉，表示邪气已退；舌布新苔表示胃气已苏。如许自堂孙子社患感案，病已二十八日，诸医束手。王孟英诊之，左手脉数，右手脉俨若鱼翔，症见痰嗽气促，自汗瘛疭，渴无一息之停，苔色灰厚，病已垂危。先以竹叶石膏汤加减，五剂后，气平嗽减，汗亦渐收，苔色转黑，舌尖露绛，改投元参、生地、犀角、石膏、知母、花粉、竹叶、银花等药。又五剂，瘛疭渐减，舌绛渐退。病势渐退，不料病家又误治以巫，病者即出现谵妄不安、神昏如醉。王孟英与紫雪钱余，仍用前方，重加竹沥，服八剂，下黑便如胶漆，黑苔渐退，右脉至数始清，惟烦渴不减，令其恣啖北梨，舌才不燥，痰出亦多。又六剂，舌色转淡，溲出管痛，知热邪得以从下而解。(《王氏医案续编·卷二）案中通过治疗，患者由苔色灰厚，到苔色转黑、舌尖露绛，至黑苔渐退，再到舌色乃淡，邪气渐退，舌诊始终作为辨证要点，反映了疾病的发展过程。

四诊合参，不拘于舌诊

其注重舌诊，亦强调需四诊合参，不可拘于单纯的察舌辨证。如痰湿内阻，一般见白苔，章虚谷认为“非大温，其湿不去”。王孟英则提出：“还须问其口中和否？如口中自觉黏腻，则湿邪渐趋化热，大温之药即不可用，而须改用淡渗苦降微凉之剂。有口渴而喜热饮，为邪虽化热而痰饮内盛，宜温胆汤加黄连。”指出白苔多为寒湿内阻之象，然而亦有热证而见白苔者，临证须与问诊结合，方不致为假象所蒙蔽。

案例

谢氏妇素体孱弱，亦属阴虚暑疟久延，舌色鲜赤，医投养血，竟不见功。孟英视之曰：舌虽无苔，色绛而泽，此非脱液，乃液为痰隔而不能上布，故不生苔；如果脱液，讵能如是之鲜泽哉？盖痰虽因液灼成，究是水液所结，其潮气上腾，舌自不燥。与茹、贝、菖、蒌、芩、桔、蛤粉、枇杷叶等药。痰果渐吐，三日后热减知饥，白苔渐布，改用养阴清热而瘳。（《王氏医案三编·卷三》）

按语：此案舌鲜赤无苔，极易辨为津耗血亏之虚证，而王孟英却抓住舌色“鲜泽”这一要点，结合患者病因、素体、兼症等因素，辨为痰湿内阻之实证。于此，王孟英指出：“临证必先辨其病属何因，继必察其体性何似，更当审其有无宿恙，然后权其先后之宜，才可用药。”又言：“热证有见白润苔者，亦痰盛于中，潮气上蒸也。此不可遽施凉润，先宜开以辛通，而昧者但知苔色白润为寒证之的据，遂不详勘其兼证，而妄投温燥补以误事者多矣。”强调辨舌固然重要，亦要全面结合四诊资料，同时注意考察患者的病因、体性、宿恙。

王孟英医案中尚有脉、舌不符，舍脉而求诸舌例。如潘肯堂室喘嗽案，仲冬陡患气喘，医治日剧。何新之诊其脉无常候，嘱请王孟英来诊。患者症见足冷、面红、不饥、不寐、自汗，脉亦见虚象，脉症相参，易误诊为虚证。王孟英指出，两气口之脉，为肺经所主，今所见脉虚乃因痰涎壅肺，气不流行所致。另外，考虑到患者年甫三旬，正当壮年，平时善饭，兼之病起突然，苔腻、痰浓，综合参之，认为此证决非虚候，而是痰阻枢机，有升无降。此案中，王孟英指出脉象“虚促虽形，未必即为虚谛”，依据苔腻、痰浓等特征，径用清热化痰法，与石膏、黄芩、知母、花粉、旋覆、赭石、蒌仁、通草、海蜇、竹沥、莱菔汁、梨汁等药，疗效卓著，一剂知，三剂平。后调理而安。此案为脉象因痰而出现假象，故舍脉从舌症。（《王氏医案三编·卷八》）与此相似，又有一妪浮肿案，患者面目肢体浮肿、便溏腹胀、肠鸣时痛、饮食日减，医与理中汤、肾气丸多剂，病日剧而诸医束手。王孟英按脉弦细，沉中带数，舌绛口干，肿处赤痛，溺少而热。此时，据脉象弦细沉当为虚象，其依据舌绛而干，结合症状，判断此为阴虚肝热，郁火无从宣泄。火愈郁则气愈胀，气愈胀则津愈枯。针对此种病机，若单凭脉再服温燥，则必致火益热而病益甚。与白头翁汤，加楝实、银花、元参、丹皮、绿豆皮、栀子、冬瓜皮数剂，证减知饥，渐佐养血充津之品而获痊愈。（《王氏医案三编·卷一》）

（2）辨白㾦

白㾦是湿热类温病过程中常出现的特殊体征，是因湿热病邪留恋气分，蕴蓄淹缠，郁蒸于肌肤而形成的细小白色疱疹，高出皮肤，扪之碍手，形如粟米，内含少量白色透明浆液，色类珍珠。多分布于颈项、胸腹等部，四肢少见，头面部更少见，消退时有皮屑脱落。观察其色泽、形态、分布等，可以帮助了解感邪轻重、病变浅深、证候顺逆等，对于指导临床治疗具有重要意义。

白㾦形成的原因，是因为湿热在气分郁阻，蕴蒸于肺卫，湿与热郁蒸所致。如叶天士所说，白㾦是“湿热伤肺”，或“湿郁卫分，汗出不彻”之故。吴鞠通认为白㾦为“湿停热郁之证”。白㾦每随发热与出汗而透发。因湿热病邪黏腻滞着，非一汗即能透解，每随身热增高，热达汗出，即透出一批，所以白㾦常反复多次透发。王孟英认为，白㾦出现的病因病机是

"湿热之邪，郁于气分，失于轻清开泄，幸不传及他经，而从卫分发白痦"。一般在透发之前，每因湿热郁蒸较重而有胸闷不舒等症。既透之后，由于病邪有外达之机，则胸闷等症也暂时得以缓解。

白痦多见于湿热性质的温病，如湿温、暑湿、伏暑等。尤其是在治疗湿热病过程中，失于轻清开泄，误用滋腻之品，更易出现。故在温病临证中，凡见白痦发出，即可判断为湿热为患。进而根据白痦的色泽、形态等情况，可辨别津气之盛衰和病情之轻重顺逆。痦出晶莹饱绽、颗粒清楚，称为"水晶痦"，又称"晶痦"，往往痦出之后，热势递减，神情清爽，为津气充足、正能胜邪、邪气外透的佳象。王孟英认为，此种白痦"虽化白痦而气液随之以泄"，仍应注意以"甘濡以补之"。若痦出空壳无浆，色如枯骨，称为"枯痦"，且每伴见身热不退、神志昏迷等症，则为津气俱竭、正不胜邪、邪气内陷的危象。王孟英认为，此种白痦"虽补以甘药，亦恐不及也"。总之，白痦的治疗宜透热化湿、宣畅气机。若津气两竭者，急宜益气养阴。

白痦的出现有时可作为邪出的标志。如金晓耕案，患者发热二旬，他医误与表散、温补等法，即见泄泻、小水不行、口干肌削，势濒于危。王孟英诊右寸独见沉数，断为暑热锢于肺经之证。与白虎汤、苇茎汤、天水散，加黄芩、桔梗、杏仁、贝母为方。服后头面痦疹遍发，密无针缝，明如水晶光，人皆危之。王孟英独言此为肺邪得泄之佳兆。果肤润热退，泻止知饥。又服甘凉濡润二十余剂，始愈。(《王氏医案续编·卷一》) 此案邪热锢于肺经，邪热格腑而泄泻，则更伤其津，以致口干肌削而尿闭。以方测证，当为热与湿合而深锢于肺经气分，经清热渗湿、宣肺化痰后，晶痦透发，羁留于气分之湿热外透，病见好转。此际，王孟英又投二十余剂甘凉濡润之品以善后，正是"邪若久郁，虽化白痦而气液随之以泄，故宜甘满以补之"之义。这种白痦善后的治疗经验，值得重视。

4. 论温病治法

(1)养阴法

①养阴法是温病重要治法

温邪为阳邪，除造成邪热亢盛之外，最容易伤及人体的阴津，正如吴鞠通所言："阳邪，易伤人之阴也。"所以，温病学派历来重视养阴治法在温病治疗中的重要性。叶天士云："救阴不在血，而在津与汗……然较之杂证则有不同也。"(《温热论》)吴鞠通说："盖热病未有不耗阴者，其耗之未尽则生，耗之尽则阳无以恋，必气绝而死矣。"(《温病条辨·原病篇》)对于伏气温病的治疗来说，养阴的治法也尤为重要，柳宝诒说："治伏气温病，当步步顾其津液。"(《温热逢源·卷下》)清代医家汪瑟庵在论下后治法时说："滋阴不厌频繁，攻下切须慎重。"(《温病条辨·中焦篇》)王孟英亦认为温病中极易耗伤阴液，而阴液耗伤的程度与病情的轻重和预后的良恶密切相关，故在温热类温病的治疗中十分注重养阴，而且从疾病的发生到善后贯穿始终，将养阴法作为温病的重要治法之一。其对《素问·热论》提出的"实其阴以补其不足"甚为推崇，认为"此一句实治温热之吃紧大纲"。对于温病过程中阴液的保护，王孟英主张初起就应该把阴液的存亡与人体的生机密切联系，阴液"耗之未尽者，尚有一线之生机可望"，而一旦耗伤严重，即使重用养阴也将难以挽回，"若耗尽而阴竭，如旱苗之根已枯矣。沛然下雨，亦曷济耶？"指出治疗外感热病均应重视诊察津液的盛衰情况，即使对于湿热性质的温病也是如此。他说："余谓凡治感证，须先审其胃汁之盛衰，如邪渐化热，即当濡润胃腑，俾得流通，则热有出路，液自不伤，斯为善治。"

②阴液不足与温病的发生、发展及传变密切相关

王孟英非常重视温病的养阴治法，这与其对温病发病的认识密不可分。王孟英认为，人体阴液(包括津、液、血、精、阴)的不足，是温邪致病、

温病发展及传变的重要内在因素。王孟英在《温热经纬》中节录《内经》相关条文并加以阐发，首先明确伏气温病之外因乃“冬伤于寒”，而伏气温病发生的内在因素可依据“夫精者，身之本也，故藏于精者，春不病温”推导出如下结论：阴液（阴精）不足是温病发生的重要内在因素，强调了“藏于精者，春不病温”的理论。认为人体阴液充足，则卫气可赖以卫外而为固，从而防止温邪入侵人体而致病；反之，则较易感受温邪而导致发病。又引喻嘉言之语将此义推广：“春夏之病皆起于冬，至秋冬二时之病，皆起于夏。夏月藏精，则热邪不能侵，与冬月之藏精，而寒邪不能入者无异也。”（《温热经纬·卷四》）指出人体的阴液除了具备滋养、润泽机体组织、器官和调整人体阴阳平衡等作用外，还对抵御温邪的入侵起到重要作用。人体不同脏腑、部位的阴液不足，对温邪易于侵犯的部位也有一定的影响。如素体肺阴不足，则易致风热病邪侵袭于肺，而发为风温；若素体营阴不足，温邪则易于直接犯于营分。于此，王孟英曾云：“若初病即觉神情昏躁，而舌赤口干者，是温暑直入营分，酷暑之时，阴虚之体及新产妇患此最多。”（《温热经纬·卷五》）新产妇多患此病是由于产时大量失血伤津而致阴液不足。同时，人体阴液不足尚对温邪的传变有重要影响。叶天士说：“小儿热病最多者，以体属纯阳，六气着人，气血皆化为热也。”（《温热经纬·卷三》）王孟英对叶天士之说加以发挥：“大人虽非纯阳而阴虚体多，客邪化热，亦甚易也。”（《温热经纬·卷三》）即无论成人或小儿均易患热病，小儿因于纯阳之体，而成人是由于阴液亏虚。叶天士《温热论》曾说：“伤寒之邪，留恋在表，然后化热入里；而温邪则热变最速。”指出温邪在体内的迅速传变与素体阴虚亦密切相关。针对于此，王孟英还提出：“津虚之体，夏月每有肝风陡动。煎厥一证，言其不耐暑气煎熬，可谓形容逼肖。”（《温热经纬·卷四》）阐明了阴虚体质之人，对于温邪暑热更易内迫厥阴，煎熬阴液，使得厥阴失于濡养，而导致肝阳在体内变动化风，出现肝风内动之证。综上所述，王孟英重视阴液不足与温病发生、发展及传变之间的密切关系，在前代医家的基础上，把温病学派重视保护阴液这一学术思想提升到一个新的高度。

基于上述阴液的盛衰在温病发生、发展及传变中的重要作用，王孟英认为，保护阴液的治法（即养阴法）是温病的根本治法之一。而对于在温病中如何保护阴液，认为首先应从祛邪热等导致阴液耗伤的病因入手，即泄热是保护阴液的首要途径；除了泄热以防伤阴之外，防止滥用温燥药物误治伤阴，也是保护阴液的不可忽视的一点。

③泄热保阴是温病养阴治法的重要内容

清泄热邪是治疗温病的根本大法，即《内经》所云“必伏其所主，而先其所因”之义。不但如此，还可通过清泄邪热来消除耗伤阴液的重要原因。从这个意义来说，泄热又是保护阴液的根本的有效措施。王孟英所倡泄热救阴法中，以通腑泄热以存阴最具特色。王孟英认为：“肺胃大肠一气相通，温热究三焦，以此一脏二腑为最要。”（《温热经纬·卷四》）从耗伤阴液来看，莫过于燥热里结阳明、消烁津液为剧，王孟英对此尤为重视。薛生白《湿热病篇》第七条云：“独清阳明之热，救阳明之液为急务者，恐胃液不存，其人自焚而死也。”王孟英注释此条文时指出：“此治温热诸病之真诠也，医者宜切记之。”对于如何清泄阳明之热以救阳明之液，王孟英认为：“若阳明之邪，假阳明为出路一言，真治温热病之金针也。”（《温热经纬·卷四》）这种“假阳明为出路”的观点，不仅包含了临床最为常用的通腑泄热、釜底抽薪以存阴液的治法，还寓“给邪以出路”之义。如湿温病见大便通利，则“正是病之去路”，气分之邪通过泄泻可有外出之机。所以，王孟英认为要清泄阳明之热而救阳明之液，提出温热病自利不宜提涩，如其所说：“虽不可孟浪攻泻，断不宜截其出路，故温热自利者，皆不可妄行提涩也。”不但如此，他还针对这种病证提出“须知利不因寒，润药亦可多用”（《温热经纬·卷四》）。结合临床经验，提出见温病泄泻，通常与脾胃虚弱，失于健运或虚寒无明显关系，所以对于此种泄泻，仍然可以使用清滋濡润之品。同时，大便利虽然可以视为邪去之路，但毕竟自利可耗伤阴液，所以所用药物宜加味清热兼有养阴生津之品，如芦根、瓜蒌等，更有助于邪热消退及阴液的恢复。

④明辨病邪性质，防止误治伤阴

温热病初起，因误用辛温发散药物，而导致温邪迅速入里，严重耗伤阴液，甚至形成内陷厥阴等危重证候，在临床上此类误治屡见不鲜。对于伤寒与温病初起临床表现的不同，温病学家历来都非常重视。区别伤寒与温病学派的一个关键点就在于对外感病初期的证治不同：伤寒属于感受寒邪而致病，对于伤寒必须用辛温性质的方药来治疗，才能祛除以寒邪为主的邪气；对于起自上焦肺卫的温病，一般来说，须用辛凉药物清解肺卫之温邪，同时应着力避免应用辛温药物助阳热而耗伤其阴液。因此，温病学派多数医家均反对应用辛温之剂治疗温病初起。对于不能正确辨别外感病邪属性，而妄用温燥药物的情况，王孟英亦颇重视，曾说：“风寒为病，可以桂枝汤发汗而愈；若发汗而热反灼者，乃风温病，温即热之谓也……夫病本热也，加以桂枝之辛热，故液为热迫而汗大出，液去则热愈灼。”（《温热经纬·卷二》）指出风温与风寒截然不同，风寒因于寒邪束表，当以桂枝汤类解表散寒，汗出邪去则愈；而风温则不同，本于热，若认证不准误用桂枝等辛温之品，一方面助热，一方面伤津耗液，势必加重病情。因此，对于温病初起，认证准确尤为重要。吴鞠通《温病条辨·上焦篇》有云：“太阴风温、温热、温疫、冬温，初起恶风寒者，桂枝汤主之。”对此，王孟英旁征博引，予以批驳，明确指出：“夫鞠通既宗叶氏，当详考叶氏论案以立言。如《指南》温热门第二案云：‘温邪上受，内入乎肺。肺主周身之气，气窒不化，外寒似战栗，其温邪内郁，必从热化。’风温门第五案云：

‘风温入肺，气不肯降，形寒内热，乃膹郁之象。’用病皆是辛凉轻剂。至《幼科要略》，论三时伏气外感，尤为详备。于春温证，因外邪引动伏热者，必先辛凉以解新邪，自注用葱豉汤，垂训昭然，何甘违悖……在泾先生云：‘温病伏寒变热，少阴之精已被劫夺，虽有新旧合邪，不可更用桂枝汤助热而绝其本也。’岂吴氏皆未之闻乎？”（《增补评注温病条辨·上焦篇》）可见，温病初起，温由上受，侵袭肺卫，外则卫气被郁，不能温养肌肤腠理而出现恶风寒；内则肺气被郁，不得宣畅，其关键在于温邪郁滞肺卫之气，而与寒邪并无关系。通过上述温病初期病机分析可见，断不可投辛温助热之剂而劫伤阴液。王孟英对吴鞠通此条言论猛烈抨击，直斥其有“诬圣误世之罪”。亦可反映出王孟英把温病初起误用辛温之剂徒伤阴液的做法视为原则性错误。

依据病邪性质，可以将温病分为温热类温病与湿热类温病两大类。如误将温燥、淡渗等药物用于不兼有湿邪的温热类温病，势必导致助热伤阴。王孟英对此颇有阐发，如其在《温热经纬·卷四》中引用余师愚论暑燥疫之治，其中“膀胱热极，小溲短赤而涩，热毒甚，则溲色如油”证，余氏提出用清瘟败毒饮加滑石、泽泻、猪苓、木通、通草、萹蓄治之。王孟英指出“苓、泽等皆渗利之品，溺阻膀胱者，借以通导”，但是对于“热毒内炽，则水已耗夺”之证候，临床又表现为小便浑浊短涩，王孟英认为应该针对水亏火旺而治，“源清而流洁”，而非泛施淡渗利湿之品，即“岂可强投分利，而为砻糠打油之事乎？或量证少佐一二味，慎毋忽视而泛施也”。这种观点吴鞠通在《温病条辨·中焦篇》三十条亦明确指出：“温病小便不利者，淡渗不可与也，忌五苓、八正辈。”并进一步解释说：“热病有余于火，不足于水，惟以滋水泻火为急务，岂可再以淡渗动阳而燥津乎？”将温病此证候论述得尤为详尽，云：“阳明温病，无汗，实证未剧，不可下，小便不利者，甘苦合化，冬地三黄汤主之。”关于其病机，曰：“温热之小便不通，无膀胱不开证，皆上游热结，与肺气不化而然也。”对于冬地三黄汤解释说：“小肠火腑，故以三黄苦药通之；热结则液干，故以甘寒润之；金受火刑，化气维艰，故倍用麦、地以化之。”（《温病条辨·中焦篇》）王孟英对此法推崇备至：“按甘苦合化阴气而利小便法，举世不知，在温热门中诚为利小便之上上妙法。”（《吴鞠通医案·暑温门》）王孟英认为治疗小便浑赤短涩，必须探本求因，解除其致病之根源，为辨证施治的精神之所在，这与吴鞠通所推崇的完全吻合。

⑤养阴治法的具体应用

对于阴液耗伤的治法，当遵循“虚者补之”的原则，及时补充所耗伤的阴液、津液等，改善和纠正因为伤阴引起的病理变化，使阴阳重归于平衡。然而人体各脏腑的“阴”又有一定差别，在功能上也有所不同。按照五脏六腑，可将人体的阴液分为肺阴、心阴、脾阴、胃阴、肝肾之阴等。对于不同部位或脏腑的阴伤，王孟英多按照药物的性味、归经、质地、功效等方面，加以灵活准确的应用，具体应用如下：

甘寒濡润以生津

王孟英继承叶天士、吴鞠通等温病学家养阴经验，对于温病肺胃津伤者，提出应以甘凉、甘寒等濡润之品生津除热为主，最常选用石斛、沙参、玉竹、百合、麦冬、芦根、梨皮、蔗浆、西瓜汁、藕汁等药。如风温病后期，肺胃津伤而邪热留恋的情况最为多见，此时采用这些药物，除具有生津养阴作用之外，又兼缓和的清热作用，可谓一举两得。致和汤为王孟英创制的养阴名方之一，由沙参、麦冬、石斛、生扁豆、陈仓米、陈木瓜、生甘草、枇杷叶、鲜竹叶九味中药组成，用以治疗霍乱后津液不复、喉干舌燥、溺短便溏。综观全方，以甘寒养阴之药为主，用药极清淡平和，故方名“致和”，充分体现了王孟英运用甘寒濡润生津法的特色。

温病过程中，邪热伤津极为常见，泄热与生津往往同用。王孟英对叶天士“斑出热不解者，胃津亡也，主以甘寒，重则如玉女煎，轻者如梨皮、蔗浆之类”一句进行明确解析。认为所谓“重则如玉女煎”，是“言如玉女煎之石膏、地黄同用，以清未尽之热，而救已亡之液”，切勿径投张景岳玉女煎原方。这是因为“胃液虽亡，身热未退，熟地、牛膝安可投乎？余治此证，立案必先正名，曰白虎加地黄汤”（《温热经纬·卷三》）。所以，治疗温病邪热亢盛于气分，同时具有津液耗伤者，常以“辛凉重剂白虎汤”为主方，随证加用花粉、沙参、洋参、麦冬、梨汁、蔗浆等辛寒泄热、甘寒生津之品以沃焦救焚；并依据此病机特点，创制了临床常用的治疗暑温病暑伤津气证之代表方剂——王氏清暑益气汤。这也是叶天士对所引张凤逵“暑病首用辛凉，继用甘寒，再用酸泄酸敛”原则的一种具体实施。叶天士云“夏暑发自阳明”，暑温起病即可见到暑热病邪径入阳明，形成阳明热盛，阳明热盛进一步发展，可致暑热耗伤津液、正气，进而形成暑伤津气的局面，症见身热息高、心烦溺赤、口渴自汗、肢倦神疲、脉虚无力。针对于此，王孟英创制出本方，认为“此脉此证，自宜清暑益气以为治。但东垣之方，且有清暑之名，而无消暑之实……余每治此等证，仍用西洋参、石斛、麦冬、黄连、竹叶、荷梗、知母、甘草、粳米、西瓜翠衣等，以清暑热而益元气，无不应手取效也”。为与李东垣清暑益气汤区分，后人将其名之曰王氏清暑益气汤。方中除黄连、知母苦寒泻火之外，西洋参、石斛、麦冬、竹叶、荷梗、甘草、粳米、西瓜翠衣均为甘寒之品，以补气阴。

王孟英运用甘凉濡润生津法的另一特点，是强调甘寒之品以充液者为佳。“充液”这一思维显然是受到当时西学东渐的影响，温热病过程中，补充液体是对症治疗的重要环节。王孟英深受前人启发，如叶天士《温热论》云：“斑出热不解者，胃津亡也，主以甘寒，重则如玉女煎，轻者如梨皮、蔗浆之类。”吴鞠通《温病条辨》中也有雪梨饮、五汁饮（其中有甘蔗汁）

等。王孟英也认为，这些瓜果具甘凉充液之特性，最擅用梨、西瓜、甘蔗等水果以生津充液，治疗多种病症中热邪伤阴、津液不足的情况。常用梨汁“天生甘露饮”，西瓜汁“天生白虎汤”，甘蔗汁“天生复脉汤”。他认为以食为药“易办易服”，且此类药食同源的药物“性最平和”。临床巧用此类药物的实例，可以说是不胜枚举。王孟英在《随息居饮食谱》中对梨、西瓜、甘蔗等果药同源之品的性味功效进行了阐发。

梨：甘凉润肺，清胃凉心，涤热息风，化痰止嗽，养阴润燥，散结通肠，消痈疽，止烦渴，解丹石、烟煤、炙煿、膏粱诸毒。治中风不语、痰热、惊狂、温毒等。并绞汁服，名天生甘露饮。新产及病后，须蒸熟食之。可捣汁熬膏，亦可酱食。如曾治张季妹患温病，先误用温散，继误用温补，病日重，王孟英除用清热化痰药外，令日啖北梨数十枚，服旬日胸腹顿舒，黄苔尽退，先后啖北梨三百余斤，闻者莫不诧异。(《王氏医案续编·卷二》)

西瓜：甘寒，清肺胃，解暑热，除烦止渴，醒酒凉营，疗喉痹、口疮，治火毒、时证。虽霍乱、泻痢，但因暑火为病者，并可绞汁灌之。以极甜而作梨花香者胜。一名天生白虎汤。如某孩患暑，令取西瓜一枚劈开，任其食之，以清暑生津，“方从白虎而生石膏用一两六钱，病即霍然”(《王氏医案续编·卷一》)；而且对于霍乱吐泻，亦可用其充津液。

甘蔗：甘凉，能清热和胃，润肠，解酒，杀蛔，化痰，充液，大补脾阴。治瘴疟、暑痢，止热嗽、虚呕，利咽喉，强筋骨，息风，养血。榨浆名天生复脉汤。“蔗浆虽甘而凉，然甘味太重，生津之力有余，凉性甚微，荡热之功不足。津虚而热不甚炽者，最属相宜，风温证中救液之良药。吾名之曰天生复脉汤”(《王氏医案续编·卷三》)。其于温病证治中，常取蔗浆甘凉生津充液之效作为配合，在其医案中屡见不鲜。尤其温病中见舌质绛而光亮如镜、舌面干燥无津，此乃胃阴衰亡的典型舌象变化。王孟英指出："（舌）光绛而胃阴亡者，炙甘草汤去姜、桂，加石斛，以蔗浆易饴糖。"（《温热经纬·卷三》）炙甘草汤中地黄、阿胶、麦冬、白芍、麻仁等均为益阴生津润燥之品，甘草、大枣培土建中，更加保养目津之石斛。尚须重用甘味以益胃，张仲景小建中汤曾取饴糖，饴糖为米粉麦芽煎熬而成，如王孟英所谓："正如蔗经火炼则成糖，全失消凉之本气矣。"（《王氏医案续编·卷三》）王孟英用蔗浆甘润以益胃阴，其又具清凉流动之性，与甘温黏滞之饴糖相比，显然更为适当。故炙甘草汤中本无饴糖，然欲借其挽救胃阴而须重用甘味之品，加蔗浆则至当。王孟英在实际应用中，又把上述药物融为一方，如《温热经纬·余师愚疫病篇》说："此证专宜甘寒，以充津液，不当参用苦燥。余如梨汁、蔗浆、竹沥、西瓜汁、藕汁，皆可频灌。"

在外感病中，温病相对于伤寒来说，发展演变的速度相对较快，如叶天士所云："盖伤寒之邪流连在表，然后化热入里，温邪则热变最速。"由于温病是感受温邪所引起的外感热病，自始至终均是热邪，病情发展迅猛，相应的津液耗伤也比较明显。温病发展除了具有"卫气营血"的演变规律之外，还遵循吴鞠通提出的"三焦"演变规律，热邪伤津，往往始于上焦，先伤肺津，次耗胃液，形成肺胃津液耗伤。王孟英深刻领会叶天士所谓"热病救阴犹易，通阳最难，救阴不在血，而在津与汗"的原则，认为温热病须及时"救阴"，主张温热病病变初起，以大剂甘凉濡润，添得一分阴液，便多一分生机，将其概括为"甘凉濡润不厌其多"。综上所述，频服甘凉甘寒之品滋养肺胃之津，是王孟英治疗温病津伤证的独到处之一。

王孟英在继承温病学家叶天士、吴鞠通等人的理论及用药经验基础上，进一步把"甘寒之剂"之用推而广之，并收到了良好的临床疗效，其经验具有一定借鉴和研究的价值。

清热泻火以坚阴

"阳邪必伤人之阴也"。叶天士在《三时伏气外感篇》中说："昔贤以黄芩汤为主方，苦寒直清里热，苦味坚阴，乃正治也！”就是论述治疗春温病用苦寒药物，不仅可起到清热泻火的作用，还能够保存阴液。王孟英对此加以继承并灵活运用：泻热绝不局限于苦寒药物，甚至认为不可妄用苦寒，恐其苦燥伤阴；坚阴并非径用养阴之品，而是重视去除导致消耗阴液的病因病机。对于邪热的不同情况，分别予以施治：属邪热炽盛，热炽津伤者，常用以辛寒清气为主的白虎加人参汤等；属邪热稍轻，气阴耗伤明显者，常用自创之王氏清暑益气汤，以清热益气养阴；而对于热郁于里，郁而化火或情志不遂化火者，虽有热郁、气郁，亦不可任用苦燥或辛香走窜之品，以免更耗阴津；即便是在不得不用苦寒泻火药时，亦每每佐以乌梅、白芍、木瓜等味酸之品，既能酸苦泻热，又能酸敛护津，这种配伍方法显然是受到吴鞠通暑温病后期暑伤心肾治疗方连梅汤的启发；气郁、热郁不甚，则多用雪羹汤、一贯煎等加减。其对热病过程阴液的重视程度于此可见一斑。另外，王孟英对治疗湿温病出现湿热互结中焦的情况亦有卓见，他认为湿热不除，便有阴伤之因存在。因此，王孟英力倡使用自己创制的王氏连朴饮，而方中唯能生津清热利水之芦根用量最重，可谓妙笔。

咸寒滋养以育阴

温病阴伤一旦发展到耗伤真阴的程度，须以咸寒育肾阴为主，选药则以大队滋腻、血肉有情之品填精充髓，或用介类潜镇。习用阿胶、鸡子黄、白芍、地黄、二至丸、天冬、龟板、鳖甲、牡蛎等滋养真阴之品，往往质重味厚，多具滋腻之性，若兼夹邪热、痰浊等，则有恋邪之弊；或胃呆脾运不及者，又有碍胃之虞。故王孟英强调临床运用咸寒滋腻填髓之品，应根据具体病情，灵活加减，巧妙配合。如其对《温病条辨》之定风珠的评价：“定风珠，一派腥浊浓腻，无病人胃弱者，亦难下咽，如果厥哕欲脱而进此药，是速其危矣。”（《增补评注温病条辨·卷二》）又如对于热极生风，风火相煽，有液涸之势者，总以咸寒介类潜镇平肝为主，辅以甘凉柔润之品，以使邪热有外达之机。而非纯以咸寒类药物潜镇，这种治疗思路显然是受到俞根初《通俗伤寒论》羚角钩藤汤的影响。总之，王孟英对咸寒滋阴法应用的审慎，也印证了前面论述的王孟英在应用养阴药物时，以“平和清养”为主的个人用药风格。

疏瀹气机以布津

严格来讲，此法不属于养阴法范畴。温病过程中，由于出现气机郁滞，而造成津液不能布散，导致出现局部津液相对不足的证候，与阴伤出现部分证候有类似之处，故放在一处讨论。但此种证候与一般的阴伤在治则上是大相径庭的。王孟英非常重视由于气郁导致的津液不布证候，治疗上重视脾胃及肺在布散津液方面的作用，通过调畅肺脾气机、顾护胃津来恢复津液正常的敷布。具体措施总体来说，包括“运枢机，通经络”与“治肺以伸其治节”两个方面。气畅则津液得布，气郁则津液失于布散，经络不通同样可造成布散不及。“运枢机，通经络”就是指通过运脾气、健胃气，以畅达中焦气机，使中焦运化功能正常发挥，气机升降功能恢复，津液得以正常布散，濡养滋润各脏腑组织。如王孟英解释《温热论》战汗治疗原则“法宜益胃”时说:“在疏瀹气机，灌溉汤水，俾邪气松达，与汗偕行。”就是说通过灌溉脾胃之品，宣展气机，使得邪随汗而出。经络不通亦是津液不布的重要原因，王孟英对此常以“以络通络”方法为主，如其常用丝瓜络、橘络、川楝等疏通经络。在“布津”方面，还强调“治肺以伸其治节”。肺主气，为水之上源，脾气散精，上输于肺，才能水精四布、五经并行。为此目的，王孟英常用宣透、肃降、涤痰等治法，以求肺气宣畅肃降，并贯彻“上焦温证，治必轻清”的原则，认为这是“一定不易之理法，天士独得之心法”(《温热经纬·卷三》)，故多选用辛凉宣散、质轻味薄之品以施治。王孟英同时指出，对叶天士的轻清之法，应深入领悟其真谛，即所谓“苟能悟其理，则药味分量可权衡轻重”。药物则多选择旋覆花、枇杷叶、杏仁、桑白皮、紫菀等味。

总之，王孟英在养阴法方面积累了丰富理论和经验，可以说是博采众家之长，融古今养阴方法于一体，又有所创新和发展，对于当前临床实践具有颇多值得借鉴之处，应予以足够重视。

（2）调运枢机法

《素问·六微旨大论》云："出入废则神机化灭，升降息则气立孤危。"王孟英以《内经》气化升降学说为基础，结合历代医家对"气"的论述及自己的经验体会，认为人体脏腑组织的正常生理活动，都赖于"气化"正常，枢机畅达。指出"人气以成形，法天行健，本无一息之停"，正常状态下，人身之气应当是运行不息的，"人身气贵流行，百病皆由愆滞"（《王氏医案三编·卷二》），治法惟宜疏瀹，务使气机畅达，正气宣布，邪气消弭，则愆度自调，人即安和。又言："余尝谓人气以成形耳。法天行健，原无一息之停。惟五气外侵，或七情内扰，气机愆度，疾病乃生。故虽在极虚之人，既病即为虚中有实，即酷暑严寒，人所共受，而有病有不病者，不尽关乎老少强弱也。以身中之气，有愆有不愆也。愆则邪留，着而为病；不愆则气默，运以潜消。调其愆而使之不愆，治外感内伤诸病，无余蕴矣。"（《随息居重订霍乱论》）气机流通畅达与疾病的发生、发展、痊愈都有着密切的关系，因此，无论外感还是内伤杂病，调运枢机气化都是治疗的总体指导思想，疏瀹气机的原则始终贯穿于王氏诊治疾病的全过程。张柳吟眉批言："运枢机，通经络，为孟英用药秘诀，无论用补用清，皆不离此意。"陆士谔亦言："孟英之学，得力于枢机气化，故其为方，于升降出入，手眼颇有独到。"

胸属上焦，为心肺所居。《灵枢·邪客》："宗气积于胸中。"张志聪说："宗气者……以司呼吸，行于十二经隧之中，为脏腑经脉之宗，故曰宗气。"宗气，又名大气。历代医家对宗气的作用都非常重视，如喻嘉言立专篇探讨宗气的作用，他认为身体一切之气“全赖胸中大气为之主持”。“胸中大气”是中焦所化生水谷之精气与肺吸入之自然界的清气相合聚集于胸中而成，可见，大气虽积于胸中，其生成不但与上焦肺脏有关，且与中焦脾胃关系紧密。王孟英临证无论是调畅肺气，还是开达胸脘之治法，均可视为调运大气枢机气化。现结合王孟英医案，从以下方面来阐释其调运枢机在临床中的指导作用：

①治肺以调运枢机气化

温热之病与伤寒起病不同。因寒为阴邪，阴邪易袭阴位，故伤寒多起于下；热为阳邪，阳邪易袭阳位，故“温邪上受”。吴鞠通有“凡温病者，始于上焦，在手太阴”之说。(《温病条辨·上焦篇》）又因肺主皮毛，故温病初起邪犯肺卫者，尤为多见。其证常见发热、微恶风寒、无汗或少汗、头痛、口微渴、咳嗽、苔薄白、舌边尖红、脉浮数等。若邪在肺卫不解，由表入里，或伏邪内发，均可导致邪热壅于肺经气分，肺气闭郁，气失清肃，常见身热、汗出、口渴、咳嗽、气喘、苔黄、脉数等症。或肺热下移大肠而见下利之症，或兼阳明腑实之证而见大便闭结，或痰热结于胸脘而见胸脘痞满、按之疼痛；或肺经肺热不得疏散，向内波及营分，窜扰血络而外发为疹。虽然见证复杂多变，但以上诸证，均以肺为病变重心，治疗当依据上焦及肺主宣发肃降的生理，结合温病之特点，以宣畅肺气之膹郁、清肃肺经邪热痰湿为基本治法。使得肺气得以恢复正常的升降出入，邪去病消。王孟英认为：“天下之病，无论轻重，总贵初治得法。”(《王氏医案·卷二》)

“温邪上受”，主要指温邪由口鼻而入。肺开窍于鼻，肺主气属卫，所以，温邪初起，多致卫气被郁，肺气失宣。叶天士云“在表初用辛凉轻剂”，王孟英常采用辛凉或辛而微温之品，疏表以宣畅肺气，多采用葱白、豆豉、杏仁、桑叶、竹叶、牛蒡子、前胡等药。借助辛味药（或温或凉），不但风温初起可用，即使邪热初入肺经气分，仍可配伍此类药物，宣散肺气，给邪热以出路。若热邪渐盛，病人壮热持续不解，咳喘加剧，则应转以辛寒清散清肃上焦为急务，以大清气分之热，常选用白虎汤、竹叶石膏汤、清燥救肺汤、泻白散等方，常用生石膏、知母、黄芩、桑白皮等以清泄肺金邪热。邪热壅肺，肺气不能敛降，咳喘气逆，甚则不能平卧，常用旋覆花、枇杷叶、紫菀、枳壳等药；温邪犯肺，耗伤肺胃津液，使得肺胃津液不布，多见口干渴、干咳、便干、舌干、溲赤等，常选用甘寒生津之品以滋养肺胃，药如石斛、沙参、玉竹、花粉、元参、梨皮、鲜芦根汁等药。痰是邪热壅肺所致病理产物，痰热胶着，常致病情迁延不解，或致生他变。消痰与其他方法常常相伍，每多选用贝母、竹茹、天竺黄、竹沥、冬瓜仁、瓜蒌、桔梗、橘皮、丝瓜络、雪羹汤等方药配合应用。王氏临床所遇病证，多难证、疑证、坏证等，病因、病机及病程错综复杂，王氏常能将诸法灵活运用，绝不偏执一端，故能施其法而方证贴切，从而形成了王氏临床证治的特色。

案例 1

韩组林年近古稀，孟冬患肢厥头肿，谵语遗溺。包某作虚风类，进以温补，势益剧。孟英脉之，脉弦数，右滑溢。乃痰热内阻，风温外侵，与羚、贝、茹、栀、翘、薇、桑、菊、丹皮、花粉、旋覆，以莱菔汤煎服而瘳。(《王氏医案续编·卷五》)

按语：此案为冬季外感风热病邪，与痰热交阻，致阳气不能达于外。病人虽有肢厥、遗尿等症，但并非脱证，故前医予温补之剂，病情加剧。王孟英则依据脉象弦数，右脉滑，准确判断病机，施以桑叶、菊花、连翘以辛凉疏散，羚羊角、栀子、白薇、丹皮、花粉、芦根以泄热生津，贝母、竹茹、旋覆花、莱菔以肃肺化痰，从而外解风热、内清痰热，总体以畅达气机为要，其病痊愈。

案例2

王开荣素患痰嗽，兼有红证。今冬病头疼发热，渴饮不饥，便溏溺少，谵语神昏，自述胸中冷气上冲。医见其面赤痰喘，欲投阳、桂、黑锡丹等药。所亲翁嘉顺嘱勿轻服，为延孟英诊之。脉滑且数，曰：温邪挟宿饮上逆，法当清解。与北沙参、冬瓜子、知母、滑石、花粉、石菖蒲、贝母、杏仁、芦根、葱白、淡豉、竹沥。两剂后面赤退，乃去葱豉，加麦冬、桑叶、枇杷叶，数帖热去泻减，谵语止，头痛息，喘定神清。乃裁菖、滑，加梨汁、地栗、海蜇。服数日，痰渐少，欲渐安，渴止溺行。始进养阴法，遂以霍然。(《王氏医案·卷二》)

按语：此案病者素有胃不清肃，致宿饮（痰）上逆兼有阴伤，故平素见痰嗽带血；冬季复感风热病邪，又增头疼、发热等症；风热引动宿饮，有上蒙心包之势，故自述胸中冷气上冲，可见神昏谵语；肺胃气机壅滞不畅，致周身气行不利，故可见便溏、溺少、不饥等症。其病机关键在于风热引动痰饮，气逆于胸，阻滞气机，蔽塞心窍。总以运枢机为要，治以化痰饮、宣肺气、导湿浊。以葱白、豆豉、杏仁疏表宣肺，知母、菖蒲、贝母、竹沥清热化痰，佐冬瓜子、滑石以淡渗利湿，导湿饮从小便而去，其中石菖蒲又能豁痰开窍，以治神昏，北沙参、花粉、芦根可养阴不恋邪，以治阴虚伤络之咯血。此方可谓纯然清肃上焦，疏化上焦气机，可使邪热外透，两剂后见面赤退，遂去辛温开达之豆豉、葱白，加麦冬养肺阴、桑叶宣肺气、杷叶降肺气，着眼调理肺气，自不待言，后热退、谵语止，诸症咸安，又去菖蒲、滑石，加甘咸寒养阴祛痰之品善其后。

②苦泄旋运胸脘气机以治痰（湿）热

王孟英受喻嘉言、叶天士等医家启迪甚深，于温病中重视调理气化枢机。其中，除重视治肺之外，还擅长用苦泄、开泄之品畅达中焦。叶天士云：“再人之体，脘在腹上，其地位处于中，按之痛，或自痛，或痞胀，当用苦泄，以其入腹近也。必验之于舌：或黄或浊，可与小陷胸汤或泻心汤，随证治之；或白不燥，或黄白相兼，或灰白不渴，慎之不可乱投苦泄。其中有外邪未解，里先结者，或邪郁未伸，或素属中冷者，虽脘中痞闷，宜从开泄，宣通气滞，以达归于肺，如近俗之杏、蔻、橘、桔等，是轻苦微辛，具流动之品可耳。”（《温热论》）王孟英对此段中所论胃脘部痞胀或疼痛的治法非常推崇，并把此说加以发挥，他指出：“凡视温证，必察胸脘，如拒按者，必先开泄。若苔白不渴，多夹痰湿，轻者橘、蔻、菖、薤，重者枳实、连、夏，皆可用之。”（《温热经纬·卷三》）王孟英此处所说“必先开泄”，不能仅仅按字面意思去解释为辛开宣泄之义，还应包括叶天士所谓“苦泄”，苦泄即以苦寒泄热与辛开宣泄相配伍的治法，方如小陷胸汤或半夏泻心汤。王孟英临证对两种治法均有应用，在临床实践的基础上，王孟英还创制出新的辛开苦降法名方——王氏连朴饮，为后世推崇和沿用，王孟英对叶天士“苦泄”之法的理解不可谓不深。

案例 1

濮树堂室，怀妊五月患春温，口渴善呕，壮热无汗，旬日后始浼孟英视之。见其烦躁谵语，苔黄不燥。曰：痰热阻气也，病不传营，血药禁用。试令按其胸次，果然坚痛，而大解仍行，法当开上。用小陷胸加石菖蒲、枳实、杏、贝、茹、郁、栀、翘等药，莱菔汤煎服。服二剂神情即安，四帖心下豁然，惟心腹如烙、呕吐不纳，改投大剂甘寒加乌梅，频啜渐康，秋间得子亦无恙。（《王氏医案续编·卷二》）

按语：此案虽然有烦躁谵语，但是苔黄不燥，系痰热阻气之气分证，而非热入营分形成的烦躁谵语，故王孟英认为应当禁用营血分药。按前述“凡视温证，必察胸脘”的原则，患者果然胸部坚满疼痛，对于湿热痰热结于胸脘的病症，王孟英依据苦泄的治法，采用了小陷胸汤加味治疗。其中，取半夏、菖蒲等药辛味能行能散，开达胸脘部气机，散结消痞，温燥之性又能燥湿化痰；黄连、栀子等苦寒降泄邪热，又能燥湿，与辛温开达之品相配合，苦辛通降，燥湿泄热，枢转气机。再用枳实、瓜蒌开胸理气，辅以杏仁、竹茹、贝母、郁金、连翘以宣降肺气、降逆化痰、清热涤痰。妙在以上诸药以莱菔汤煎，莱菔既可以顺气又可祛痰，故病人服四剂，心下豁然。又继以甘寒之品以善后。

案例 2

周鹤亭令郎，年甫五龄。痘后月余，清凉药尚未辍，忽发壮热，幼科治之势益张，肢瘛面赤，呕吐苔黄，渴而溺清，时或昏厥。证交六日，其外祖何新之邀孟英诊之。脉甚弦洪滑数，心下拒按，便秘汗多。投小陷胸，加石膏、知母、花粉、竹叶、枇杷叶、贝母、雪羹。二剂各恙皆减，溲赤便行，继与清养而安。(《王氏医案续编・卷五》)

按语：此案患者有热、渴、汗、洪等阳明四大证，为热势盛于阳明之征，其脉又兼滑，说明痰热俱盛，故见心下拒按；又兼弦脉，说明痰热引动肝风，故见肢体瘛疭、时有昏厥等。故本证病机仍以痰热俱盛为本，治疗以小陷胸汤合白虎等为治。半夏辛开散结化痰，黄连、知母苦寒泄热，石膏、竹叶清热，枇杷叶、瓜蒌、花粉、贝母、雪羹肃肺化痰润燥。王孟英融辛开苦降法与辛寒清气、清热涤痰法于一方，二剂而诸症皆减，继与清养而安。

案例 3

夏氏妇怀娠患感，医投温散，渐至气冲不寐，时欲痉厥，脘闷呻吟，渴难受饮。所亲张养之延孟英诊之，脉滑数而溢。与小陷胸加旋、薤、石膏、知、栀、茹、杏、腹皮、苏子、竹沥、海蜇大剂，投旬日而愈。设用轻浅之方，焉克有济耶？（《王氏医案续编・卷五》）

按语：此案为前医误投温散治疗外感，使得热势更甚，气机不得枢转，故病人见气不下降而冲逆不寐，脘闷不舒而呻吟。虽渴但难以受饮，此皆是气机不通之征；其脉滑数，可见除邪热之外，尚有痰浊留滞，痰热交阻致气机不畅。王孟英以石膏、知母清气分之大热，苦泄之小陷胸汤合旋覆花、薤白、大腹皮以旋运胸腹部气机，俾使胸腹气机畅达，辅以杏仁、竹茹、竹沥、海蜇等药化痰理肺。投十余日病人得以痊愈。

案例4

陈赤堂令正患感，面赤不眠，烦躁谵语，口干渴腻，溲涩而疼，顾听泉多剂清解未应。孟英切其脉，左弦洪而数，右滑而滋，胸脘痞结，大解未行，肝阳上浮，肺气不降，痰热阻痹，邪乃逗留。与小陷胸，合温胆、雪羹，加旋、薤投之。胸结渐开，乃去半、薤，而送当归龙荟丸。谵语止，且能眠，参以通幽汤下其黑矢。三次后始进养阴和胃而痊。(《王氏医案续编·卷五》)

按语：此案病人患外感，致面赤烦躁、谵语不寐、胸脘痞结、大便闭结。为无形之风温与有形之痰热相结，而非“热入营血”所致谵语等症，故前医单用清解无效。其胸脘痞结、口干渴腻、右脉滑数，为邪气留恋，痰热闭阻上犯之征，左脉弦洪而数为肝火上炎之征。痰热挟肝火内炽于里，气机不得舒展，失于升降，大便不通，小便短赤而疼。王孟英曾云：“温胆加薤白、蒌仁通胸中之阳，又合小陷胸，为治饮痞之圣法。”本案治法正是以旋运胸脘气机为要，其中小陷胸汤、旋覆花、薤白苦泄胸脘的痰热，疏通气机；再加温胆汤走泄中焦痰热，为王孟英治疗此类病证常用治法。再合雪羹中海蜇以咸寒软坚涤痰，荸荠甘寒生津、清热化痰消积。雪羹为王孟英治疗痰热类病证的常用方剂，本方既可软坚化痰，又可清热生津，防治温燥化痰药物伤阴。陷胸汤、温胆汤、雪羹三方为王孟英临证治疗痰热阻闭胸脘气机的经典方剂组合，极具王孟英的辨治特色。待胸脘结聚渐开，则减辛开之半夏、薤白，而转以当归龙荟丸清泄肝经痰火通便，病人谵语止，能安眠，再配合通幽汤养血润肠以通大便，下黑矢，又以养阴和胃善后。

本案对于痰热结于胸脘，治疗上遵循一定规律，往往先以辛开苦泄为先导，旋运气机为要，去除盘踞胸脘之痰热结聚；待胶着之痰热松动，再与当归龙荟丸直折肝经火热（若先用当归龙荟丸往往过于苦寒，使其凉遏气机，痰浊难化）；再与柔润通下之剂下黑矢；继以柔润养阴善后（若早用柔润通下之品，则往往使病深不解，又恐有引邪下行之虞）。可见，治疗此类病证须按一定次序，步步为营，与病机吻合得丝丝入扣。

心肺居于胸中，热在气分，痰热或湿热上熏心肺，可知清窍闭塞，如叶大士所云“湿与温合，蒸郁而蒙蔽于上，清窍壅塞，浊邪害清也”，可出现痰热或湿热闭塞清窍，神昏谵语的情况，这与热入营血所致单纯邪热内闭心包，所致神昏谵语有病邪性质与病位上的差别。对于这种温病过程中常见的危重证候，需要及时正确的治疗，以防出现不良预后。王孟英对此以察胸脘并参以舌脉为凭据，明辨其病因病机。王孟英虽擅长使用犀角地黄汤等凉血方剂治疗温病神昏疫证，但其临证绝非一遇“神昏谵语”即判为热入营血，内扰心神。对于痰（湿）热结于胸脘者，王孟英也非常重视，其治疗相对于前贤也多有发挥。王孟英必以旋运胸脘气机为要，尤重此种调理气机治法在整个治疗过程中的关键性作用。常运用陷胸汤法结合诸如温胆汤、雪羹、旋覆花、薤白等，辛开苦泄为主来旋运气机、开达胸脘、泄热化痰。依据病人的具体情况或配伍通腑，或配伍清肝，或配合辛寒清气等方法治疗，整个治疗的过程往往环环相扣，诸药有轻重缓急之分，临床疗效卓著，值得后人仔细体会并借鉴。王孟英权衡痰（湿）热孰轻孰重，恰当选择苦泄、开泄，不但发展了叶天士的理论，更对温病辨治神昏谵语等危重症做出了积极的贡献。

③苦寒通降给邪以出路

《内经》中的脏腑理论明确指出脏、腑最大的区别在于：五脏“藏精气而不泻”，而六腑则“传化物而不藏”。六腑具有虚实交替、宜通不宜滞的生理特点，故后世医家总结为“六腑以通为用”。王孟英在温病证治中善于调理气化枢机，也重视阳明胃腑及大肠之气机通畅与否，认为胃及肠腑是驱邪外出之道路，是邪去的重要出路。王孟英指出：“温热为阳邪，火必克金，故先犯肺。火性炎上，难得下行，若肺气肃降有权，移其邪由腑出，正是病之去路，升提胡可妄投？”此处论述显然是受到吴鞠通宣肺通腑法的启发，故又云：“温热病之大便不闭为易治者，以脏热移腑，邪有下行之路，所谓腑气通则脏气安也。”（《温热经纬·卷四》）使用苦寒之品通降胃腑、大肠，其主要目的在于给邪以出路，即所谓“阳明之邪假阳明为出路”。基于“六腑以通为用”及“腑气通则脏气安也”的观点，王孟英对温病中出现大便溏泄等病证，提出切不可妄用补涩，否则往往致邪无出路，而反致邪热内蕴弛张，耗伤津液，甚至易内陷营血出现变证。不仅如此，温邪初起，邪尚在肺，其治疗得当，可使肺气肃降有权，肺与大肠相表里，所以，肺脏之邪可下移大肠，假阳明之路而出，故此种便溏反是邪出向愈之征。对于温病来说，王孟英主张不可乱用升提之法。而攻下法实为给邪气以出路的恰当治法，如王孟英所述：“温热病之大便不闭为易治者，以脏热移腑，邪有下行之路，所谓腑气通则脏气安也。”所以“温热由肺及胃，虽不比疫证之下不嫌早，而喜其便通，宜用清凉，故结成燥矢者较少耳。”其证治颇具特色，临床疗效显著，以下结合案例加以简要分析如下：

案例 1

王皱石广文令弟患春温，始则谵语发狂，连服清解大剂，遂昏沉不语，肢冷如冰，目闭不开，遗溺不饮，医皆束手。眉批：此正吴氏所谓凉药无涤秽之功，而反冰伏其邪也。孟英诊其脉弦大而缓滑，黄腻之苔满布，秽气直喷。投承气汤（大承气汤：炙去皮厚朴八两，炙枳实五枚，酒洗大黄四两，芒硝三合，水一斗，先煎二物，取五升，去滓；内大黄，煮取二升，去滓；内硝，更上微火一二沸，温再服。得下，余勿服。编者按），加银花、石斛、黄芩、竹茹、元参、石菖蒲。下胶黑矢甚多，而神稍清，略进汤饮。次日去硝、黄，加海蜇、莱菔、黄连、石膏。服二剂而战解肢和，苔退进粥，不劳余力而愈。(《王氏医案续编·卷七》)

按语：此案初起即见伏热蕴结阳明，阳明之热循络上扰于心，故见谵语、发狂等，实乃胃火扰心。然连服大剂消解，阳明以通为用，里实未解，寒凉反致邪热痰浊遏伏于里，气机阻闭，故病人见昏沉不语、肢冷如冰等热极似寒等假象。王孟英依据病人舌苔黄腻满布，脉象弦大缓滑，秽气喷人，且大剂清解不效而反致成厥之证，虽未点明腹部硬满拒按等大实证，但断为阳明有形邪结。叶天士云："再论三焦不得从外解，必致成里结，里结于何，阳明胃与肠也，不可以气血之分，就不可下也。"以通腑泻下、泄热豁痰为法，务在解除痰热里结阳明，而使腑气通畅。故用泻下峻猛之大承气汤加银花、黄芩、竹茹、元参、石菖蒲，服后果下胶黑之矢而神识稍清。此时虽腑气闭阻已通，但仍有气分痰热不易解除，故去硝、黄之攻逐有形燥结之品，又加黄连、石膏、海蜇、莱菔，合为清热泻火、化痰顺气之剂，俾使痰热开、气机畅，邪气有外出之势，热达腠开，邪从战汗外解，余证得消。

温病学家吴鞠通以《伤寒论》下法为基础，创制出五首承气汤的加减方，极大地丰富了温病下法的应用。王孟英继承前人温病应用下法的经验，除善用承气汤法外，还常采用礞石滚痰丸以攻泄顽痰、荡涤肠腑，使痰浊下趋，同样起到通畅腑气、给邪以出路的目的。

案例 2

沈裕昆妻，偶发脘痛，范某与逍遥法，痛颇止，而发热咽痛，邀顾听泉视之，知感温邪，与清散法。疼已而热不退。七日后，目闭鼻塞，耳聋肢搐，不言语，不饮食，顾疑证险，愿质之孟英。而沈之两郎，乃从王瘦石学，因请决于师，瘦石亦谓孟英识超，我当为汝致之。时已薄暮，乃飞刺追邀。比孟英往诊，见其外候如是，而左手诊毕即缩去，随以右手出之，遽曰：非神昏也。继挖牙关，察其苔色白滑，询知大解未行。曰：病是风温，然不逆传膻中，而顺传胃府，证可无恐。听泉学问胜我，知证有疑窦，而虚心下问，岂非胸襟过人处。但温邪传胃，世所常有，而此证如是骇人者，因素有痰饮，盘踞胃中，外邪入之，得以凭藉，苔色之不形黄燥者，亦此故耳，不可误认为寒。夫温为热邪，脉象既形弦滑以数，但令痰饮一降，苔必转黄，此殆云遮雾隐之时，须具温太真燃犀之照，庶不为病所欺。且昔人于温证仅言逆传，不言顺传，后世遂执定伤寒在足经，温热在手经，不知经络贯串，岂容界限！喻氏谓伤寒亦传手经，但足经先受之耳。吾谓温热亦传足经，但手经先受之耳。一隅三反，既有其逆，岂无其顺？盖自肺之心包，病机渐进而内陷，故曰逆；自肺之胃府，病机欲出而下行，故曰顺。今邪虽顺传，欲出未能。所谓胃病，则九窍不和，与逆传神昏之犀角地黄汤证大相径庭。郭云台云：胃实不和，投滚痰而非峻，可谓治斯疾之真诠。遂疏小陷胸合蠲饮六神汤，加枳、朴，以莱菔煮水煎药，和入竹沥一杯，送下礞石滚痰丸四钱。沈嫌药峻，似有难色。孟英曰：既患骇人之病，必服骇人之药，药不瞑眩，厥疾勿瘳，盍再质之瘦石、听泉乎？沈颔之。王、顾阅方，佥以为是。且云：如畏剂重，陆续徐投可也。翌日，孟英与听泉会诊，诊脉证不甚减，询知昨药分数次而服。孟英曰：是势分力缓之故也，今可释疑急进，病必转机。听泉深然之，病家亦胆壮矣。如法服下，黎明果解胶韧痰秽数升，各恙即减，略吐语言，稍吸稀粥，苔转黄燥。药改轻清，渐以向安。用与育阴柔肝而愈。(《王氏医案·卷二》)

按语：此案当时感温邪所致风温，而医予逍遥法治之，而病人逐渐出现发热咽痛等外感之证。王孟英认为，病人素有痰饮，复感温邪。故与清散虽痛止，而热势持续不解，王孟英认为，病者虽不言语，但非神昏，虽舌苔白滑，但脉象弦滑而数，实为痰热内阻于阳明，其出现的目闭、鼻塞、耳聋、不语、不食、不大便等均系“胃实而九窍不和”之象。故王孟英以大苦沉寒为法，用小陷胸汤加味，清热化痰、降气化滞，并重用礞石滚痰丸荡涤胃肠。

王孟英调理气机，重视祛痰，根据痰浊所在部位不同及与其他邪气相兼情况，“各随其所得而攻之”。如系痰热结于阳明胃肠，蕴伏胶结难解，可用大苦沉寒之礞石滚痰丸，则较承气汤更符合病机，既能泄热通腑，又能涤痰破壅，故王孟英常常以礞石滚痰丸，并配合清热、生津、涤痰、理气等法斡旋气机，使腑气通降，邪热痰浊有外出之路。

综上可见，王孟英对温病大便不利，治疗上因势利导，使其腑通邪去而脏安。王孟英应用通降胃腑，除擅用承气汤法之外，还常应用攻泄顽痰之法，临床效果显著，这些均是对“六腑以通为用”“治外邪宜通不宜守”等观点在温病证治中的可贵发挥。

（3）温病其他治法

温病治法是在温病辨证论治的理论指导下，根据温病的证候表现，明确其病因病机，然后制定相应的治疗方法。从制定的治法出发，选用恰当的方药，以祛除病邪、调整功能、扶助正气，从而促使患者恢复健康。正确及时的治法不仅可以减轻病情，缩短病程，减少病痛，促使患者早日恢复健康，提高治愈率，减少后遗症的发生，而且对其中具有传染性的温病疾患来说，还有助于阻止其传播蔓延，保护健康人群。正确的治法来源于对病证本质的准确判断，而正确的治法又是选择方药并确定其剂量、用法的前提。华岫云在《临证指南医案》中所说的“药味分量或可权衡轻重，至于治法则不可移易……立法之所在，即理之所在，不遵其法，则治不循理矣”，正是指出了确立治法的重要性。温病治法的确立，主要是依据病邪种类及性质和证候类型及病机，同时，也会根据某些特殊症状而制定某些特定的治法。王孟英对温病的治法有所阐发和创新，兹述如下：

①轻清宣气法

温病发展过程中，初期阶段往往病在上焦卫分、气分，若及时正确地治疗，邪气有望外解，若上焦卫气分治疗不当，往往造成邪气深入，治疗相对棘手。因此，如何防止邪气在体内的传变，是温病治疗学的重要内容。叶天士作为温病学派的奠基人，提出“在卫汗之可也”“在表初用辛凉轻剂”“到气才可清气”“入营犹可透热转气”“辛凉散风，甘淡驱湿”，以及吴鞠通所说“治上焦如羽，非轻不举”等上焦肺卫及气分治法。在此启发下，王孟英着重阐发了“轻清宣气法”在温病治疗中的重要作用及临床指导意义。

对于温病初期邪在卫分，王孟英认为：“仲景论伤寒，又可论疫证，麻、桂、达原不嫌峻猛。此论温病，仅宜轻解。”如果对于邪在肺卫，治疗药物过于峻猛，就会出现“药重则过病所”，赞同吴茭山“凡气中有热者，当行清凉薄剂”等观点。针对华岫云“或疑此法仅可治南方柔弱之躯，不能治北方刚劲之质”的观点，提出了不同认识：“余谓不然，其用药有极轻清、极平淡者，取效更捷。苟能悟其理则药味分量，或可权衡轻重，至于治法则不可移易。盖先生立法之所在，即理之所在，不遵其法，则治不循理矣。”虽然，因地制宜是重要的治疗原则，但是也不能一概而论，应该结合临床实际进行辨别，“南北之人，强弱虽殊，感病之由则一也。其补泻温凉，岂可废绳墨而出范围之外乎？况姑苏商旅云集，所治岂皆吴地之人哉！不必因其轻淡而疑之也”。又《景岳全书发挥》云：“西北人亦有弱者，东南人亦有强者，不可执一而论。故医者，必先议病而后议药。上焦温证，治必轻清，此一定不易之理法，天士独得之心传，不必章氏曲为遮饰也。”驳斥了华岫云等人所认为的“轻清宣透”之法只适用于南方禀赋较弱之人的说法，认为叶氏所倡“轻清宣气（透）”之法是针对上焦温证（病位在肺卫）而设，只要病因病机相同，均应采用该法治疗。并强调“先议病后议药”的临床诊疗疾病原则。

此外，王孟英还对“清气”法具体应用提出了自己的见解。他认为：“若风温流连气分……到气才可清气。所谓清气者，但宜展气化以轻清，如栀、芩、蒌、苇等味是也。”并且提出：“虽不可遽用寒滞之药，而厚朴、茯苓，亦为禁剂。”又进一步强调结合辨证，注意兼夹其他邪气的重要性，“不辨其有无湿滞，概用枳、朴，亦岂无遗憾乎？”

王孟英结合《湿热病篇》十七条，对“清气法”的“轻可去实”作用进行阐发。他指出：“此方药（黄连、苏叶）止二味，分不及钱，不但治上焦宜小剂，而轻药竟可以愈重病，所谓轻可去实也。”对于“轻可去实”的作用机理，王孟英又做了进一步论述，他说：“合后条观之，盖气贵流通，而邪气扰之。则周行窒滞，失其清虚灵动之机，反觉实矣。惟剂以轻清，则正气宣布，邪气潜消，而窒滞者自通。”由此可见，王孟英所述“轻可去实”之“实”为气机流通不畅所致实证，而非一般有形邪结之实证；“轻清”药物主要通过恢复气机宣畅来去除邪气以实现治疗此种实证的目的。王孟英又对“投重药”进行批驳，意在强调掌握“轻清宣透”治法的重要性，他说：“设投重药，不但已过病所，病不能去，而无病之地，反先遭其克伐，章氏谓轻剂为吴人质薄而设，殆未明治病之理也。”《湿热病篇》第十七条：“湿热证，呕恶不止，昼夜不瘥欲死者，肺胃不和，胃热移肺，肺不受邪也。宜用川连三四分、苏叶二三分，两味煎汤，呷下即止。”王孟英结合自己的临床体会，认为川连不但治湿热，且味苦可降胃火之上冲。苏叶味甘辛，而气芳香，通降顺气，独擅其长，然性温散，故虽与黄连并驾，尚减用分许而节制之，可谓方成知约矣。”并且批评对于上焦呕逆证妄用沉降之品的做法，王孟英云：“世人不知诸逆冲上，皆属于火之理，治呕，辄以姜、萸、丁、桂从事者，皆粗工也。余用以治胎前恶阻，甚妙。”

对于轻清药物的临床运用，亦独有心得，在《湿热病篇》第九条按语中说："章氏谓轻剂专为吴人体弱而设，是未察病情之言也。或问湿热盛时，疫气流行，当服何药？预为消弭。"《医案存真》载其高祖天士先生案云："天气郁勃泛潮，常以枇杷叶拭去毛净锅炒香，泡汤饮之，取芳香不燥，不为秽浊所侵，可免夏秋时令之病；余则建兰叶、竹叶、冬瓜、芦根，皆主清肃肺气，故为温热暑湿之要药，肺胃清降，邪自不容矣。若别药恐滋流弊，方名虽美，不可试也，而薄滋味，远酒色，尤为要务。"王孟英提出的应用轻清宣透之品预防夏季湿热类传染病的方法，对于丰富中医外感病的预防具有一定启发。

②分消走泄法

分消走泄法，是指应用辛开苦泄之品，以宣展气机，泄化邪热痰湿，分消三焦气分之邪的治法。主治温病邪热夹痰湿阻遏三焦，既不得外解，又不里传，而导致三焦气化失司。症见寒热起伏、胸痞腹胀、溲短、苔腻等。多见于各种湿热性温病湿重于热的阶段。叶天士《温热论》："再论气病有不传血分，而邪留三焦者，亦如伤寒中少阳病也，彼则和解表里之半，此则分消上下之势，随证变法，如近时杏、朴、苓等类，或如温胆汤之走泄。因其仍在气分，犹可望其战汗之门户，转疟之机括。"王孟英认为，"其所云分消上下之势"的治法是"以杏仁开上，厚朴宣中，茯苓导下"，用以治疗湿温；而对于"素有痰饮者"则可以用温胆汤加以治疗。

③战汗益胃法

战汗，常见于温邪流连气分的过程中。患者表现为：突发全身战栗，继而汗出，汗后大多病情趋缓，其发生的原因多系邪气流连气分，邪正相持，正气奋起鼓邪外出所致。战汗欲作时，常有四肢厥冷、爪甲青紫、脉象沉伏等先兆。战汗以后，邪退正虚，脉静身凉，病情向愈；若正不胜邪，亦可见虽经战汗而热不退者；若阳气随汗外脱，则见肤冷汗出、烦躁不安、脉象急疾等症，须高度重视，及时抢救。此外，尚有全身战栗而无汗出者，多因中气亏虚，不能升发托邪所致，预后甚差。正如吴又可所说："但战而不汗者危，以中气亏微，但能降陷，不能升发也。"对于战汗发生的过程，叶氏提出除"此时宜令病者，安舒静卧，以养阳气来复"的护理原则之外，应"法宜益胃"，可"令邪与汗并，热达腠开，邪从汗出"，从而达到痊愈。对于"法宜益胃"的理解，后来的学者有不同看法，如章虚谷就认为："邪在气分，可冀战汗，法宜益胃者，以汗由胃中水谷之气所化，水谷气旺，与邪相并而化汗，邪与汗俱出矣！故仲景用桂枝汤治风伤卫，服汤后令啜稀粥以助出汗。若胃虚而发战，邪不能出，反从内入也，故要在辨邪之浅深。"而王孟英则认为："章氏疑益胃为补益胃气，故未能尽合题旨。"又进一步分析说："夫温热之邪，迥异风寒，其感人也，自口鼻入，先犯于肺，不从外解，则里结而顺传于胃。胃为阳土，宜降宜通，所谓腑以通为补也。故下章即有分消走泄，以开战汗之门户云云。"王孟英明确指出此处"益胃"的含义应理解为："疏瀹其枢机，灌溉汤水，俾邪气松达，与汗偕行，则一战可以成功也。"王孟英又将引用实例做了更为详尽的诠释："即暑疫之邪在膜原者，治必使其邪热溃散，直待将战之时，始令多饮米汤或白汤，以助其作汗之资，审如章氏之言，则疫证无战汗之解矣。且战汗在六七朝或旬余者居多，岂竟未之见耶？若待补益而始战解者，间亦有之，以其正气素弱耳！然亦必非初在表之候也。"王孟英对战汗益胃的理解颇受后人重视，对其认识有进一步发挥。如陈光淞："益胃之法，如《温病条辨》中雪梨浆、五汁饮、桂枝白虎等方，均可采用；热盛者食西瓜，战时饮米汤白水。"又如吴锡璜云："试观热病欲解时，饮以烧汤，多汗出而热退，即此可悟益胃透汗之法。"上述两位医家观点均是受到王孟英之说的启发。

王孟英将利于胃腑生理功能恢复的治法视为"益胃"，着眼于"通降"二字，调理其气化枢机，果能冀其战汗透邪。除此之外，生津以资汗源，亦是王孟英于战汗所强调的，即所谓"灌溉汤水"之义。如关颖庵案，患寒热，医者泥于今岁之司天在泉，率投温燥，以致壮热不休。阮某用小柴胡汤和解之，遂自汗神昏、苔黑舌强、肢掣不语、唇茧齿焦。张某谓“斑疹不透”，拟进皂角刺、白芥子、牛蒡。越医指为“格阳假热”，欲以附子引火归原。许芷卿诊知为伏暑，而病家疑便溏不可服凉药，复延王孟英诊之，曰：以虚之体，热邪失清，最易劫液，幸得溏泻，邪气尚有出路，此正宜乘此一线生机，迎而导之，切勿迟疑。遂与正卿商投王晋三犀角地黄汤加知母、麦冬、花粉、西洋参、元参、贝母、石斛之类，大剂服八九日，甫得转机。续予甘凉充液六七剂，忽大汗如雨者一夜，人皆疑其虚脱。王孟英曰：此阴气复而邪气解也，切勿惊惶。嗣后果渐安谷，投以滋补而愈。(《王氏医案·卷二》）此案由于医者误投温燥和解之剂，以致壮热不休、自汗神昏、苔黑舌强、肢掣不语、唇茧齿焦。王孟英以王晋三犀角地黄汤凉营清心解毒，加用大队甘寒濡润之品以生津救焚。待见转机，邪气外达气分，则继进甘凉充液生津之剂，以复阴液而助其作汗之资，如此六七剂后，始获战汗而解。此正如周学海《读医随笔》中所云：“邪虽在气，必以津浮之使出。故须邪与汗并，方能与汗俱出，亦须津能浮邪，始能邪与汗并也。”此案误治而成暑热亢盛，阴津枯涸，肝风内动之重证。王孟英抓住便溏一症，曰：“幸得溏泄，邪气尚有出路。”并以便溏为此案的一线生机，其在温病证治中强调使阳明气机条顺及邪有出路的标志，于此亦可见一斑。

从上面的讨论可以看出，王孟英从“六腑以通为用”的观点出发，对叶天士“益胃”而冀其战汗透邪之法，释为疏瀹气机、生津充液，确实既循医理，且征之临床，亦颇有效验，不得不说是对“通腑”之法的可贵发挥。

④攻下法

攻下法，又称下法，是外感病治疗中重要的祛邪方法。在温病中攻下法适用于温病有形实邪内结肠腑或者是下焦的某些病症，如热结肠腑、湿热积滞胶结肠腑等。攻下法如能正确运用，则奏效甚捷。如清代医家柳宝诒所说："胃为五脏六腑之海，位居中土，最善容纳……温热病热结胃腑，得攻下而解者，十居六七。"可见攻下法在温病治疗中具有很重要的地位。

王孟英对比了伤寒与温病应用下法的不同，他说："伤寒为阴邪，未曾传腑化热，最虑邪气下陷，治必升提温散，而有早下之戒。"并认为"伤寒之有燥矢，并非是气结，乃寒邪化热，津液耗伤，糟粕炼成燥矢耳"，"设大便闭者，热烁胃津，日久亦何尝无燥矢宜下之证哉？惟伤寒之大便不宜早解，故必邪入于腑，始可下其燥矢"。而对于温病来说，"温热为阳邪，火必克金，故先犯肺，火性炎上，难得下行"，所以"若肺气肃降有权，移其邪由腑出，正是病之去路，升提胡可妄投"？可见，对于温病来说，王孟英主张不可乱用升提之法。而攻下法实为给邪气以出路的恰当治法，如王孟英所述："温热病之大便不闭为易治者，以脏热移腑，邪有下行之路，所谓腑气通则脏气安也。"所以，"温热由肺及胃，虽不比疫证之下不嫌早，而喜其便通，宜用清凉，故结成燥矢者较少耳"。可见，王孟英对于温病应用下法，是温病"下不厌早"观点的应用。

（二）辨证诊断

处方用药，重在恰合病情。而要治疗对证、处方得当，正确地诊断疾病、明确辨证是首要也是关键的一步。王孟英在诊断辨证方面深有造诣，源于经典而又不拘泥于经典，能够据证灵活变通。王孟英在《随息居重订霍乱论》中曾言："或曰：医者精脉理，谙药性，胸罗经史，口熟方书，斯可以济世矣。余曰不可，必也能辨证乎。苟不辨证，而但凭脉以用方药，虽引古证今，有典有则，恐不免为二竖所笑也。"强调了辨证的重要性。医家临证灵活运用四诊，其中对舌的诊察尤为突出（舌诊详见前文"学术思想"中"论温病诊法"辨舌的内容），强调四诊合参；长于把握病机，认证精准；于复杂病情，多从气化枢机入手，抓住病机关键；辨证明确，明辨寒热真假；在准确辨证的基础上，随证治之，不拘泥于常规常法。

1. 四诊合参，随证取舍

疾病见症复杂多变，有时会出现虚实寒热真假错杂的情况。四诊中，有提示为寒者，有提示为热者，有提示为虚者，有提示为实者，临证难以决断真假。特别是多症均显寒象而实为热证，或多症均显热象而实为寒证者，最易混淆。然而，不管假象如何惑人，必有征兆可考其真，必谨慎、细心审察，灵活取舍四诊资料，方可明确辨证。

（1）凭脉辨证

如邵奕堂室案，患者以花甲之年，于仲冬患喘嗽，药之无效，坐而不能卧，病已旬日。病家自述每进参汤则喘稍定，虽服补剂，仍易出汗，故担心会致阳脱危证。王孟英察其脉弦滑右甚，言："望闻问切之难，不可胸无权衡也。此证当凭脉设治，参汤切勿沾唇。"以瓜蒌、薤白、旋覆、苏子、花粉、杏仁、蛤壳、茯苓、青黛、海蜇为方，用竹沥、莱菔汁和服，化痰降气，投匕即减，十余帖痊愈。（《王氏医案续编·卷三》）此案病家年已花甲，易于出汗，进参汤后喘息得缓，极易断为虚象。而王孟英在权衡之下，独取脉象，以弦滑右甚，辨为真实假虚之痰证。

（2）舍脉从舌、症

如陈春湖令郎子庄案，患者身体素弱，季秋患腹痛自汗，肢冷息微，均以为元虚欲脱之证。王孟英诊之，脉虽沉伏难寻，而苔色黄腻，口干溺赤，认为当舍脉从症，以清热理气药而愈。（《王氏医案续编·卷三》）患者自汗、肢冷、息微、脉沉伏难寻，加上平素体虚，均似虚证。而王孟英以舌诊及问诊得知其口干溺赤，舍脉从舌、症，辨为实热证。是案王孟英言脉"难寻"时曰"沉伏"，而非"微弱"，实际上在脉象上已于细微处察得差别。王孟英曾言："若客邪深入，气机痹塞，脉遂不能流通，而按之不见者名曰伏脉。此为实证，与绝脉判若天渊……此为邪闭之绝，彼为元竭之绝，不可同时而语也。"（《归砚录》）指出了伏脉与微脉的差别。此处所谓

“舍脉从症”者，乃因脉象指下难寻，深伏之脉与微脉甚难鉴别，易于混淆，故“舍”之。

（3）舍症从脉

顾石甫宰娄县患病，医治日剧，求治于王孟英。症见气逆血溢，腹胀囊肿，脉见左寸如钩。王孟英断为“病不能复”。许子双质疑，认为此症与前康康侯之疾症状相似，外象观之更轻，康患王孟英从痰论治而愈，为何此证不可治？王孟英解释说：“彼为邪气之壅塞，脉虽怪而搏指不挠，证实脉亦实也；此为真气之散漫，脉来瞥瞥如羹上肥，而左寸如钩，是心之真脏见矣。壅塞可以流通，散漫不能收拾，客邪草木能攻，神病刀圭莫济。证虽相似，病判天渊，纵有神丹，终无裨也。”季春果殁。(《王氏医案续编·卷一》)

与之相似，吴宪章案是舍症求舌脉而辨死证。患者年逾花甲患感，他医以湿温治之，尚能起榻理事。症见谷食略减，便溏溲少，苔色腻黄，舌尖独黑。脉左寸数疾，余皆软大。症似不重，而王孟英以舌、脉断为不治，不肯予方，言：“以脉象舌色察之，是平昔曲运心机，离火内亢，坎水不制，势必自焚，况兼湿温之感乎！”果数日而殒。(《王氏医案续编·卷七》)

又如婺源石雨田司马令慈案，年近五旬，陡患霍乱转筋，苔黄大渴，神情烦躁，证属伏暑，脉颇不恶，而浑身冷汗，摇扇不停，已为阳越之象，“凭证不凭脉”，判为死证。朱君巽泉之尊人，年已六旬，患霍乱转筋，证不甚剧，问答音清，而脉软欲绝，亦决其不治，已而果然。此凭脉不凭证也。二人皆患霍乱转筋，均决为死证，一舍脉求症，一舍症求脉，足见王孟英诊断之灵活。(《随息居重订霍乱论·医案篇》)

（4）舍舌从脉

费伯元案，烦躁不眠，苔白似寒，左脉弦细而数，右脉软滑。王孟英诊后认为，患者为阴虚之体，心火炽盛，肝风内动，痰盛于中。以此

治之果愈。患者苔白似为寒象，王孟英以脉断为痰实证。(《王氏医案续编·卷四》)

其他散在的辨证方法，对临床亦多有借鉴价值。现列举如下：

以泻出物为辨证要点。王孟英曾言："若吐泻不止，元气耗散，或水粒不入，或口渴喜冷而不多饮，或恶寒战栗，手足逆冷，或烦热发躁，揭去衣被，但察其泻出不臭者，乃内虚阴盛格阳。"(《随息居重订霍乱论·病情篇》)

以痛、渴为辨证要点。"阳邪传自上焦，其人心下必痛，口必干燥。设系阴邪，则心下满而不痛，口中和而不渴，必无此枯槁之象"，即以心下痛与不痛、口中渴与不渴，察辨阳邪、阴邪。(《随息居重订霍乱论·病情篇》)

以触诊为辨证要点。对于孕妇腹痛者，"凡怀妊于夏月而陡患腹痛者，虽在临盆之际，先须握其手而指尖不冷，抚其额而身不发热者，方是将娩之疼"，将指尖冷与不冷、额热与不热，作为正常将娩与染易霍乱的鉴别点。(《随息居重订霍乱论·治法篇》)

以食探病。如"生黄豆细嚼，不腥者痧也。既可试病，亦解痧毒。生芋亦可"，"神清而嚼姜不辣者，其寒证也"。(《随息居重订霍乱论·治法篇》)

望、问、切诊结合。如许芷卿太夫人患感案，他医误用温散，而致肢厥便秘，面赤冷汗，脉来一息一歇，举家惶惶，病家医家皆虑其将脱。王孟英望诊见其面赤、苔黄腻；问诊知患者不渴，且嗅诸食物，无不极臭；切诊按其胸闷而不舒。四诊合参，断为暑湿内伏、挟痰阻肺，绝非虚证，处清肺化痰方而愈。(《王氏医案续编·卷六》)

2. 把握病机，认证精准

王孟英临证判断精准，善于把握病机，对于疾病的发展有较强的洞察力和预见性。而且，对于重症、危症，又具备高尚的医德，敢于承担责任，以治病救人为己任。周光远曾赞之曰："孟英学识过人，热肠独具。凡遇危险之候，从不轻弃，最肯出心任怨以图之。"故在其医案中，有不少是处方数剂后毫不见效，甚至出现变症，病家、他医皆疑王孟英治法有误者，而王孟英辨证精准，成竹在胸，力排众议，坚持用药，最终获愈。有以下几种情况：

（1）药既对证，守方可效

辨证处方虽然对证、恰合病情，然而因为疾病过重，短时间内，药难及病，故暂时难以见效；又有遣方用药均无问题，但因疾病正在迅速发展传变的过程中，用药后不仅不见效，反而日渐加重。均需要假以时日，方可显效。这就需要医家认证准确、处方坚定。

如姚雪蕉孝廉之太夫人案，患者年逾花甲，患外感证两个月，其他医生皆束手无策。此时患者身已不能转侧，水饮难于下咽，声音不出，便溺不通。王孟英诊为热邪久炽，津液被劫，又屡经误治，导致津液剥削殆尽。且因气结津枯，咽喉仅容点滴，难以下药，故施治极难。王孟英处以甘凉清润之方，嘱不限时刻，不计多少，频频以小匙挑入，使汤药渐渐小剂量地渗入咽喉。一日之间，仅灌下药物一小杯，病情之危重由此可知。坚持灌药至旬余，气机才开始逐渐流行，而药也可每日服下小半剂。他人见转机之难，议论旁生，惟有王孟英镇静不摇，守方以治。日以向愈，粥食渐加，惟大便日久不行，病家深以为忧。王孟英独以为"水到渠成，谷食安而津液充，则自解矣"，指出久不纳谷之胃，不任荡涤攻伐，绝不可服通导药。坚持服用清润之剂，直至有欲解之势，再连与补气益血之药，又加蜣螂一对，热服后即大便得解。大便总计五十日不行，闻者莫不惊异。（《王氏医案·卷二》）是案因难以下药，无奈之下，只能以小量频灌之法。患者年高病重，每日所进药量又不足，故旬余方见小效，可见转机之难。而且，五十日大便不行，他人皆以此为忧，而王孟英始终未用通导之品，直待“水到渠成”，稍以药助，即便通而愈。其间若有犹疑，必生变证。

又如张养之案，平素多服温辛之药。己亥九月间，患恶寒头痛，自服温散药不效。密帐之中、炉火重裘尚觉不足以御寒，口吐涎沫，毫不作渴，胸腹无胀闷之苦，咳嗽频作，症状看似一派大寒之象。而王孟英却以脉极沉重，按至骨则弦滑隐然，大便坚燥，小便不多，口气极重，辨为积热深锢，气机不达之证，主用大苦寒以泻之。二三帖后，病势不减，他医皆生疑惑，认为辨证错误。王孟英解释说，此为热伏深重，药未及病之故，更加重了芒硝、大黄、犀角的用量，服后得下大便，色如胶漆，至此畏寒递减，糜粥日增。(《王氏医案·卷一》)是案用药二三剂后，全无效验，在众医皆疑药不对证之时，王孟英独以为辨证用药无误，并加大药剂，重用苦寒，直折热邪，果得病解，足见医家胆识过人。

(2)变证迭出，心有定见

有些疾病，用药后病情继续加重，或者变证迭见，最具迷惑性，极易误认为药不对证而更方易法。这就需要医者对于病情的发展有较强的掌控能力和预见性。

如嘉顺风温案，初发热即见舌色赤而口渴，脉数且涩。王孟英分析认为，此乃素有阴虚之证，又值忧劳哀痛，五志内燔，温邪外迫。故急投以清营之药，继投凉血之品，然而病不稍减。王孟英言：“我肠最热，奈病来颇恶，治虽合法，势必转重。”病情果然日渐加重，昏瞀耳聋，自利红水，目赤妄言。王孟英又以犀角地黄汤，加银花、石膏、知母、石斛、栀子、贝母、花粉、兰草、菖蒲、元参、竹沥、竹茹、竹叶、荸荠、海蜇等出入互用至十余剂，舌上忽满布浊垢苔，口气喷出，臭秽难闻，手冷如冰，头面自汗，病家绝望以为无救。王孟英继与甘寒之品，令病人频灌。三日后，汗收热退，苔化肢温。至此，犀角总计服用三两之多。最后以滋阴善后而痊愈。(《王氏医案续编·卷一》)是案药对证而病反日剧，乃因病情发展，服药未及时日。王孟英接诊之初，就预见了疾病的发展趋势，在第一次处方后，即向病家明言，病情将会加重，使其有心理准备，坚定服药信心。至十余剂后，病情有变，似又转危，王孟英独以为转机，指出病本阴虚热邪深入，清营凉血之法用之逾旬，营阴渐振，推邪外出，故现秽苔。肢冷、头面自汗，为本元素弱，不能战解之故，并非脱象。

又如濮树堂案，病起见四肢厥逆，脉伏恶寒，发热头痛，左侧为甚，口渴。他医与葱豉之类辛温发散后，热虽退，而脉仍伏，四肢冷过肘膝，大便频行，俨似阴厥，众皆以为虚寒。王孟英独以渴饮溺赤断为热证，与凉解药，热果复发，而肢冷脉伏如故。至第七日，大便泻出红水，溺则管痛，呕恶烦躁，彻夜不瞑，都以为病势转危。王孟英却说："热邪既已下行，可望转机。"方处白头翁汤加银花、通草、黄芩、白芍、竹茹、滑石、知母、石斛、栀子、川楝、羚羊角。投药三日后下利红水始止，四肢渐和，颇有昏瞀谵语，用王氏犀角地黄汤一剂，四肢热而脉显滑数，苔转灰黄，大渴，遗溺，病人自述身热如卧烘箱上。于前方加元参、银花、竹叶、生石膏、知母、贝母、栀子。一剂后，夜间安寐，而苔转黑燥。前方复加花粉，服一剂，热退而头面汗多，懒言倦寐，小便欲解不通。诸戚友咸以为危，群医均云挽救不及，病家惶惶。王孟英言："今生机已得，不过邪去真阴未复，但当恪守予法，自然水到渠成，切勿二三其德，以致为山亏篑。"予西洋参、生地、苁蓉、麦冬、川楝、白芍、知母、石斛等药。一剂溺行索粥，再服黑苔退，三服神清半朗，舌润津回。再调治而安。(《王氏医案续编·卷二》) 此案变证颇多，热邪下行外出过程中，出现诸多骇人之症，如便血、昏瞀谵语、遗溺、苔黑、小便不通等，他医数次以为病危。而王孟英坚持恪守清利之法，终收全功。

再如治其妻案，产后三日发病，王孟英辨为胎前吸受风温，兼夹痰食内滞之证，亟宜撤热以安营，以元参、白薇、栀子、知母、竹茹、旋覆、菖蒲、枳实、瓜蒌为方。服药后热虽退而脉不减，仍用此方。二日后复麻冷而后热，惟舌稍润，苔较薄，再饮之，热即退，吐胶痰数碗，略进稀糜。间一日又发寒热，众将以为虚证宜补，王孟英坚持仍与前药，热渐短，渴递减，逾日寒热犹来，亦不更方。至十一日，始下黑燥矢而寒热乃休，即能安谷。(《王氏医案续编·卷一》）此案产后三日即用清解，且一方贯穿始终，十剂方安。其间寒热不止，症状反复，全凭医家卓识定力，终于守方而愈。

（3）症状似危，实为转机

疾病在恢复过程中，由于实邪出表，或阴气来复及正邪交争等原因，有时会出现貌似危重的症状。看似病情转重，实则为疾病转机之佳兆。王孟英擅辨病之转机，故可从容以对。举例如下：

病发寒热，为气机宣达，郁热外泄之佳兆。高若舟腹胀，误经温补，饮食日减，其痞日增，肌肉渐消，卧榻半载。诊为肝郁气结之证，郁则生热，补则凝痰，以疏肝理气为治。服药后证虽递减，却出现变证，时发寒热，四肢酸痛，他医疑为疟证。王孟英却断为气机宣达，郁热外泄，病从外出之佳兆。顺应病势，用秦艽、柴胡、豆卷、羚羊角、蚕沙、桑枝之类，迎而导之，条达肝气。寒热渐息，攻冲亦止。(《王氏医案续编·卷一》)

沉寐三昼夜，为阴气来复之佳兆。赵铁珊乃郎子善，阴虚夹郁，暑邪内伏，以犀角地黄汤加味凉血清瘀为治，三日间共下七十余次而止，始加西洋参、麦冬以养阴生津。病者疲惫已极，沉寐三昼夜，人皆危之。王孟英曰：“听之，使其阴气之来复，最是好机。”果如言向愈。(《王氏医案续编·卷一》)

大汗如雨，为阴气复、邪气解之佳兆。关颖庵患寒热，误服温燥及小柴胡等，致自汗神昏，苔黑舌强，肢掣不语，唇茧齿焦。王孟英以伏暑辨治，与犀角地黄汤加滋阴剂，大剂服八九日，始得转机。续与甘凉充液，六七剂后，忽大汗如雨者一夜，人皆疑其虚脱。王孟英曰："此阴气复而邪气解也，切勿惊惶。"果渐安谷，投以滋补而愈。(《王氏医案续编·卷一》)

谵语滔滔是向愈之佳兆。顾竹如孝廉令嫒，温邪传入心包，耳聋不语，错不识人，与白虎汤加减清解，一剂即谵语滔滔。病者家属疑药不对病，王孟英曰："不语者欲其语，是转机也。"(《王氏医案续编·卷二》)

症见滞下为热由腑出之佳兆。孙渭川年逾七旬，脉象六阴，按之如无，偶患音嘶痰嗽，舌绛无津。王孟英用甘凉清润法，音开而嗽不已，仍与前药，转为滞下，色酱溺赤，脐旁坚硬，舌犹枯绛，渴饮不饥，人皆危之。王孟英曰此因"热由腑而出"。因高年阴液难充，故必以凉润为方，坚持服至十余剂而痢止，加减服至一月，病愈。(《王氏医案续编·卷二》)

肢肿风疹，为阴液复而邪欲出之佳兆。汤西塍阴虚劳倦，湿温毒重，处以清解之法，兼以养阴。数剂后忽然肢肿，遍发风块，瘙痒异常，或疑证之有变，王孟英言此为"阴液充而余邪自寻出路"，顺应病势，与轻清药数帖而瘥。(《王氏医案续编·卷七》)

由恶寒转恶热为客邪已解之兆。周子朝恶寒、头痛、发热，症似伤寒而兼心下疼胀，证为客邪在表，又兼有痰热在里。王孟英先处以解表剂，服后微有汗出，症状由恶寒转为恶热，汤饮略温，即气逆欲死。看似温散药用量过重所致，但王孟英言其为客邪已解之象，表邪即解，接着予以清化热痰药而愈。(《王氏医案续编·卷二》)

疥疮、风疹为邪从表散之象。吴沄门花甲之年患脘痛，本应清泻肝火而反误用温补，迁延日久，病势日重，形瘦，忽发浮肿、胁痛刺痛、气逆不眠、大便时泻、饮食下咽即吐，诸医束手。王孟英诊之脉软而数，痰热之实与正气之虚并见。先与竹茹、黄连、枇杷叶、知母、栀子、川楝、旋覆花、代赭石等清化热痰、理气之品治其标，继投大剂沙参、生地、龟板、鳖甲、女贞子、旱莲草、桑叶、丹皮、银花、茅根、竹茹、贝母、知母、黄柏、枇杷叶、菊花等清热滋阴生津之药顾其本。服至二三十剂，周身发疥疮而肿渐消，右耳出黏稠脓水而泻止。此为诸经伏热得以宣泄之象，令久服其药，自仲夏服至秋季始愈。(《王氏医案续编·卷四》)

3. 着眼气机，善抓关键

临床证候有时错综复杂，有兼多脏同病者，有寒热并见者，有虚实夹杂者等，诊治颇为棘手。对此，王孟英有时善抓病证关键，不管是多脏或是多经之病，均以气、枢机作为辨治关键，虽证候纷杂，治法则一。

(1)气化枢机为辨证关键

王孟英临床辨证注重气机，对于各脏腑与气的关系，论述说:“性主疏泄者肝也，职司敷布者肺也，权衡出纳者胃也，运化精微者脾也，咸以气为用者也。”肝、肺、胃、脾虽所司不同，功能各异，但均“以气为用”。病理状态下，“肝气不疏，则郁而为火；肺气不肃，则津结成痰；胃气不通，则废其容纳；脾气不达，则滞其枢机。一气偶愆，即能成病”。(《王氏医案三编·卷二》)

对于病证繁杂者，王孟英有时以气化枢机为辨治关键。如治何氏妇案，患者于冬日患腹胀善呕，他医误与鸦片烟，又杂进温补、滋阴等药，病日以甚。延至春日，骨立形消，诸医束手，惟待王孟英决其死期。脉弦细数，尺索刺粗，舌绛无津，饮而不食，两腿肿痛，挛不能伸，痰多善怒，腹胀坚高，上肤黄粗，昼夜呻吟，小便短涩如沸，大便日泻数十行，脉色相参，万分棘手。所幸目光炯炯，音朗神清，神气未夺，尚可图治。王孟英辨证分析如下：症本由木土相凌，为呕为胀，皆因误治，洋烟提涩其气，令疏泄无权；蒜灸劫耗其阴；温补涸津，更阻气机；滋填使运化无权、枢机不利；率投补药，更阻气机，是不调其愆而反锢其疾。终致气愆其道，津液不行，血无化源，人日枯瘁。故在治疗上宜用轻清之品，忌投刚燥，使热得泄则津液自生；佐以养血，同时注意忌用滋腻之药，宜取流通。以沙参、竹茹、丝瓜络、银花、楝实、枇杷叶、冬瓜皮、黄柏、当归、麦冬、枸杞、白芍等出入为方，用水露煮苇茎、藕汤煎药。四剂后，危势即挽，脉柔溲畅，泻减餐加，加减调理而渐愈。(《王氏医案三编·卷二》) 此案见证繁杂，阴阳气血、五脏六腑，无不涉及，难以措手。王孟英以“气”为辨证关键，以宣通气机为治疗原则，全用平淡清轻之剂，贵在流通。

根据温热病邪顺传的机理，王孟英提出“肺胃大肠一气相通，温热究三焦以此一脏二腑为最要”(《温热经纬·卷四》)。肺主气，司肃降，主管一身之治节，为气机升降出入之枢机；胃主和降，其气下行为顺，处中焦而为三焦之转枢；大肠者，传导之官，能接受由胃经过小肠下注之浊物而主排泄。治罗氏妇案中，患者先患痰嗽，气逆碍眠，后兼疟痢并作，他医束手。王孟英诊脉见滑数，口渴苔黄，不饥脘闷，溺似沸汤。曰：“无恐也。虽见三证，其实一病，盖肺胃大肠，一气流通，暑伏肺经，始为痰嗽，失于清解，气逆上奔，温纳妄投，胃枢塞滞，郁遏成疟，渴饮汗多，热甚寒微，病情毕露，温化再误，转入大肠，赤白稠黏，无非热迫，不必见证治证，但治其暑，则源清流自洁矣。”以苇茎汤加滑石、黄芩、竹茹、石膏、厚朴授之，不旬日而三证悉瘳。是案病见三证，肺失清解、胃枢被滞、大肠热结，病涉上、中、下三焦。王孟英之所以能并为一病，最终以清暑宣肺理气治之，辨证关键在于“一气流通”。(《王氏医案三编·卷二》)

又如潘肯堂室案，仲冬陡患气喘，医治日剧。两气口之脉见虚促，为肺经所主，可知乃肺为痰壅之象，气不流行；苔腻痰浓，同时兼见足冷面红，不饥不寐自汗等证。正虚邪实，王孟英抓住病变关键，认为“无非痰阻枢机，有升无降耳”。与石膏、黄芩、知母、花粉、旋覆、赭石、蒌仁、通草、海蜇、竹沥、莱菔汁、梨汁等药。一剂知，三剂平，调理善后而安。(《王氏医案续编·卷八》)

（2）调畅气机为治疗大法

在治疗上，王孟英受喻昌《大气论》影响较大。喻昌《大气论》言："诸气之中，统摄营卫、脏腑、经络，而令充周无间，环流不息，通体节节皆灵，全赖胸中大气为之主持。"王孟英亦十分注重通达胸中之气，胸为气海，肺为气主，凡出入呼吸，统摄调节，皆属于肺。故用药注重通达肺气。如沈峻扬令妹案，患者年逾五旬，体素瘦弱，不能寐者数夜，证遂濒危。目张不能阖，泪则常流，口开不能闭，舌不能伸，语难出声，苔黄不渴，饮不下咽，足冷不温，筋瘛而疼，胸膈板闷，溲少便秘，身硬不柔，脉则弦细软涩，重按如无。王孟英认为，证由情志郁结，怒木直升，痰亦随之，堵塞华盖，故治节不行，脉道不利。治疗当宜宣肺，气行则自愈。方用紫菀、白前、兜铃、射干、菖蒲、枇杷叶、丝瓜络、白豆蔻，果一剂知，四剂瘳。(《王氏医案三编·卷三》)此案病起于肝，诸症杂见，全身上下，从头面五官，到四肢胸腹，均有见症，论治颇难入手。王孟英将诸证归之为"治节不行，脉道不利"，治专于肺，以宣肺气、调气机为治疗大法，轻清之药，四剂竟愈重病，令人称叹。

与此相似，又有陆厚甫室案，产后经旬，偶发脘痛，误用温补药。寒热气逆，自汗不寐，登圊不能解，卧则稀水自流，口渴善呕，杳不纳谷，脉弦数而滑，他人皆以为不治。王孟英诊断后，认为素体阴亏，肝阳侮胃，误投温补涩滞之剂，致气机全不下降，而诸证蜂起。与沙参、竹茹、楝实、延胡索、栀子、黄连、橘皮、贝母、杏仁、石斛、枇杷叶，肃肺以和肝胃，覆杯即安。再加减，去杏仁、贝母、竹茹，加知母、花粉、苁蓉、白芍、橘核、海蜇，解宿垢而愈。是案辨治重点亦在于通达肺气。诸症蜂起，王孟英以肃肺为治，气机畅达，则各症皆减，效甚速捷。(《王氏医案续编·卷二》)

又如金愿谷中翰案，患便秘，广服润剂，粪黑而坚如弹丸，必旬余始一更衣，极其艰涩。脉迟软，舌润不渴，小溲甚多，久患痹证。王孟英认为法宜补气，待中气充足，津液得以濡布，则便溺如常，绝非凉润药所能治。予大剂人参、白术、橘皮、半夏，加旋覆花以旋转中枢，鸡膍胵以宣通大肠之气，佐血余炭、肉苁蓉，为流通腑气之先导。如法服之，数日即解，且较畅润，至三十剂其病若失。(《王氏医案三编·卷二》)是案气虚而滞，虽曰补气为主，治法却实重在运转枢机。用药更是注重宣畅流通，除参、术温补不行，他药各有所司，均以行、通、导为特点。

（3）涤痰以枢运肺气

王孟英十分注重涤痰一法在治肺中的作用。邪热炼液可为痰，脾虚亦可生痰，痰浊一旦产生，又能窒塞肺胃之气机，使病情迁延，甚至变证丛生。临证若忽视痰浊，单纯着眼清肺、疏散，往往无法取效。

如周晓沧乃郎品方冬温案，顾听泉先为之医治，因知其素体阴亏，病非风寒，于是用药中不敢犯一分温升之品，但是服药后病症不减，势颇可危。转邀王孟英诊之，王孟英认为顾听泉的治疗法则无误，又于顾氏方中加贝母、杏仁、紫菀、冬瓜子等味与之，即效。(《王氏医案·卷二》)此案患者素体阴亏，又感受温热之邪，虽前医未误用温散助阳之品，但忽视了痰浊留伏于肺这一关键证候，肺气壅滞，邪气不得外解，故其证不但不减，反而病势加重。王孟英认为前医治法基本正确，唯少“祛痰”这一环节，故在其原治基础上，又加贝母、杏仁、紫菀、冬瓜子等以祛痰湿、利肺气而奏效。虽然所加药物皆平淡之品，但因很好地把握病机关键，所以效若桴鼓。由此可见，祛痰以调运枢机气化，是治疗上焦温病的关键环节。

又如许芷卿之太夫人秋间患感案，连服温散剂后，转为肢厥便秘，面赤冷汗，脉来一息一歇，举家惶惶，担心转至阳脱危证。王孟英视其舌苔黄腻，不渴；按其胸，闷而不舒；问诊知其嗅诸食物，无不极臭。以此断为暑湿内伏，夹痰阻肺。肺主一身之气，气壅不行，法宜开降。此证与虚脱恰恰相反，如果误投补药，则会由闭而外脱。他医不识此证，犹恐投补迟疑而不及救，却不知“真实类虚”，“不必以老年怀成见，总须以对证为良药”。方用紫菀、白前、竹茹、枳实、旋覆花、贝母、杏仁、瓜蒌、兜铃、枇杷叶。服一剂后脉至不歇，转为弦滑，真正的脉象得以呈现；再服汗止肢和，便行进粥，数帖而痊。(《王氏医案续编·卷六》) 此案病人苔黄腻，胸闷不舒，嗅诸物无不极臭，为肺窍壅塞之证，辨为痰湿阻肺，以致邪热内郁而肺气窒滞，又兼误服温散，湿热蕴蒸，致一身之气不得流通，而见肢厥冷汗、脉止之假象，正所谓“大实而有羸状”。治疗的关键在于涤痰湿、畅气机，使肺气宣达而郁热外透，肺气畅通周行旋转，自然脉息流畅，汗止肢和，便行进粥，故径投一派涤痰肃肺之品而获效。治法虽奇，涤痰疏瀹气机的治则贯穿始终。(《王氏医案续编·卷六》)

温病治肺应用涤痰一法，每有伤津之虞。故王孟英所用之涤痰药物多选清化痰热之品，甚少使用温燥祛痰药物。倘病不夹湿，又多与甘寒之生津药物配合，如此则既无伤津之弊，又可生津以助其敷布。

（4）处方配伍行运之品

王孟英认为:“气贵流通，而邪气扰之，则周行窒滞，失其清虚灵动之机，反觉实矣。惟剂以轻清，则正气宣布，邪气潜消，而窒滞者自通。”(《温热经纬·卷四》) 在气化枢机理论指导下，王孟英处方多用轻清灵动之品，无论证之虚、实、寒、热，治之补、泻、温、清，都十分注重配伍理气、行血、宣肺、通腑之品，如枇杷叶、杏仁、旋覆花、薤白、瓜蒌、厚朴、肉苁蓉、菖蒲、桔梗等均为常用之药，取其条达气机升降之用，使补而不滞，滋而不腻，祛邪而不碍气机。而小陷胸汤、瓜蒌薤白汤、温胆汤、雪羹汤等方亦为常用方剂，每与解表、清气、攻下、养阴、逐瘀诸法配合应用。

如叶昼三侄女案，上年四月分娩。产后三月，患赤痢，其家碍于产后，不敢服药。延至次年春天，已近一年，肌消膝软，见食欲呕。脉左细软，右滑数。王孟英断为伏暑为病，与清润药，方处沙参、陈仓米、当归、白芍、续断、木瓜、扁豆、黄连、石斛、石莲、荷蒂、枇杷叶、橘皮，送服驻车丸而愈。此案汤剂以清伏热、生津液为法，方中配伍了当归以助血行，木瓜理气，枇杷叶下气。清润中伍以理气、行血之味。(《王氏医案续编·卷三》)

又如周鹤庭室案，新产晕汗，目不能开，心若悬旌，恶露全无，脉虚弦豁大。王孟英处以三甲、石英、丹参、琥珀、甘草、小麦、穞豆衣等药，覆杯而安，数服即愈。是案以滋阴镇逆为治，仍注意兼行血之品，灵动而不滞。此为治疗阴虚配伍行血药例，以滋而不腻。(《王氏医案续编·卷八》)王孟英方中注意配伍行气、行血、宣透药者，医案中比比皆是，不再枚举。

4. 临证不惑，明辨真假

王孟英指出："大凡有形之邪，皆能阻气机之周流，如痰盛于中，胸头觉冷，积滞于腑，脐下欲熨之类，皆非真冷。"(《王氏医案续编·卷二》)因有实邪阻滞，气机不畅，阳气被邪气所阻，不能正常宣达布散，故多外见一派阴寒之象，如苔白、肢冷、畏寒、胸中脐下冰冷喜热敷等症状。临床上如霍乱、暑湿、伏邪、痰饮等病证，均易于阻滞气机，而致真热假寒证，临证不可不察。

（1）霍乱

王孟英认为，霍乱首当分寒热：一种是时疫霍乱，多为热霍乱；一种是非时疫霍乱，多为寒霍乱。二者当严格区分。在病机上，二者亦不相同。非时疫霍乱，多是由于肠胃素虚之人，为湿浊饮食所伤，致使阴阳二气乱于肠胃胸中，无火以化，使湿留不行，即出现飧泄下注，甚至挥霍缭乱、吐泻交作；时疫霍乱，则为温热留着中焦，脾胃升降气机阻滞，清者不升，浊者不降，清浊相干，乱于顷刻，发为霍乱。其中又以热霍乱最易阻滞气机，郁遏阳气，而见真热假寒证。

于此，王孟英根据霍乱伏热的程度及不同情况，指出："倘热霍乱因暑邪深入而滞其经隧，显脉细肢寒之假象者，必有溺赤便臭、口渴苔黄之真谛，临诊慎毋忽焉。"具体辨证方法如下："凡伤暑霍乱，有身热烦渴、气粗喘闷，而兼厥逆躁扰者，慎勿认为阴证，但察其小便必黄赤，舌苔必黏腻，或白厚，宜燃照汤澄冷服一剂，即现热象。"以小便黄赤、舌苔黏腻为辨证要点。伏热更重者，"甚或手足厥冷，少气，唇面爪甲皆青，腹痛自汗，六脉皆伏，而察其吐出酸秽，泻下臭恶，小便黄赤热短，或吐下皆系清水，而泻出如火，小便点滴，或全无者，皆是热伏厥阴也。热极似阴，急作地浆，煎竹叶石膏汤服之。"热伏更甚，以小便、吐出泻下物综合参之。"又有吐泻后，身冷如冰，脉沉欲绝，汤药不下，或发哕，亦是热伏于内，医不能察，投药稍温，愈服愈吐。验其口渴，以凉水与之即止，后以驾轻汤之类投之，脉渐出者生。"（《随息居重订霍乱论·病情篇》）这里则是以口渴为辨证要点。

（2）暑湿

暑邪夹湿，阻遏清阳，而致真热假寒者，王孟英无专篇论述，但从医案中可以考察其辨证经验，举例如下：

案例 1

郑凤梧年六十余，秋间患霍乱，凛寒厥逆，烦闷躁扰，口不甚渴，或以为寒。余察脉细欲伏，苔白而厚，乃暑湿内蕴未化也，须具燃犀之照，庶不为病所蒙。因制燃照汤与之，一饮而厥逆凉寒皆退，脉起而吐泻渐止，随以清涤法而愈。（《随息居重订霍乱论·医案篇》）

按语：恶寒、厥逆、口不甚渴、苔白皆似寒，以烦闷躁扰、脉伏为辨证关键。

案例 2

一丁姓者患霍乱，苔色白薄而不渴，但觉口中黏腻，彼自知医，欲从寒湿治。余曰：中焦原有寒湿，所以不渴，然而黏腻，岂非暑入而酿其湿为热乎？以胃苓汤去甘、术，加苡仁、川连、半夏、枇杷叶，二剂而瘳。（《随息居重订霍乱论·医案篇》）

按语：苔薄白、不渴似为寒湿，以口中黏腻为辨证关键。

案例 3

钱某患霍乱，自汗，肢冷，脉无，平日贪凉饮冷，人皆谓寒证，欲用大剂热药。余曰：苔虽白，然厚而边绛，且渴甚，头大痛，不可因寒凉致病，而竟不察其有暑热之伏也。遂以五苓去术，加黄连、厚朴、黄芩、竹茹、木瓜、扁豆，服后脉稍出，汗渐收，吐利亦缓，即去肉桂，加桂枝、滑石、甘草。头痛吐利皆止，苔色转黄，随用清暑和中而愈。（《随息居重订霍乱论·医案篇》）

按语：肢冷、脉无、苔白，加之素日好食冷物，易辨为寒证，以舌苔厚而舌边绛、口渴为辨证关键。

案例 4

潘红茶方伯之孙翼廷，馆于外氏，酷热异常，因啜冷石花一碗，遂腹痛痞闷，四肢渐冷，上过肘膝，脉伏自汗，神困微言。方某诊谓阳虚阴暑，脱陷在即，用大剂姜、附、丁、桂以回阳，病者闻之，益形馁惫。其叔岳许杏书茂才，骇难主药，适族人许芷卿茂才过彼，遂与商之。芷卿云：此药岂容轻试，而病象甚危，必延半痴决之。时已乙夜，余往视，面色垢滞，苔腻唇红，是既受暑热，骤为冷饮冰伏，大气不能转旋，故肢冷脉伏，二便不行，所谓闭证也，何脱之云。亟取六一散一两，以淡盐汤搅之，澄去滓，调下紫雪一钱。翼日再诊，脉见弦躁，溺行肢热，口干舌绛，暑象毕呈，化而为疟，与多剂白虎法而痊，丙午举于乡。（《随息居重订霍乱

论·医案篇》)

按语：病起于酷热之时啜饮冷食，症见肢冷上过肘膝、脉伏、神困、言微，一派寒象；王孟英辨为暑热冰伏于内之闭证，辨证关键在于面色垢滞、苔腻唇红。

案例5

季杰之妾，秋夜陡患霍乱，腹痛异常，诊其脉细数而弦，肢冷畏寒，盖覆甚厚，询其口不渴，而泻亦不热，然小溲全无，吐者极苦，舌色甚赤，新凉外束，伏暑内发也。绛雪、玉枢丹灌之皆不受。泻至四五次，始觉渐热，而口大渴，仍不受饮，语言微謇，余令捣生藕汁徐灌之，渐能受，随以芩、连、苡、楝、栀、斛、桑、茹、蒲公英煎服，痛即减，吐泻亦止，改用轻清法而愈。(《随息居重订霍乱论·医案篇》)

按语：脉细、肢冷、畏寒、口不渴诸症似寒，辨证关键在于脉数、小溲全无、吐者极苦、舌色甚赤。

案例6

十八涧徐有堂室病痢，医作寒湿治，广服温补之药。痢出觉冷，遂谓沉寒，改投燥热。半月后，发热无溺，口渴不饥，腹疼且胀，巅痛不眠。翁嘉顺嘱其求诊于孟英。察脉弦细，沉取甚数，舌绛无津，肌肉尽削，是暑热胶锢，阴气受烁。与北沙参、肉苁蓉、芩、斛、楝、芍、银花、桑叶、丹皮、阿胶，合白头翁汤为剂。次日，各患皆减，痢出反热。有堂不解问故，孟英曰：热证误投热药，热结而大便不行者有之；或热势奔迫，而泄泻如火者有之。若误服热药，而痢出反冷者，殊不多见也，无怪医者指为久伏之沉寒。吾以脉证参之，显为暑热。然暑热之邪，本无形质，其为滞下也，必挟身中有形之垢浊。故治之之道，最忌补涩壅滞之品。设误用之，则邪得补而愈炽，浊被壅而愈塞，耗其真液之灌溉，阻其正气之流行。液耗则出艰，气阻则觉冷。大凡有形之邪，皆能阻气机之周流，如痰盛于中，胸头觉冷，积滞于腑，脐下欲熨之类，皆非真冷，人不易识，吾曾治愈多人矣。徐极叹服，仍议育阴涤热，病果渐瘳。(《王氏医案续编·卷一》)

按语：是案暑热胶锢，又经误补，气机更滞，阻遏清阳，故见假寒之象；服热药后痢出反冷在临床上又属罕见，因此辨证尤为艰难。辨证关键在于脉象沉取甚数，舌绛无津。

（3）痰饮

痰饮内停，变证最多，故古有怪病多痰之谓。痰饮易于阻滞气机，郁遏清阳，故亦可见真热假寒证。且因痰饮停留病位不[illegible]，临床见症最为复杂多变。

对于痰饮在肺，咳吐痰涎者，古人多以黄稠为热、稀白为寒。王孟英认为这种说法仅能言其大概，临证切不可拘泥。以外感病来说，伤风咳嗽，痰随嗽出，咳嗽频繁，痰多稀白，如单纯凭痰色稀白误辨为寒而用温药，多致病情恶化。这是因为火盛壅迫，频咳频出，停蓄时间不长，故痰未至于黄稠。一旦火衰气平，痰出反缓慢而少，痰色反黄稠，因为火不上壅，痰得久留于气道，受其煎熬所致。所以黄稠之痰，火气尚缓而微；稀白之痰，火气反急而盛。当用辛凉解散，而不宜温热。临床应注意不要惑于痰色稀白的假象。

案例 1

徐月岩室，患周身麻木，四肢瘫痪，口苦而渴，痰冷如冰，气逆欲呕，汛愆腹胀，频饮极热姜汤，似乎畅适，深秋延至季冬，服药不愈。孟英诊脉沉弦而数。曰：溺热如火乎？间有发厥乎？病者唯唯。遂以雪羹、旋、赭、栀、楝、茹、斛、知母、花粉、桑枝、羚羊、橄榄、蛤壳为方，送下当归龙荟丸。服之递效，二十剂即能起榻，乃去羚、赭，加西洋参、生地、苁蓉、藕。投之渐愈。(《王氏医案续编·卷二》)

按语：此案患者痰冷如冰、喜热姜汤，症极似寒。而王孟英察色按脉，以尿热如火、间有发厥、脉沉弦而数辨为热证，一问中的。

案例2

石符生，随乃翁自蜀来浙，同时患疟。医者以小柴胡汤加姜、桂，投之不效，改用四兽、休疟等法，反致恶寒日甚，谷食不进，惟饮烧酒姜汤，围火榻前，重裘厚覆，胸腹痞闷，喜以热熨，犹觉冷气上冲，频吐黏稠痰沫。延至腊初，疲惫不堪，始忆及丙申之恙，访孟英过诊。脉沉而滑数，苔色黄腻不渴，便溏溺赤。曰：是途次所受之暑湿，失于清解，复以温补之品，从而附益之，酿成痰饮，盘踞三焦，气机为之阻塞，所以喜得热熨热饮，气冲反觉如冰。(《王氏医案·卷一》)

按语：患者用治疟常用少阳剂小柴胡加温散后，恶寒逐日加重，觉冷喜热，口中不渴，便溏，易误辨为寒证。对此，王孟英分析说："若不推测其所以然之故，而但知闻问在切脉之先，一听气冷喜热，无不以为真赃现获，孰知病机善幻，理必合参，以脉形兼证并究，则其为真热假寒，自昭昭若揭矣。"以舌苔黄腻、溺赤、脉虽沉而见滑数，辨为热证，病机为暑湿失于清解，复误经温补而致，方处大剂苦寒之药，以莱菔汤煎，服后渐不畏寒，痰亦渐少，纳谷渐增。继用甘凉法善后而愈。

5. 因证治宜，不拘常规

对于某些疾病的治疗，王孟英灵活辨治，有是病而用是方，并不拘泥于一般的常规认识，颇为难得，现举例如下：

（1）经期用药不拘禁忌

妇女在行经期间，血海由满而溢，子门正开，血室空虚，易因正虚而感邪，用药不当则容易伤及正气。一般来说，经期因气血正行，忌用活血破血之品，以防耗气动血而致月经过多、崩漏诸症；忌用寒凉，以防寒凝血滞而致月经过少、痛经等症；经行后期血海空虚、血虚气弱，忌用攻伐，以防耗伤正气，犯虚虚之戒。这是经期用药之常，而在具体病症的辨治中，又当灵活处之，不可一概而论。

如姚小蘅太史令侄女案，患者于初秋患寒热证，正赶上月事来潮，他医用正气散两剂，服后壮热狂烦、目赤谵语，甚至欲刎欲缢，势不可制。王孟英按脉洪滑且数，见苔色干黄，舌尖色绛，脘闷，腹胀拒按，畏明，口渴，气逆痰多，一派痰热炽盛之象。王孟英方处桃仁承气汤加犀角、石膏、知母、花粉、竹沥、甘菊。他人皆以为邪热虽炽而汛事尚行，不可用桃仁承气大破其血，更不可加犀角、石膏等寒药凝滞气血。王孟英却劝慰病家说不用过虑，又事先言明恐 两剂尚不足以济事。果如工孟英所言，服两大剂后大便始通，患者神清苔化，目赤亦退。再改用甘寒之品以清之。继而大便不行，脉滑苔黄而腹胀，又处小承气汤二剂，便行而诸症皆退。数日后又复发，再投小承气汤二剂。前后六投下剂，诸症方得平稳，渐以清养而瘳。(《王氏医案续编·卷二》)是案不仅用桃仁承气汤破血逐瘀，又加味犀角、石膏等大寒之品，继而连处六剂小承气汤泻下，乍看正是犯了妇科经期用药之大忌。然而，此案患者痰热偏盛，不得如此大剂，痰热难清。药虽峻烈，然皆因证而处，恰合病机，故治病而不伤正。妇科治验中又有新产即用清解之例，参见下文妇科病的诊疗经验。

（2）甘柔滋阴治疗湿热

湿热病是外感热病中的一大类型，病因大致有二：一是既感受湿邪，又感受暑热之邪，而成湿温；一是由于湿邪久留伏而化热，以致湿热之邪交织，而为湿温者。湿性黏滞，热性炎炽，二者相合，邪热由于湿邪的黏滞而难以消除，湿邪则由热邪的弛张而弥漫上下，致使病情严重，缠绵难愈。正如薛雪所言："夫热为天之气，湿为地之气。热得湿而愈炽，湿得热而愈横。"治疗显然宜清其热而利其湿，然而当患者素禀阴虚，或热邪已伤阴津时，则颇为棘手——清利湿热多苦寒燥烈之品，难免伤阴；而滋阴生津则多滋腻甘柔之品，易助湿生热，两相掣肘。在王孟英治汤西塍案中，患者年逾花甲，感证初起，周身肤赤，满舌苔黄，头痛腰疼，便溏溲痛，脉见弦细而软，乃阴虚劳倦，湿温毒重之证。病家先请疡医诊治，连进木通等清利湿热药，服药后脉更细弱，神益昏惫，饮食不进，溲涩愈疼，病势转危，都以为难以挽回。王孟英诊后认为只有急救阴液，方可有转机。方用复脉汤去温燥之姜桂、滑润之麻仁，加西洋参益气生津，并加味知母、天花粉、竹叶、蔗浆等滋阴生津之品。一剂患者即神苏脉起，再服苔退知饥，三服身凉溺畅，六帖后肤蜕安眠，目开舌润。此案阴虚与湿热并见，王孟英抓住病证关键，以滋阴清热为主，待阴液得充方与轻清药调理而安，疗效颇著。对于甘柔滑腻之药如何能清湿热，他医与患者皆多有疑问。王孟英解释说："阴虚内热之人，蕴湿易于化火，火能烁液，濡布无权，频溉甘凉，津回气达。徒知利湿，阴气先亡，须脉证详参，法难执一也。"(《王氏医案续编·卷七》)

（3）清利之品治疗老年脱肛

脱肛多由气虚、阳虚，中气失于升提，下陷所致，故一般多以升提中气为治。然而，脱肛亦有常有变，如高若舟庶母患脱肛案，王孟英诊得脉弦而滑，溲涩苔黄，由此可知患者虽年事已高，却绝非虚证，而是湿热下注之实证，以清利湿热之法愈之。(《王氏医案续编·卷六》) 患者年高，诚然以虚证为多，脱肛之症又多见于虚，故此案根据病症、患者年龄，极易辨为虚证而处以补中益气、升阳举陷之方。然而王孟英却以脉弦滑、小便涩、苔黄诸症，诊断其确属湿热实证，一反常规，用清热利湿药治疗脱肛。

（4）清化痰湿治疗燥证

痰属于水湿为患的病理产物，常规采用温化痰湿、燥湿化痰等法，故化痰与润燥似并无关系，且在一定意义上有相对之义。而王孟英案中却有化痰以“润燥”案，别开生面。朱庆云室，年已六十六岁，初发热即见舌赤无津，诸医皆以为高年液少津涸所致。投甘润之方，连服八剂，病情不仅未减，反致神昏耳聋，不饮不食，沉沉欲寐，呃逆面红，势已濒危。王孟英审其脉弦滑而散，视其舌绛而扪之甚燥，患者体丰，呼吸不调，呃声亦不畅达。脉证与体质相合，认为虽无脘闷拒按之候，确是肝阳内炽、痰阻枢机、液不上承之实证，而非液少津涸之虚证。方处小陷胸汤加竹茹、薤白、旋覆花、菖蒲、枇杷叶、苏叶。一剂后患者夜间微微汗出，身热即退，次日痰嗽大作，舌滑流涎。病家大为惊诧："奇矣！许多润药求其润而愈燥，何以此剂一投而反津津若是耶？"三帖后大便通畅，呃逆停止，痰嗽亦减，渐进稀粥。改用沙参、紫菀、薏苡仁、石斛、当归、竹茹、麦冬、冬瓜子等滋阴生津之品。服数帖后小便得畅，饮食渐佳，只是仍觉肢麻头晕。再以人参、黄芪、枸杞、当归、白芍、橘皮、半夏、熟地、天麻、石英、牛膝、茯苓、桑枝，补虚息风化痰而愈。(《王氏医案三编·卷二》)是案患者一派津亏液涸之象，王孟英通过辨证，知此为痰湿内阻，津液不能外达濡润所致，故不用滋润之剂，而是以清化痰湿之法，根治疾病之本。痰湿一除，津液自能畅达，故舌滑流涎，痰畅得出，小便亦得通畅，再以调理而安。

（5）通血补肾治疗滞下

滞下，即痢疾，临床以发热、腹痛、里急后重、大便脓血为主要症状。多由湿热之邪内伤脾胃，致脾失健运，胃失消导，更夹积滞，蕴结肠道而成。对于此证，解毒祛湿为常规治法。而在王雨苍室案中，病家于仲秋患滞下，以常法治疗两旬无效。王孟英诊视时，脉来弦数而滑，腹坠腰疼，小便少，口干，面红，烦躁，知饥能食，夜不成眠。滞下赤白，从无粪色相兼，大便极其艰涩，并不与痢色相杂。患者已经遍施通、补、温、凉诸法，均不见效。略用升举之药，则气塞于胸，月事亦因患痢而愆期。(《王氏医案三编·卷一》)此案之滞下症显然与一般痢疾不同：其一，一般痢疾多兼腹痛，此案腹坠腰疼而无腹痛感；其二，痢下赤白，不兼粪色，而大便时又无痢色相杂，可见大便与滞下之物，各不相混；其三，月经因痢而愆期，痢证与妇科疾患兼见；其四，症又见小便短少、口干、面红、烦躁、能食、不寐之象，为阴伤热炽。王孟英分析认为，此病不在肠中，以能食便坚，可知腑气并不窒滞，阴虚木旺，营液因而旁溢。滞下赤白与经水同隶于阳明之冲任营液。由于病者阴虚肝旺，以致冲任营液被风阳之煽，热邪内迫，不能循经，反旁溢大肠而出，以致阴血津液日耗，故月经愆期。并取象比类，以“天地虽有定位，山泽可以通气”，以天地之理推测人身之理，说明人体周身脉络，原自贯通，冲任营液有时亦能借道大肠而出的道理。因此，断定并非寻常病在肠胃之痢疾，故在辨证治疗上亦与一般痢证不同。王孟英先投以息风清热、通血补肾之剂，处乌贼骨、茜根、阿胶、鲍鱼、苁蓉、枸杞、柏子仁、黄柏、银花、藕为剂，使旁溢者恢复循经常度，不致违道而行。一服后诸症即减，不满旬日而瘥。继以滋阴血、补奇经为治，方处人参、熟地、当归、龟板、鹿角霜等善后而愈。滞下之症多由于湿热炽盛，故治疗上通因通用，以清热解毒、利湿通下为治，切忌补、涩之品。而是案滞下与常规之症有异，王孟英因证而变，辨治竟以补肾愈之，表面上看大违常理，实则深合中医辨证施治之义。

（6）补益治疗疟疾

疟疾症见寒热往来，多病发少阳，治疗上多用少阳方及截疟药，使疟邪转出少阳。王孟英医案中，相简哉之妻患疟，他医皆以为疟证当以截疟为治，并将初次患疟称为“胎疟”，认为需要发散，以邪气透发、散尽为要。王孟英诊其脉细数，按之不鼓，为阴虚之象，指出：“医者治疟而不知治其所以疟，以致缠绵难愈者多，遂妄立胎疟、鬼疟等名以给世俗而自文其浅陋，今昔相沿，贤者不免。”明确提出治疗疟疾的关键在于“治其所以疟”，辨明疟疾的病因病机。具体治疗上对病家言明“不可再以疟字横于胸中，则旬日可安”。病疟证而不可拘泥于“疟”字，治疟证不拘泥于常规截疟之法，而是根据阴虚的病证关键，用厚味滋阴而愈。(《王氏医案三编·卷一》) 究其辨治关键，依然在于“治病必求于本”。

（三）治则治法

1. 顾护阴津

温病易伤阴津。历代温病学家均重视对阴津的顾护，如叶天士提出治温病以保津液为要，吴鞠通以“实其阴而补其不足”作为温病的治疗原则之一。王孟英对于温病的治疗，亦是以保阴为第一要义。这在王孟英著作及医案中得到了充分体现，在具体用药上也颇具特色。

（1）津液充而气血自复

《伤寒论》云：“吐利止而身痛不休者，当消息和解其外，宜桂枝汤小和之。”对于其中“消息”和“小和”的含义，王孟英做了进一步的阐释和发挥，指出张仲景一再强调的深义在于护阴保津：“详其一曰消息，再曰小和之者，盖以吐利之余，里气已伤，故必消息其可汗而汗之，亦不可大汗而小和之也。况热霍乱后，津液尤虚者，岂可妄施汗法乎？故余但以轻清为制也。”(《随息居重订霍乱论·病情篇》) 王孟英认为，除温热伤津耗液外，病人所患的吐、利、汗诸症，医者常用的汗、吐、下诸法，均损耗津液，临床上不容忽视。

在临证中，更是突出了王孟英对阴津的重视，以及阴津对人体的重要作用。如戴氏妇案，产后恶露不多，服山楂、益母草（酒煎）。数日后发热自汗，口渴不饥，眩晕欲脱，彻夜不眠。王孟英诊为阴亏，云：“人身天真之气谓之阳，阳根于津，阴化于液，津液既夺，则阳气无根而眩晕，阴血不生而无寐。若补气养阴，则舍本求末，气血不能生津液也。惟有澄源洁流，使津液充而气血自复，庶可无忧。”方用西洋参、黄芪、龙骨、牡蛎、萎蕤、百合、甘草、麦冬、生薏苡仁、生扁豆、石斛、木瓜、桑叶、蔗浆投之。一剂即安，数剂得愈。(《王氏医案·卷二》) 患者气阴两亏，王孟英的治疗原则是“使津液充而气血自复”，处方以滋阴生津为主要思路，辅以益气之品。

（2）方主甘凉濡润

王孟英论治温病，强调存胃津、补肾阴，主张甘凉濡润，力戒温燥。

存胃津。王孟英对喻昌“人生天真之气，即胃中之津液”的论点推崇备至，认为胃中津液不竭，人必不死；若津液耗尽而阴竭，如旱苗之根，叶虽未枯，亦必死无疑，指出“救阳明之液”是“治温热诸病之真诠”。温病顾护胃津，不仅温散燥烈伤津之品宜忌；恃“温病下不嫌早”，专用承气辈急下存阴者，也非善治。于《温热经纬·薛生白湿热病篇》中评按云：“凡治感证，须先审其胃汁之盛衰，如邪渐化热，即当濡润胃腑，俾得流通，则热有出路，液不自伤，斯为善治。若恃承气汤为焦头烂额之客，讵非曲突徙薪之不早耶。”于《随息居重订霍乱论·病情篇》亦论曰：“吐利可发汗者，伤寒霍乱也。脉平为邪已解，而小烦者，以吐下后胃气新虚，不能消谷，故霍乱病晬时内不可便与饮食，必待胃渐下行为顺，而仓廪始开也。暑热霍乱，尤夺胃津，溉以甘凉，自能思谷。”强调胃津的重要性。临证多用石斛、沙参、西洋参、花粉、麦冬等，以及西瓜汁、梨汁、蔗汁等，甘凉生津。

滋肾阴。王孟英认为“近代病人，类多真阴不足，上盛下虚者，十居八九”（《温热经纬·卷五》）。若真阴枯涸，感受温邪而致肝风陡动，病见壮热神昏、舌绛无津、筋掣、茎缩等危症。王孟英常用犀角地黄汤佐三甲、二至以滋填真阴。如钱闻远仲郎案，患感后汤姓医误进桂、朴、姜等温燥之剂，而致痰血频咯、神瞀耳聋、谵语便溏、不饥大渴、苔黑溲少、彻夜无眠。范、顾二医迭进轻清，黑苔渐退，舌绛无津，而外证依然，不能措手。王孟英诊其脉皆细数，辨为真阴素亏，营液受烁。方用西洋参、生地、二至、二冬、龟板、燕窝、竹茹、贝母、银花、藕汁、梨汁、百合等药，

甘寒之中配伍咸寒，以生津填精滋肾阴为治。二剂病减，五剂热退，旬日后痊愈。(《王氏医案续编·卷五》)

（3）滋阴生津善后

祛邪之法，汗、吐、下、温、清、燥等，用之不当，均伤阴津，故必须用之得当，且恰合时机，谨防药过病所，诛伐阴津。如对于霍乱病的治疗，王孟英即明确指出："（寒霍乱）重者，多兼正虚，一俟阳回，热药不可再投。但宜平补元气，如液伤口燥者，即须凉润充津。盖病或始于阳虚，而大下最能夺液，不知转计，必堕前功。"(《随息居重订霍乱论·治法篇》)强调寒霍乱的治疗，用温补之法，待阳气一回，则不可再投热药，以防伤津夺液。

王孟英案中，不管是虚证补益案，还是实证峻下案，或是热证清解案，均十分注意阴气津液。方中常配伍生津之药，且病势一缓，即加减调方，去刚燥之药，加生津养阴之味。

如周光远案，患霍乱转筋甚剧，仓促间误服青麟丸钱许，病势益甚。王孟英诊时，脉微弱如无，耳聋目陷，汗出肢冷，音哑肉脱，危象毕见。病势急迫，王孟英因恐用药迟滞，令先浓煎参汤，亟为接续，随后以人参、白术、茯苓、白芍、附子、肉桂、干姜、扁豆、木瓜、苡仁、莲实为方。服药后诸症皆减。分析是案因患者本属气分偏虚体质，不耐吐泻之泄夺，故误用苦寒药后，微阳欲绝。方处真武、理中合法以复脾肾之阳。次晨再视，脉起肢和，即去附、桂、干姜，加黄芪、石斛，服旬日全愈。王孟英论曰："凡吐泻甚而津液伤，筋失其养，则为之转，故治转筋者，最要顾其津液，若阳既回，而再投刚烈，则津液不能复，而内风动矣。此寒霍乱之用附、桂，亦贵有权衡，而不可漫无节制，致堕前功也。"(《随息居重订霍乱论·医案篇》)此案回阳方中已有顾津之品，而阳回之时，马上去掉温燥刚剂，足见对阴津的重视。

2. 补益之法

王孟英治温病擅用凉润清解、甘寒养阴，然绝非囿于寒凉一途。传世医案中亦有一些以温补取效的实例。数量虽然不多，却能反映出王孟英不仅会用补法，而且擅用补法，对“补”有独到见解。

（1）补法不可滥用

王孟英所处年代，世人多喜进补，闻补则喜。而时医一方面为迎合病人心理，另一方面对温病认识不足，易惑于寒热之假象，故多喜用温补。故在王孟英医案中，已经前医治疗、因温补而致误案数量颇多。罗大中等曾对陆士谔所辑《王孟英医案》进行统计，经前医误治的医案有 352 则，其中误用温补者达 173 例，占全部误治医案近半数之多。如《归砚录·卷三》记载了郡中朱姓一案，患者素有饮癖在左胁下，发则胀痛呕吐，始发时病症甚轻，他医每以补剂治之，发作益发频繁，病势转甚。王孟英曾告诫说：“此饮癖也，患者甚多，惟以消饮通气为主，断不可用温补，补则成坚癖，不可治也。”然病家不信，依然处以温补之法。后因情志郁结，其病大发，痛极呕逆，神疲力倦。他医仍大进参附等剂，大肆温补。热气上冲，痰饮闭塞，其痛加剧，肢冷脉微。医者不察，更以肢冷脉微为寒象，重用参附。患者每饮药一口，即觉痛如万箭攒心，哀求免服。其妻环跪泣求曰：“名医四人合议立方，岂有谬误？人参如此贵重，岂有不效？”勉饮其半，火沸痰壅，呼号宛转而绝。由此案足见当时的温补之风及其弊端。这也是王孟英医案中多用清润，而温补应用较少的原因。

王孟英于赵听樵室案中指出：“药惟对证，乃克愈病，病未去而补之，是助桀也。病日加而补益峻，是速死也……非欲以药杀人，总缘医理未明，世故先熟，不须辨证，补可媚人，病家虽死不怨，医者至老无闻，一唱百和，孰能挽此颓风。”又如钱氏妇病愈后欲常服补药。王孟英止之曰：“病痊体健，何以药为？吾先慈尝云，人如欹器，虚则欹，中则正，满则覆。世之过服补剂，致招盈满之灾者比比焉，可不鉴哉！”（《王氏医案三编·卷二》）针对无病宜喜用补之时弊，明确指出健康无病之人，不可用补。并以“欹器”盛物以做比喻，平人用补，必然会破坏机体的平衡状态，不仅不能养生健体，反而会导致疾病发生。

（2）药以对证为补

言及补法，世人多理解为人参、白术、黄芪、首乌等补益正气之品，以及补中益气汤、金匮肾气丸等补益之方。王孟英却指出，药以对证、恰合病情为补，这与叶天士所谓“六腑以通为补”“胃以喜为补”意义相通。

王孟英认为处方用药贵在对证，曾言：“投之得当，硝、黄即是补药，投而不当，参、术皆为毒药。”喻之曰：“譬如酒色财气，庸人以之杀生，而英雄或以之展抱负；礼乐文章，圣人以之经世，而竖儒反以之误苍生。药之于医也亦然，补偏救弊，随时而中，病无定情，药无定性，顾可舍病而徒以药之纯驳为良毒哉？”又言：“补中益气，原是成方，与证不宜，于体不合，即为毒药。”（《随息居重订霍乱论·治法篇》）再次强调用之得当、与证相宜、于体相合，才是真正意义的进补。

如王孟英治毛允之冬温案，患者屡经误治：经辛温药表散伤津，滋腻药而热邪愈锢，温补药更窒气机，攻下剂复劫其阴。以致其病温邪未去，而气阴已虚。对此，王孟英以清热生津为治，处沙参、紫菀、麦冬、知母、花粉、兰草、石斛、丹皮、黄芩、桑叶、栀子、黄连、木通、银花、橘皮、竹茹、芦根、橄榄、枇杷叶、地栗、海蜇等药为方。此案邪气未净、正气已亏，王孟英治以清润生津之品，指出“搜剔余邪，使热去津存，即是培元之道……何必执参、茸为补虚，指硝、黄为通降哉？”（《王氏医案·卷一》）即是以对证、清润为补。

对于《素问》中“劳者温之”之语，王孟英亦有独到认识。治屠绿堂之五子案，患痰嗽数年，近因悲哀过度而病发，他医误投参、术补剂，疾病益甚。王孟英诊曰:“此阴虚劳嗽，嗽久而冲气不纳则呕吐，非胃寒也。经言:劳者温之。亦温养之谓，非可以温补施之者。”方用西洋参、熟地、肉苁蓉、麦冬、天冬、茯苓、龟板、牡蛎、紫石英、萎蕤、枇杷叶、橘皮，服之而安。(《王氏医案・卷二》)此案治疗阴虚劳嗽，所用皆清润之品，同时配伍宣畅气机，亦是以对证为“温养”之补法，而非一般意义上的“温补”。

(3)治虚绝非蛮补

对于补药的功效，王孟英指出:“所谓补药者，非能无中生有，以增益人身气血也，不过具衰多益寡，挹彼注此之能耳。平人服之，尚滋流弊，况病人乎?故经言不能治其虚，焉问其余。夫既虚矣，尚曰治而不曰补，可不深维其义乎?”指出，所谓以“补”法“治虚”，须对应具体病情“衰多益寡”。即使对于虚证，亦当“治”虚，即根据病情灵活辨证，而非单纯意义的“补”虚。又言:“用补亦要用得其宜，方能奏效，非一味蛮补即能愈疾也。”运用补法，绝不泥于时医常用之参、术，而是辨证用药，根据病位、体质灵活处方，使之恰合病情。现将王孟英医案中有代表性的辨证用补法枚举如下:

辨阴阳。如王汇涵室案，患者年逾六旬，久患痰嗽，食减形消，夜不能眠，寝汗舌绛，广服补剂，病日以增。王孟英诊后言:“固虚证之当补者，想未分经辨证，而囫囵颟顸，翻与证悖，是以无功。”指出患者确属虚证当补，然而补亦须辨证分经，药以对证为要。此证左脉弦细而虚，右尺寸皆数，为阴亏气不潜纳之候，当处滋阴益肾潜阳之品，他医误投参、芪、故纸、肉桂、附子等，阴虚阳虚未明，补不对证，且更劫阴津，故愈补愈剧。投以熟地、苁蓉、龟板、胡桃、百合、石英、茯苓、冬虫夏草等药，一剂知，旬日愈。(《王氏医案续编・卷四》)此为辨阴虚、阳虚例。

辨气阴。如邵子受之妻吐血案，患者肌肤枯涩、口渴、脉虚大。王孟英辨为气分之阴亏，温补既非，滋填亦谬。方处人参、黄芪、天冬、麦冬、知母、百合、萎蕤、石斛、桑叶、枇杷叶，气阴双补，投之而愈。（《王氏医案·卷二》）此为辨气虚、阴虚例。

辨归经。张春桥疟疾案，患者症见寒少热多，间二日而作，甫两发形即消瘦。脉弦而细，尺中甚数，疾作于子夜，口干嗜饮。王孟英辨为足少阴热疟，方用元参、生地、知母、丹皮、地骨皮、天冬、龟板、茯苓、石斛、桑叶。服一剂疟即止，再以滋阴善后而愈。张柳吟赞曰："此证世人但知其为三阴疟，笼统治以温补之法，从未闻有分经用药者。今提出少阴二字，创立清凉之剂，用药精当，取效敏捷，法似新奇，理自完足，所谓活人治活病，全以活泼运之也，可以启人慧悟，垂作典型。"（《王氏医案·卷二》）与此相似，又有王汇涵室痰嗽案，证属虚，他医用黄芪、白术、二陈、破故纸、附子、肉桂等温补之品，不仅无效，且增气滞兼劫阴津。王孟英曰："固虚证之当补者，想未分经辨证，而囫囵颟顸，翻与证悖，是以无功。"辨证为虚在少阴，投以熟地、肉苁蓉、龟板、胡桃、百合、紫石英、茯苓、冬虫夏草等药，一剂知，旬日愈。（《王氏医案续编·卷四》）此为先辨虚在何经，然后用补例。

辨三焦。袁某患噫案，患者噫声闻于邻。他医俞某处以理中汤，后与旋覆代赭汤，皆不效。王孟英诊之，尺中虚大，气自少腹上冲，以此断为病在下焦。用胡桃肉、破故纸、韭子、菟丝子、小茴香、鹿角霜、枸杞、当归、茯苓、覆盆子、龙齿、牡蛎。服一剂，其冲气即至喉而止，不作声为噫矣。再剂寂然，多服痊愈。（《王氏医案·卷二》）与之相似，沈辛甫令正案，素体虚弱，劳累过度，年逾四十，月经过多，兼以便溏，冷汗气逆，显为气虚之证。然而他医多次处参、芪之方，屡用补气之品却病势渐重以至于危。王孟英诊之，断为虚在下焦，故补上焦之参、芪无效；又因心脾之脉有根，可知病尚可治，处龙骨、牡蛎、龟板、鳖甲、海螵蛸、紫石英、赤石脂、禹余粮、熟地、茯苓为方，一剂转机，渐以向愈。（《王氏医案续编·卷六》）此二案为辨上、中、下三焦例。

辨脏腑。姚树庭案，患者年已古稀，患久泻，群医杂治无效，皆以为不治。王孟英诊之，右关独见弦象，按之极弱，断为土虚木贼之证。他医所治，虽然也在温补，然而始终不能恰合病性。如干姜、附子、肉豆蔻、补骨脂之类，反助肝阳；鹿茸、熟地之类，又碍气机斡旋。所以温补之下，反而愈补愈泻。王孟英方用异功散，加山药、扁豆、莲子、乌梅、木瓜、芍药、蒺藜、赤石脂、禹余粮，扶脾抑肝，兼以收摄下焦，服之果效。（《王氏医案·卷一》）是案病确属虚，然除脾气虚弱以外，尚有肝阳偏盛，前医用温补而不愈者，皆因未能辨清脏腑、对证用药。此补辨虚在何脏何腑例。

对于确属虚损的病证，亦有放手大补之例。如乔有南案，患者年三十九岁，患牝疟二旬，医治罔效。王孟英视其脉微无神，倦卧奄奄，便秘半月，溺赤不饥，痰多口甘，稍呷米饮，必揉胸捶背而始下，苔色黑腻而有蒙茸之象。断为精、气、神三者交虚之证，绝非时行伏暑。与人参、白术、肉桂、附子、沉香拌炒熟地、鹿角、紫石英、苁蓉、枸杞、当归、茯苓、杜仲、酸枣仁、菟丝子、山茱萸、橘皮、霞天曲、胡桃肉等，出入为大剂，投十余帖，疟疾发作时寒后始见有热，而苔色乃退，口不作渴，甘痰亦日少，粥食渐加；即裁桂、附、白术，加石斛，又服七剂，解黑燥大便甚多（此日之前已有四旬二日大便未通），寒热亦断，安谷溲澄而愈。叹曰："温补亦治病之一法，何可废也，第用较少耳。世之医者，眼不识病，仅知此法可以媚富贵之人，动手辄用，杀人无算，岂非将古人活世之方，翻为误世之药，可不痛恨耶！"（《王氏医案·卷二》）此大补精气例，足见王孟英善用补法。

（4）结合个人体质

虚证宜补，而补药的选用，性味的厚薄，功效的缓峻，用量的多少，都不可一概而论，均须结合个人体质，因人制宜。

王孟英指出：“附子、干姜，非攻荡之品，何以强人乃可加倍用，盖无论补泻寒热诸药，皆赖身中元气载之以行，故气强者，堪任重剂，若气弱者，投剂稍重，则气行愈馁，焉能驾驭药力以为补泻寒热之用耶？”（《随息居重订霍乱论·药方篇》）认为药物进入人体后，必须依赖身中元气推动，才能行至机体各处，发挥作用。故运用补剂，应根据人体正气的强弱，辨证用之。

如陈雪舫令郎小舫案，年甫冠，人极清癯，患疟证，王孟英为之治愈后，继以养阴善后。西洋参不过一钱，生地不过三钱。患者病后阴虚，理应滋阴，而养阴生津药不仅所选药物较为平和，而且用量极轻。王孟英释曰：“缘其禀赋极弱，不但攻散难堪，即滋培稍重，亦痞闷而不能运也。芪、术之类，更难略试，故量体裁衣，乃用药之首务也。”（《王氏医案三编·卷三》）正因为患者禀赋极弱，正气不足，无力运化，故用补更要注意选药、用量，以免补而成滞。

3. 未病先防

治未病，是中医学的重要思想之一。王孟英十分重视未病先防、已病防变，强调要注意疾病未发时的先兆症状，以提前治疗防变；在疫病流行时，提前服药，以图预防之用。

对霍乱病的预防，王孟英在《随息居霍乱论·卷二》中特列有“守险”一节，专门论述预防霍乱的重要意义和方法。在霍乱流行之时，提出净水源、洁居处、积德、节饮食、忌酒、衣勿过暖、投药入井、室中焚药、川椒涂鼻等方法以“守险”，预防霍乱。在认识霍乱病因时，王孟英谓“人烟繁萃，地气愈热，室庐稠密，秽气愈盛，附郭之河，藏垢纳污，水皆恶浊不堪”，明确指出秽气、浊水是疫病发生与传播的重要原因，说明王孟英已经充分认识到环境污染和疫病发生之间的必然联系，故而大力提倡改善环境卫生以预防疾病，并提出许多有效的具体措施：第一，将保证水源洁净列于“守险”之首，“平日即宜留意，或疏浚河道，毋使积污，或广凿井泉，毋使浊饮”，提出保持水源清洁的方法，并告诫人们勿要饮用污浊之水。另外，夏秋季节，将白矾、雄黄置于井中，以解水毒，将降香、菖蒲投水缸内，以去秽浊。第二，主张“敛埋暴露，扫除秽恶”，以保身杜病。第三，提出对“居处”的要求，强调空气流通及环境清洁，住房不论大小，必要开爽通气，扫除洁净，即使不得已居于市廛湫隘之区，“亦可以人工斡旋几分，稍留余地，以为活路”，还提出室中焚大黄、茵陈以解秽避患，枇杷叶代茗茶，杜绝一切外感时邪的预防方法。第四，主张“节饮食”，认为“饱暖尤为酿病之媒”，饮食不节，易于阻滞中焦气机，枢机不畅，则百病丛生，故而力倡节饮食、忌厚味、戒醇酒，“但择轻清平淡者而食之”。第五，提出要“慎起居”，“冬夏衣被过暖，皆能致病，而夏月尤甚”，“亦勿过于贪凉，迎风沐浴，夜深露坐，雨至开窗”。这些积极的预防措施在霍乱流行之时，能够有效地控制传染源头，切断传播途径，与近代的预防思想极为相似，也体现了环境医学的思想。

重视疾病先兆。王孟英认为，因人蕴湿者多，暑邪易于深伏，一朝猝发，渐至阖户沿村，风行似疫。然而医者多不知原委，每以理中、四逆致误。王孟英每治愈此证，必定询问患者发病情况：“岂未病之先，毫无所苦耶？”发现有些患者说病前数日，手足心热如火烙；有些患者说未病之前，睹物皆红如火。对此，王孟英思考：“岂非暑邪内伏，欲发而先露其机哉？”进一步总结说：“智者苟能早为曲突徙薪之计，何至燎原莫救乎？”（《随息居重订霍乱论·病情篇》）注意收集资料，积累经验，以冀在疾病未发之时，即可窥得征兆，抓住最好的治疗时机。

预防疫病侵染。某年秋燥冬暖，略无霜雪，河井并涸。杭州一带自九月间起，天花流行，十不救五。王孟英根据秋燥冬暖之天令及小儿痘疫的发病情况，认为天令发泄，不主闭藏，预测入春恐将多喉患，特组方加味三豆饮方，使未曾布痘者预服免患，将出者常饮此方可冀减轻。又劝人频服青龙白虎汤以预防春季喉恙。(《王氏医案·卷二》) 其言果应，三春不雨，喉痧甚多，医者多不能悟及致病原因，多处发散之方，正如火上添油。王孟英胸有成竹，以仲景白虎汤为救焚主剂；对于病已及于营分者，用晋三犀角地黄汤随机加减；又刊青龙白虎汤与锡类散方，广为印送，救活病人不可胜数。在治疗吴雨峰明府家两孙之痘疹案中，雨峰明府家，儿科医生为两孙种痘，半月间，阖家传染。王孟英往诊时，见有三郎耕有、四郎小峰尚未得病，亟曰:“已病者固当图治，未病者尤宜防患。”方处以青龙白虎汤（青龙白虎汤详见下文“饮食疗法”）令代茶频饮，三郎、四郎因此幸免于患。(《王氏医案·卷二》) 种痘是预防儿科疾病的妙法，但须“慎于择时”，这也是其积极预防思想的体现。

预防疾病复发。道光十三年（1833）秋，周光远患疟，王孟英诊为足太阴湿疟，以金不换正气散三剂而安。次年秋，复患疟，自服前药三剂，病亦霍然。王孟英曰:“疟情如是，恐其按年而作。”为防复发，处崇土胜湿丸，明年夏令预服以堵御之。至秋果无恙，以后再不复发。(《王氏医案·卷一》) 再如王雪山案，久患下部畏冷，自服当时流行的透土长寿丹近百丸，致齿痛目赤，诸恙蜂起。王孟英察脉弦滑，与多剂石膏药，兼以当归龙荟丸频服。新疾既瘳，腿亦渐温。病愈后，令其常饮柿饼汤，以杜将来之恙。(《王氏医案续编·卷四》)

4. 饮食疗法

王孟英十分重视饮食在疾病中的预防、治疗及调护作用，认为饮食“处处皆有，人人可服，物异功优，久服无弊”，主张食疗防治疾病。因“人莫不饮食，鲜能知味”，编撰《随息居饮食谱》一卷，按水饮、谷食、调和、蔬食、果食、毛羽、鳞介等七类，记述了 331 种食物的性味及功效，对一些食物有独到见解。在临证过程中，擅用饮食疗法，有以食为药者，有药食同用者，又有用食疗法治疗急症者，应用巧妙，堪为后世师法。

（1）食疗理论的发挥

王孟英临证治疗时擅用饮食之品，对一些食物的性味、运用有独到、精妙的见解，发前人所未发，足资借鉴。对食材的论述集中见于《随息居饮食谱》与《重庆堂医学随笔》中，亦有散见于医案中者。

①常用食材论述举例

莲子："莲子最补胃气而镇虚逆，若反胃由于胃虚，而气冲不纳者，但日以干莲子细嚼而咽之，胜于他药多矣"（《王氏医案·卷二》）。

猪肉："猪为水畜，其肉最腴，大补肾阴而生津液"，并根据自己的临床经验言："尝用治肾水枯涸之消渴，阴虚阳越之喘嗽，并著奇效。仲圣治少阴咽痛用猪肤，亦取其补阴虚而戢浮阳也。后贤不察，反指为有毒之物，汪讱庵非之是矣。惟外感初愈，及虚寒滑泻、湿盛生痰之证，概不可食，以其滋腻更甚于阿胶、熟地、龙眼也。"（《王氏医案·卷一》）又从老友范君庆所言"解渴莫如猪肉汤"中对其有进一步领悟，据云"凡官炉银匠，每当酷暑，正各县倾造奏销银两纳库之际，银炉最高，火光迎面"，银匠受火煎烁，渴莫能解，必用猪肉"以急火煎清汤，撇去浮油，缸盛待冷，用此代茶"。银匠酷暑又兼火烁，饮水不能解渴，则以猪肉汤代茶饮。王孟英由此悟曰："此渴乃火烁其液，非茶可解。猪为水畜，其肉最腴，功专补水救液，允非瓜果可比。"（《重庆堂随笔·卷下》）

葱："蔬中之葱，功用甚广。跌打金疮，皆为圣药。其性与蜜相反，而外治藉其相济，更多神妙。凡痈疽初起，及热结肿痛、痞积诸病，涂之辄效"（《随息居饮食谱·蔬食类》）。

莱菔："凡一切喉证，洗净浓煎，覆杯立已；并治时行、客感、斑疹、疟痢，及饮食停滞，胀、泻、疳、疸、痞满诸证，无不神效。价廉功敏，极宜备之”(《随息居饮食谱·蔬食类》)。莱菔为王孟英常用药，认为生者味辛、甘，性凉，能够润肺化痰、祛风涤热。可用于治疗肺痿吐衄，咳嗽失音，涂打扑、汤火伤，救烟熏欲死，噤口毒痢，二便不通，痰中类风，咽喉诸病，又能解酒毒、煤毒、面毒、茄子毒，消豆腐积，杀鱼腥气。熟者味甘性温，能够下气和中、补脾运食、生津液、御风寒、肥健人、已带浊、泽胎养血，百病皆宜。可见医家认为莱菔功效主治极为广泛，而且此种食材四季皆有，平常易得，可充粮食。在具体应用上，王孟英言，对于反胃噎食、沙石诸淋、噤口痢疾、肠风下血等证，可用蜜炙莱菔，令患者细嚼，任意食之；肺痿咳血，莱菔和羊肉或鲫鱼，频煮食；消渴，莱菔煮猪肉频食，或捣汁和米煮粥食亦可。足见应用之广泛。

海蜇:《随息居饮食谱·蔬食类》:“妙药也。宣气化瘀，消痰行食，而不伤正气。以经盐、矾所制，入煎剂虽须漂净，而软坚开结之勋则固在也。故哮喘、胸痞、腹痛、癥瘕、胀满、便秘、滞下、疳、疸等病，皆可量用。虽宜下之证，而体质柔脆，不能率投硝、黄者，余辄重用，而随机佐以枳、朴之类，无不默收敏效。”《重庆堂随笔·卷下》:“海蜇本水结成，煮之可化为水。夫身中之痰，亦由火搏其水而成者，故为化痰之主药，且泄郁火、宣滞气，能消食积、通二便、止腹痛、除胀满。”因其能够宣气、化痰，又不伤正气，合于王孟英注重枢机气化的理论，故在其医案中为常用之药。

天生复脉汤——蔗汁:“蔗甘而凉，然甘味太重，生津之力有余，凉性甚微，荡热之功不足，津虚热不甚炽者，最属相宜，风温证中救液之良药，吾名之曰天生复脉汤。”(《王氏医案续编·卷三》)若温热炽盛液将涸者，需甘凉频灌，不限时刻，以救其津。所谓“阴气枯涸，甘凉濡润不厌其多”(《王氏医案·卷二》)。将蔗汁誉为“天生复脉汤”，同时也指出蔗汁应用的注意事项。

天生甘露饮——梨:“梨不论形色，总以心小肉细，嚼之无渣而味纯甘者为佳。凡丹石、烟火、煤火、酒毒，一切热药为患者，啖之立解。温热燥病及阴虚火炽、津液燔涸者，捣汁饮之立效。此果中之甘露子，药中之圣醍醐也。”（《重庆堂随笔》）称梨汁为“天生甘露饮”，盛赞其生津养液的作用。

②注重体质与食材功效的关系

王孟英指出，因人的体质不同，饮食之品的性味功效亦会因人而异。如赵子循每啖甘蔗则鼻衄之事，王孟英解释说，蔗汁虽然在风温病中是常用的救津之良药，但“若湿热痰火内盛者服之，则喻氏（喻昌）所谓翻受胃变从而化热矣。凡药皆当量人之体气而施，岂可拘乎一定之寒热耶？子循之体，水虚而火旺者也，蔗性不能敌，反从其气而化热，正如蔗经火炼则成糖，全失清凉之本气矣。枸杞子亦然”（《王氏医案续编·卷三》）。虽然对常人来说，枸杞子和甘蔗均为平和之品，但因体质差异，亦有服之致病者，不可不考虑体质因素。

③注重食材的产地

产地不同，食材的功效会相应地产生差异。王孟英在《随息居饮食谱》中经常论及食材产地。如茭白“以杭州田种肥大纯白者良”，枣“以北产大而坚实肉厚者，补力最胜，名胶枣……义乌所产为南枣，功力远逊，仅供食品；徽人所制蜜枣，尤为腻滞”，猪肉“猪以浙产者为良，北猪不堪用”，梨“以北产者良，南产以义乌之插花梨为最，徽州雪梨皮色甚佳而味带酸，不可入药”等。

④详论食材制备方法

如对龙眼的制备：“龙眼甘温，极能补血，大益胎产，力胜参芪，宜先期剥取净肉，贮瓷碗内，每用一两，加入白糖一钱。素体多火者，并加西洋参片如糖之数，幂以丝绵一层，日日放饭锅内蒸之，蒸至百次者良，谓之代参膏，较生煎者功百倍矣。”龙眼肉味甘性温，长于补益心脾、养血安神，但因性属温热，体质偏于火热者不宜。王孟英对于素体多火者变而用之，加入西洋参，反复蒸制。西洋参性凉，味甘微苦，功能补气养阴、清热生津，与龙眼肉相配伍，一方面去除龙眼肉的温热之性，另一方面二药相辅相成，增强补益之用。因此医家强调，龙眼肉蒸制配伍后功效胜于生用。又如莱菔"冬时采其叶，悬挂树上，或摊屋瓦上，至立春前一日收入瓮中，藏固；如不干燥，收挂屋内，候极燥入瓮"。

⑤食疗验方举例

仍以龙眼为例，王孟英载："娩时井水瀹之，其汁尽出。如遇难产，即并牛膝酒共瀹，更觉简便。凡气血不足，别无痰滞便滑之病者，不论男女，皆可蒸服，殊胜他剂也。"龙眼肉的补益气血、温补之用历来为人所熟知，王孟英又于《重庆堂随笔》中指出，用龙眼核研敷金疮磕跌诸伤，"立即止血止痛，愈后无瘢，名骊珠散，真妙药也"，而龙眼壳亦有妙用，"其壳研细治烫火伤亦佳"。

（2）食材应用形式

在王孟英医案中，大量巧妙应用了食疗之品。食材的应用大致有以下三种情况：一是以食入药，二是以食代药，三是药食同用。

①以食入药

王孟英防治疾病，善用食物入药。有仅以食材配伍而成适用方剂的，如以橄榄、莱菔组成"青龙白虎汤"，以生绿豆、生黄豆、生黑大豆组成"三豆饮"，以漂淡海蜇、鲜荸荠合为"雪羹汤"，以猪肚、莲子为"玉苓丸"等，均为王孟英临证常用之方。

以青龙白虎汤与加味三豆饮为例。青龙白虎汤，方用橄榄、生莱菔，水煎服。论其组方之义曰："橄榄色青，清足厥阴内寄之火风，而靖其上腾之焰；莱菔色白，化手太阴外来之燥热，而肃其下行之气。合而为剂，消经络留滞之痰，解膏粱鱼面之毒，用以代茶，则龙驯虎伏，脏腑清和，岂

但喉病之可免耶？且二味处处皆有，人人可服，物异功优，久任无弊，实能弭未形之患，勿以平淡而忽诸。”（《王氏医案·卷二》）

加味三豆饮：生绿豆、生黄豆、生黑大豆（或用生白扁豆亦可）、生甘草、金银花，水煎服。“此方药极简易，性最平和，味不恶劣，易辨易服，不必论其体质，久服无弊，诚尽善尽美之王道药也。”分析曰：“原方用赤豆，性燥伤阴，予以黑大豆易之，更有补阴之绩，虽燥令燥体，皆无碍矣。再益银花、甘草，而化毒之功尤胜。或疑银花性凉，似难久用，不知三豆皆谷也，性能实脾，得银花以济之，更觉冲和。况小儿体禀纯阳，极宜此甘凉补阴之味。”（《王氏医案·卷二》）此方在古方三豆饮的基础上加减而成。此处对古方的化裁，充分考虑到滋阴、不燥的特点；配伍上，谷物实脾之品与清火之品合用，又充分考虑小儿体质特点。以此药代茶饮，以防痘疫，并为痘证始终可服之妙药，未出、将出、已出、尽出时均可用。药极简易，性最平和，可不必论其体质，久服无弊，王孟英赞其为“尽善尽美之王道药”。

②以食代药

对于一些病证，王孟英以食代药，看似简单平淡，甚至有时仅用一种食物，即收桴鼓之效，令人称奇。如治一角妓，患呃累日，破身太早，血去阴伤，反误以温燥助热，遂致下焦不摄。因患者素性畏药，王孟英用一味鸡子黄，连进数服而安。（《随息居重订霍乱论·医案篇》）一少妇分娩，胞水早破，胎涩不能下，俗谓之沥浆生，催生药遍试不效。王孟英令买猪肉一二斤，洗净切大块，急火煎汤，吹去浮油，恣饮之，即产，母子平安。（《王氏医案·卷一》）王孟英之妻将娩，已见红矣，胎忽上冲作呕。夜间事急，以酱油和开水一钱与服，取咸能润下之义，果入口即安。（《归砚录·卷二》）赖炳也令堂，年近古稀，患左半不遂，以伏痰治，六七剂腿知痛，诸症皆减。继而腿痛难忍，其热如烙，王孟英令涂葱蜜以吸其热，痛

果渐止。此案为饮食药外用法例。(《王氏医案续编·卷四》)

病后，气阴多伤，以食为补是最好的进补、调护方法。如秋粟之室，孕九月患疟，王孟英清解透发为治。愈后，复苦脘痛呕吐，勺水不纳，药亦不受，方处藕汁、芦根汁、梨汁，少加姜汁，和入蔷薇露、枇杷叶露、香橼露，徐徐呷之渐愈。又如周光远姑母，七十八岁，年事已高，腹痛及腰，机关不利，痰出甚艰，夜不能瞑。为肝肾大虚，脉络失养，处以滋肾填精养阴之品，日以递愈。继用一味桑椹，善后而康。(《王氏医案三编·卷三》)

③药食同用

王孟英常将食材与药味结合运用，有将饮食作为药味之一而入处方的，如海蜇、荸荠、蔗汁等；有以食材煮水，以之煎药的；有以饮食、药物同用，相辅相成的，共同起到祛邪、扶正、宣通的作用。

如邵可亭患痰嗽案，患者津液不足，一方面高年孤阳热炽于内，一方面时令燥火侵袭于外。王孟英以白虎汤合泻白散，加西洋参、贝母、花粉、黄芩，大剂投之，并用北梨捣汁，频饮润喉，以缓其上僭之火。数帖后病势渐减，改投苇茎汤合清燥救肺汤，加海蜇、蛤壳、青黛、荸荠、竹沥为方，旬日外梨已用及百斤而喘证始息。继加龟板、鳖甲、犀角，以猪肉汤代水煎药，大滋其阴而潜其阳。火始下行，诸症渐减。一月以来，共用梨二百余斤，终收全效。(《王氏医案·卷二》) 梨有"天生甘露饮"之誉，王孟英在《重庆堂随笔》中称:"温热燥病及阴虚火炽津液燔涸者，捣汁饮之立效。此果中之甘露子，药中之圣醍醐也。"案中又有猪肉汤代水煎药之法，王孟英于《王氏医案·卷一》中曾言猪肉"大补肾阴而生津液"，取滋养肾水之义。

庄晓村病疟案，证因暑热，却误服姜枣汤三日，疟作甚剧，目赤狂言，汗如雨下，脉洪滑无伦，舌深黄厚燥。王孟英令取西瓜一枚，任病者食之；

同时方从白虎，用生石膏一两六钱，病即霍然。(《王氏医案续编·卷一》)与之相似者，又有赵子循室，产后误用生化汤等活血之剂。本阴虚之体，血去过多，木火上浮，酷暑外烁，津液大耗，兼有伏痰之候。以白虎汤加减投之，并以西瓜汁助其药力，数日渐安。(《王氏医案续编·卷七》)陈妪霍乱转筋案，取西瓜汁先与恣饮，方用白虎加味，覆杯而安。(《王氏医案续编·卷七》)此三案均是天然白虎与药方白虎汤同用，相辅相成。

(3)以食疗愈急症

食疗多为平淡清轻之品，性味较为平和，偏性不显，故一般理解多认为，食疗法仅能用于势轻病缓之疾或病愈后的调理。而王孟英却在治疗某些急症时，巧妙、快捷地运用了食疗法。

如蔡西斋令正案，腹有聚气，时欲攻冲，他医误进温补摄纳，愈服愈剧。酷暑之时，其发益横，日厥数十次。诊得脉数舌绛，面赤睛红，溺如沸汤，渴同奔骥，少腹拒按，饥不能食，一派热炽之象。王孟英曰："事急矣，缓剂恐无速效。"令以豆腐皮包紫雪一钱，另用海蜇、荸荠煎浓汤，俟冷吞下，取其芳香清散之性，直达病所。荸荠，甘寒清热，与海蜇同为王孟英常用之食材。服后腹如雷鸣，浑身大汗，小溲如注，宛似婴儿坠地，腹中为之一空，其病已如失矣。(《王氏医案三编·卷一》)

又如陈妪案，患者年已七旬，咸丰元年(1851)秋患霍乱转筋甚危，目陷形消，肢冷音飒，脉伏无溺，口渴汗多，腹痛苔黄，自欲投井。王孟英先取西瓜汁命与恣饮，方用石膏、知母、麦冬、芩、连、竹茹、木瓜、威灵仙，略佐细辛分许，煎成徐服，覆杯而瘥。(《随息居重订霍乱论·医案篇》)是案热势弥张，阴津耗损，病势甚急。先令饮西瓜汁者，一者取其快捷，不必待煎汤成药，另一方面，是因西瓜汁为"天生白虎汤"，取其甘凉清热生津之功。

再如季杰之妾，病发甚急，诊为新凉外束，伏暑内发。绛雪、玉枢丹灌之皆不受。泻至四五次，始觉渐热，而口大渴，仍不受饮，语言微謇。王孟英急令捣生藕汁徐灌之，渐能受，随以黄芩、黄连、薏苡仁、川楝子、栀子、石斛、桑叶、竹茹、蒲公英煎服，服后痛即减，吐泻亦止，改用轻清法而愈。(《随息居重订霍乱论·医案篇》)是案因胃不纳药，先用生藕汁救急。《随息居饮食谱》载："藕，甘平，生食生津，除烦开胃，消食析酲。"用甘平之藕汁徐徐灌之，待暑邪稍清、津液稍复、胃气稍缓，可以受药时，再服汤剂治疗。

（4）注意食疗时机

王孟英在阐发霍乱病时，指出病中要注意饮食时机。一般认为，"得谷者昌，百病之生死，判于胃气之存亡，犹之兵家饷道，最为要事"，故有胃气，能得谷，在疾病发展过程中十分重要，病中常用米汤等养胃气。王孟英指出，时邪霍乱痧胀"以暑湿秽恶之邪，由口鼻吸入肺胃，而阻其气道之流行，乃否塞不通之病，故浊不能降而腹痛呕吐，清不能升而泄泻无嗄，或欲吐不吐，欲泻不泻，而窃踞中枢，苟不亟为展化宣通，邪必由经入络，由腑入脏而滋蔓难图矣。凡周时内，一口米汤下咽，即胀逆不可救者，正以谷气入胃，长气于阳，况煮成汤液，尤能闭滞隧络，何异资寇兵而赍盗粮哉！"明确指出要"忌米汤"。然而，亦不可一概而论，死守"忌口"之说，"惟吐泻已多，邪衰正夺者，犹之寇去民穷，正宜抚恤，须以清米汤温饮之，以为接续，不可禁之太过，反致胃气难复，知所先后，则近道矣"(《随息居重订霍乱论·治法篇》)。明确指出是否进食的辨证要点：邪气尚实之时，宜忌口，以防谷气入胃，阻滞气机，更碍实邪；若津液过伤，邪势已衰，正气大虚者，宜温饮清米汤，以渐复胃气。

王孟英强调，疾病已愈，善后调理要注意不同食物的饮食时机。"凡霍乱吐泻皆止，腿筋已舒，始为平定。若暴感客邪而发者，即可向愈。口渴，以陈米汤饮之；知饥，以熟莱菔、熟凫茈（即荸荠），或煮绿豆，或笋汤煮北方挂面啖之。必小溲清，舌苔净，始可吃粥饭、鲫鱼、台鲞之类。油腻、酒醴、甜食、新鲜、补滞诸物，必解过坚矢，始可徐徐而进，切勿欲速，以致转病。”对于伏邪不能尽去者，要待得患者知饥，然后以饮食如前法消息之自愈。干霍乱“痛止为平，苔净口和，便坚溺澈为痊，饮食消息之法同上”。寒霍乱轻者，“得平即愈，但节饮食，慎口腹可也……饮食调理，亦凭苔色、便溺而消息之可也”。要根据察舌、察二便，待得苔色净、二便调，即邪气已衰，方可予饮食法调理善后，并根据疾病恢复的进程选择适合的饮食。(《随息居重订霍乱论·治法篇》)

（5）海螵蛸应用举例

王孟英生于杭州，平素多游历于江浙一带，傍海业医。因地域原因，医案中常见海产品有海蛤壳、海螵蛸、鱼鳔、海蜇等，现以海螵蛸为例说明。

海螵蛸，又叫乌贼骨，为乌贼科动物无针乌贼或金乌贼的内壳。产于中国沿海，如辽宁、江苏、浙江等地。味咸、涩，性微温，归肝、肾经。温涩善敛，能够收敛止血，治疗崩漏下血、吐血、便血、外伤等各种出血症；并能固精止带，治疗肾虚带脉不固所致的赤白带下，精关不固所致的遗精、滑精。咸能软坚散结，治疗癥瘕疝气积聚。外用能够收湿敛疮，治疗阴肿、湿疮、湿疹、溃疡不敛诸症。味咸而涩，能够制酸止痛，又是治疗胃酸过多、胃脘疼痛的佳品。炒后矫味臭，收涩之性增强，长于收敛止血、止带、敛疮，多用于崩漏下血、创伤出血、赤白带下、疮疡湿疹。

海螵蛸早在《内经》中就有记载，对于“得之年少时，有所大脱血，若醉入房，中气竭，肝伤，故月事衰少不来”的血枯证，处方以四乌贼骨一藘茹丸。《神农本草经》言其“味咸微温，主女子漏下赤白经汁，血闭”，《本草纲目》言此药“厥阴血分药也，其味咸而走血”。王孟英在《随息居饮食谱》中言乌贼“咸平。疗口咸，滋肝肾，补血脉，理奇经，愈崩淋，利胎产，调经带，疗疝瘕，最益妇人。可鲜可脯，南洋所产淡干者佳。骨名海螵蛸，入药功相似”。临床上多用于妇科病的治疗，医案中运用海螵蛸6处，其中有5处是妇科病案。现将王孟英对海螵蛸的理解和应用分述于下：

①带下虚证

对于带下属任脉虚者，王孟英言：“任脉虚而带下不摄者，往往滋补虽投而不能愈，余以海螵蛸一味为粉，广鱼鳔煮烂，杵丸绿豆大，淡菜汤下。”（《女科辑要按·卷上》）淡菜，味咸性温，无毒，入肝、肾经，补肝肾、益精血、消瘿瘤。治虚劳羸瘦，眩晕，盗汗，阳痿，腰痛，吐血，崩漏，带下，瘿瘤，疝瘕。王孟英在《随息居饮食谱》中言：“淡菜补肾，益血填精，治遗。”鱼鳔，又称鱼胶、鱼肚。性平，味甘，能补肾益精、滋养筋脉。《本草求原》中认为鱼鳔又能“固精”。《本草新编》还说：“鳔胶合沙苑蒺藜名聚精丸，为固精要药。”可见，海螵蛸、鱼鳔、淡菜均为补肾固精止遗之品。同时，王孟英认为女子带下病与男子遗精病病机相同，治则亦同。因此，诸药相合，共奏固精止带之功。

②妊娠下血证

李华甫继室案，妊娠三月而血崩。王孟英按其脉弦洪而数，知为热证，与大剂生地、银花、茅根、柏叶、青蒿、白薇、黄芩、续断、驴皮胶、藕节、胎发灰、海螵蛸而安。（《王氏医案续编·卷三》）此案下血乃因血热迫血妄行，故虽在孕中，还是针对病证果断运用了大剂清热凉血之品；同时又考虑到妊娠因素，加上续断补肾益精止血、阿胶滋阴养血止血、藕节凉血止血、胎发灰收敛止血、海螵蛸补肾固精止血。这里，海螵蛸与诸止血药配伍，所司各有不同，共奏止血扶正之功。

③崩漏

周光远夫人案，因情志原因，悲伤抑郁而患崩漏，面黄、腹胀、寝食皆废。王孟英用龟板、海螵蛸、女贞子、旱莲草、贝母、柏叶、青蒿、白薇、小麦、茯苓、藕肉、莲子心而康。(《王氏医案续编·卷四》)此案中，海螵蛸与滋阴补肾、清心安神之品同用，一方面与女贞子、旱莲草相伍，取滋阴补肾之效；一方面与侧柏叶同用，取其固精止血之功。

④月经过多

沈辛甫之妻案，患者素体虚弱，平日又过于操劳，劳倦更伤正气，年逾四十，月经过多，便溏，冷汗，气逆，沈辛甫以为气虚，用参、芪等益气之品不效，反而病日以危。王孟英用龙骨、牡蛎、龟板、鳖甲、海螵蛸、石英、石脂、禹余粮、熟地、茯苓为方。一剂转机，渐以向愈。(《王氏医案续编·卷六》)该案病虚于下，病位在肾，故用滋阴补肾填精之品，方中海螵蛸与牡蛎、龟板、鳖甲、禹余粮配伍，收涩止血。患者纯属虚证，因此所用诸药均为补益收涩之品，茯苓补中兼通，使全方补而不滞。

⑤月经后期

朱绀云之妻案（详见前）：因阳明经气为痰所阻，气血失于流通输布，而致月经不至、乳汁不通、咳血诸症，误用补益，病势日危。王孟英于苇茎汤中加茜根、海螵蛸、旋覆花、滑石、竹茹、海蜇为剂，和藕汁、童溺服。用苇茎汤加竹茹、海蜇清肺化痰，旋覆花、滑石取药性走下之势以引血下行；海螵蛸配伍其中，咸以入血，引入血分；咸以软坚，助苇茎等药化痰散结。(《王氏医案三编·卷一》)

⑥子宫脱垂

翁嘉顺之妻案，产后阴户坠下一物，形色如柿，多方治疗而不收，第三日求治于王孟英。诊为气虚不固，升提无力所致，处以泽兰叶二两，煎浓汤熏而温洗，随以海螵蛸、五倍子等分，研细粉掺之，果即收上。(《王氏医案续编·卷五》)此为外用治标之法，同时处以益气养血增乳之方，标本同治而愈。

⑦淋漏

许培之祖母案，患者年逾七旬，患淋漏之证已久，并常发风斑，脉弦而滑，舌绛口干。脉症合参，知虽为高年，证却为阳热过盛之实证。王孟英于病发之时处以犀角、生地、女贞子、旱莲草、黄芩、青蒿、白薇、元参、龟板、海螵蛸之类以息其暴，平日处甘露饮加减调其常。(《王氏医案续编·卷四》)此案证属火热，故处方多为清热凉血之药，海螵蛸配伍其中，与二至丸、龟板、元参相合，清泄之中不忘扶助正气，针对老年的体质特点，祛邪同时予以益肾固精，清中有补，通中有敛。

综上可见，王孟英常将海螵蛸与他药配伍，在不同病症、不同病机中，分别发挥益肾、软坚、收涩、入血等功用，尤其长于妇科病症的治疗。精妙之处全在辨证准确、配伍得当。此外，王孟英于《随息居饮食谱》中还指出，海螵蛸还可为末，米饮调下，治疗猝然吐血，小儿痰齁；为末外敷可治疗跌打出血。

除海螵蛸外，王孟英还常用海蜇。《本草拾遗》认为海蜇味咸无毒，"主生气及妇人劳损、积血、带下，小儿风疾，丹毒，汤火"。《归砚录》言："海蜇，妙药也，宣气化痰、消炎行食而不伤正气。故哮喘、胸痛、癥瘕、胀满、便秘、带下、疳、疸等病，皆可食用。"《随息居饮食谱》载该药"咸，平。清热消痰，行痰化积，杀虫止痛，开胃润肠。治哮喘、疳黄、癥瘕、泻痢、崩中、带浊、丹毒、癫痫、痞胀、脚气等症。诸无所忌，陈久愈佳"。此药应用颇为广泛，以其有宣化之效，正符王孟英注重气化枢机、用药清轻的特点，故在医案中比比皆是。亦常与荸荠同用，即雪羹汤。

（四）遣方用药

1. 法宗叶桂，用药尚清轻灵动

王孟英治疗温病，无论邪在卫、气、营、血，多宗叶天士之法，概以轻清透解为立法宗旨。对温邪犯肺的治疗，指出："温邪仅宜清解，上焦之治，药重则过病所。”（《温热经纬·卷三》）叶天士所确立的辛凉轻剂，章虚谷认为由于地域特点，吴人气质薄弱，故用药多轻淡，是属因地制宜之法。王孟英却认为其用药有极轻清平淡者，取效更捷，如若能够真正领悟其道理所在，则药味分量或可权衡轻重，至于治法则不可改易。温病邪在气分，叶天士言“到气才可清气”。王孟英指出，所谓清气即以轻清之品宣展气化，如山栀、黄芩、瓜蒌、芦根等。邪在气分，不可贸然使用寒滞之药，厚朴、茯苓等药亦在所禁之例。陆士谔曾赞王孟英治伏病“大抵用轻清流动之品，疏动其气机，微助其升降，而邪已解矣。此其法虽宗香岩叶氏，而灵巧锐捷竟有叶氏所未逮者”。临床善用清淡甘凉之品，药物常选石斛、沙参、玉竹、元参、知母、百合、梨汁、麦冬、西洋参、蔗汁等。医案中多有反映，举例如下：

胡氏妇疟证案，寒少热多，自云阴分素亏，他医误进清解凉营之药后，热势愈炽；改用养阴法，呕恶烦躁，自欲投井。诊得脉至滑数，右寸关更甚。舌淡白而光滑，看似无苔，实际上有苔如膜，满包于舌。王孟英认为证属阴虚吸暑，兼以痰阻清阳，因初治失于开泄所致。以菖蒲、竹茹、黄连、半夏、旋覆花、茯苓、苏叶、枳壳、枇杷叶为小剂，取其轻清开上。两服后舌即露红，呕止受谷，疟热亦减；又二服疟证已祛，再以清养善后而安。（《王氏医案三编·卷三》）是案病在上焦，王孟英以小剂轻清之品开上，正所谓“治上焦如羽，非轻不举”。

陈吉堂令郎子堂案，甲寅（1854）春，连日劳瘁奔驰之后，忽然大便自遗，却并非溏泻，继而言腹痛，蜷卧不醒，唤醒则仍言腹痛，随即又沉沉睡去。他医或以为痧，或以为虚，二者病证治法迥异，难以决断，请王孟英决之。王孟英因患者身不发热，二便不行，舌无苔而渴，脉弦涩不调，认为此证非痧非虚，乃事多谋虑而肝郁，饥饱劳瘁而脾困，饮食滞于中焦所致。方处槟榔、枳壳、橘皮、半夏、山楂、神曲、莱菔子、川楝子、元胡、海蜇，服二剂后，痛移脐下，稍觉知饥，是食滞下行之象。去山楂、神曲，加栀子、白芍，服一剂，大便得下而愈。(《随息居重订霍乱论·医案篇》) 是案肝郁、食滞兼见，法应消导解郁，而王孟英处方，皆选槟榔、橘皮等轻清消导之品。骇人之重症，以平淡轻剂，二剂知，三剂愈。杨素园赞曰："半痴用药至轻，而奏效至捷，良由手眼双绝。"

谢某患嗽案，症见卧难偏左，王孟英切其脉，右寸软滑，辨为肺虚而痰贮于络。疏方以苇茎、丝瓜络、生蛤粉、贝母、冬瓜子、茯苓、葳蕤、枇杷叶、燕窝、梨肉，投之而愈。(《王氏医案续编·卷五》) 此案病在肺络，故王孟英方处清轻，取丝瓜络、枇杷叶等清轻入络之义；更伍以燕窝、梨肉，以食入药，增加清润之功。

2. 气贵流通，重病有轻取之法

王孟英尝云"重病有轻取之法"，认为药贵对证，虽平淡之品，亦有奇功。曾言："气贵流通，而邪气扰之则周行窒滞，失其清虚灵动之机，反觉实矣。惟剂以清轻，则正气宣布，邪气潜消，而窒滞自通，误投重药，不但已过病所，病不能去，而无病之地，反先遭克伐。"(《温热经纬·卷四》) 急症重症，亦有以轻清取效者。

如金愿谷舍人次郎魁官案，九月间患五色痢，日下数十行，七八日以后，噤口不食，腹痛呻吟，危在旦夕。有主张病证属虚当以人参补之者，有主张病证属实当以生大黄荡之者，所言不一，病家惶然不知所措。王孟英诊后辨为病起于暑热夹食，继而误服热药所致。方处北沙参、黄连、鲜莲子、栀子、黄芩、枇杷叶、石斛、扁豆、银花、桔梗、山楂、神曲、滑石，覆杯即安，旬日而起。(《王氏医案·卷二》) 噤口痢，其症痢下无度，且噤口不食，为痢病中最难措手、最为危重者。是案虚热在胃，补虚则碍热，清热则妨虚，又加以食积，尤为棘手。而王孟英却以轻清取之，沙参、莲子、枇杷叶、扁豆、银花诸药，皆属轻清之品，且性味平和，为噤口痢的治疗打开了思路。

又如幼儿心官案，患微热音嘎，夜啼搐搦。幼科谓其生未三月，即感外邪，又兼客忤，复停乳食，证候极重，处方也颇为庞杂。王孟英对此不以为然，仅用蚱蝉三枚煎汤饮之，服后覆杯而愈。赵笛楼得知后赞叹说："用药原不贵多而贵专，精思巧妙，抑何至于此极耶！"（《王氏医案三编·卷一》）患者年龄极幼，未满三月，又停乳食，夜啼搐搦，身热音嘎，病势危重，兼之小儿之病变化最快，处方不可不慎。而王孟英竟仅用一味蚱蝉，且量仅三枚，功效却兼有清热、息风、开声音、止夜啼诸功，与证候恰合，故可使极危重症覆杯而愈，读之令人咋舌。这也是由于小儿脏腑轻灵，用药对证则随拨随应。

3. 处方果断，峻剂愈危急重证

王孟英处方，多以轻清灵动为特点。而对于危重之证，当峻攻或峻补者，又能果断处以重剂取效。曾言："既患骇人之病，必服骇人之药，药不瞑眩，厥疾勿瘳。"（《王氏医案·卷二》）

如罗元奎案，夏日卒发寒热，旋即呕吐不能自立，胯间痛不可当，焮赤肿硬，形如肥皂荚，横于毛际之左。王孟英诊后说："此证颇恶，然乘初起，可一击去之也。"重用金银花六两，生甘草一两，皂角刺五钱，水煎和酒服之。一剂势减，再剂病若失。（《王氏医案·卷一》）是案热毒炽盛，痈疽将发，起势甚为猛烈。王孟英乘其初起，以双花、皂刺、生甘草，大剂攻之，药味简单，取效专力猛之功，峻剂清热解毒，效若桴鼓。

许自堂令孙子社患感案，病已延至二十八日，诸医束手。诊之左手脉数，右手俨若鱼翔，痰嗽气促，自汗瘛疭，苔色灰厚，渴无一息之停，十分危急。病已二十八日，迁延日久，患者又有气促自汗，易考虑到久病正虚而从气虚论治。而王孟英却辨为实热证，十二日间，令患者连服大剂寒凉药二十四剂，共计用犀角三两有余，危证方见挽回。又经过旬余调治，便溺之色始正。前后共下黑矢四十余次，苔色亦净。(《王氏医案·卷二》)是案证极危急，王孟英连进大剂寒凉，且每日两剂，选药峻猛并加大药量，用药之果敢，令人称叹。

再如朱某痢证案，已经表散荡涤滋腻，势濒于危。神气昏沉，耳聋脘闷，口干身热，环脐硬痛异常，昼夜下五色者数十行，小便涩痛，四肢抽搐，时时晕厥。王孟英诊后分析说："此暑湿之邪失于清解、表散、荡涤，正气伤残，而邪传入厥阴，再以滋腻之品补而锢之，遂成牢不可破之势，正虚邪实，危险极矣。"与白头翁汤加楝实、肉苁蓉、黄芩、黄连、栀子、白芍、银花、石斛、桑叶、橘叶、羚羊角、牡蛎、海蜇、鳖甲、鸡内金等药，大剂频灌，一帖而抽厥减半，四帖而抽厥始息。旬日后便色始正，溲渐清长，粥食渐进，半月后脐间硬结消散。改用养阴，调理逾月而康复。(《王氏医案·卷二》)患者屡经误治，正气被伤，阴津亏乏，正气虚甚；而同时，邪实更甚，正虚邪甚，故势极危急。于此，王孟英毅然处大剂白头翁汤加味清热利湿之品，药剂颇重，又要求频灌，收效甚快。方中亦加有肉苁蓉、鸡内金等以转运枢机，石斛、牡蛎、海蜇等滋阴养津，也反映出王孟英转枢机、顾阴津的思想。

对于高年患者，亦本着"有是证而用是药"的原则，必要时果断处以重剂。如顾云忱案，体丰年迈，患疟于秋，脉芤而稍有歇止。用清解蠲痰之法，病不少减，而大便带血。王孟英诊曰："暑湿无形之气，而平素多痰，邪反得以盘中，颇似有形之病。清解之法，药不胜邪。治必攻去其痰，使邪无所依而病自去。"指出清解之法虽不为误，却不能胜邪，须用攻法。方用桃仁承气汤加西洋参、滑石、黄芩、黄连、橘红、贝母、石斛为方，送服礞石滚痰丸。服二剂后，下黏痰污血甚多，疟即不作，再用清润法善后。(《王氏医案·卷二》)桃仁承气汤与礞石滚痰丸均为峻下峻攻之方，此方对于老人可谓峻极，然有是证而用是方，所谓有故无殒也。且于此峻攻方中，王孟英还是配伍了西洋参、石斛以滋阴养津，其处处顾护阴津的思想可见一斑。

其他又有沈裕昆室脘痛案，投以重剂豁痰药；顾奏云患感案，三日间犀角服至两许等，在此不赘。

4. 善用经方，长于加减巧化裁

王孟英对张仲景极为推崇，对《伤寒论》有深入研究。其代表作《温热经纬》即是以《内经》《伤寒论》为“经”，足见王孟英对张仲景言论的重视，并列《仲景伏气温病篇》《仲景伏气热病篇》《仲景外感热病篇》《仲景湿温篇》《仲景疫病篇》，专篇阐发张仲景的观点。临证治疗善用张仲景之法，有时随手拈来，足见其对仲师的尊崇。如叶殿和秋季患感案，患者旬日后汗出昏瞀，有热甚阴竭之象，医皆束手。王孟英诊后，认为此乃真阴素亏，过服升散之剂误药所致，“与仲圣误发少阴汗同例”。方用元参、地黄、知母、甘草、白芍、黄连、茯苓、小麦、龟板、鳖甲、牡蛎、驴皮胶为大剂，投之得愈。(《王氏医案·卷一》) 王孟英在此案中精确地引用了《伤寒论·辨少阴病脉证并治》的禁例，又根据具体病情灵活处方用药，可见其对于张仲景之学术是十分熟悉和推崇的。

王孟英善用经方，指出张仲景之方“用之得当，如鼓应桴”，但若“用失其宜，亦同操刃”，所以“读书须具只眼，辨证尤要具只眼也”，应用经方时多有化裁变化，反映了其对经方、对张仲景学术思想的独到认识。

（1）多用经方合方

除对经方灵活加减化裁外，王孟英还多用经方合方。有经方与经方合方者，亦有经方与他方合方者；有诸方功效相似，相辅相成，以增药效者，亦有立法迥异、以照顾兼证者。这种合方应用，以及上文所言之经方加减，从所加药味来看，味数大都较多，但药力较为单一，合方或加减后，经方的应用仍不失其法度。而这种大量的加味、合方，较之叶、薛、吴三家又独具特色。

①经方与经方合方

如何叟案，年八旬，冬月伤风，面赤气逆、烦躁不安。王孟英指出伤风亦有戴阳证，真阳素扰，痰饮内动，卫阳不固，风邪外入，有根蒂欲拔之虞。用东洋人参、细辛、炙甘草、熟附片、白术、白芍、茯苓、干姜、五味、胡桃肉、细茶、葱白，一剂而瘳。(《王氏医案·卷一》) 此案为真武汤与四逆汤合用，以回阳镇饮、攘外安内。又有黄履吉案，截疟后浮肿，误经温补，呃逆不休，气冲碍卧，饮食不进，势濒于危，请王孟英决其死期。方处瓜蒌、薤白合小陷胸汤、橘皮竹茹汤，加柿蒂、旋覆花、苏子、香附、代赭石、紫菀、枇杷叶为方。四剂而瘳。(《王氏医案续编·卷二》) 为经方瓜蒌薤白汤与小陷胸汤合方，又加味理气转运枢机之品。此二案经方合方，功效相似，前案功专温阳，后案重在理气，取其相辅相助之义。沈雪江令媛案，胎前患泻，娩后不瘳，半年以来，诸药莫效。王孟英察其脉弦数而尺滑，问诊知带盛口干、腰酸咽痛、溲热善噫、肢冷烦躁，断为肝经有热而风行于胃，津液不足而阴血日亏。与白头翁汤加禹余粮、石脂、熟地、龟板、竹茹、青蒿、砂仁，频服而痊。(《归砚录·卷四》) 此案将仲景方赤石脂禹余粮方与白头翁汤同用，通涩兼施，正邪兼顾。

②经方与时方合方

补泻兼施。如赵菊斋仲媳案，素患阴虚内热，时或咯血，王孟英治愈后，又于产后患泻，他医误进温热，咳嗽乃作，继而误用养营，滑泄更甚。王孟英投以甘麦大枣配梅连之法，症渐轻减。然又为他医蛮补而误，腹痛食减，日下数十行，皆莹白坚圆，如白蒲桃之形，上萦血丝。王孟英予仲景当归生姜羊肉汤，每剂吞鸦胆子二十一粒，以龙眼肉为衣。两服而便转溏，痛即递减。再行调理而愈。(《王氏医案·卷七》) 经方生姜羊肉汤温补治虚，鸦胆子清利湿热治下利，合方应用，补泻兼施。与此相似，又有婺源詹耀堂子案，年二十患霍乱，服姜、桂温燥数剂，致泄泻不止，口大渴而脉弦数。予白头翁汤合封髓丹，加银花、绿豆、石斛，一剂即知，二剂痊愈。(《随息居重订霍乱论·医案篇》) 经方白头翁汤清利湿热，封髓丹滋养肾阴，二者合方，正虚、邪实得以兼顾。

各有偏重。王孟英在合方的用法中，有时取二方功效相似，而偏重不同。如韩名谅之儿妇案，孕中患热病，局中诸医皆虑胎殒，率以补血为方。旬日后势已垂危，急请王孟英诊之。王孟英曰："胎已腐矣，宜急下之。"以调胃承气汤合犀角地黄汤，加西洋参、麦冬、知母、石斛、牛膝投之，胎落，神气即清，热亦渐清，次与养阴生津之品调治而安。(《王氏医案·卷一》) 调胃承气汤与犀角地黄汤均可清除热邪，但调胃承气汤使热邪从下而解，犀角地黄汤则善清血分之热，二者相辅成方，各有所司。又如徐艮生室案，年四十余，于酷暑之时患瘖，沈悦亭先为诊治，连进清解，不能杀其势。王孟英视其体厚痰多，脉甚滑数，扬掷谵妄，舌绛面赤，渴饮便涩，与大剂白虎加犀角、元参、银花、花粉、贝母、大黄、竹叶、竹茹、竹沥，送滚痰丸。服后大便下如胶漆，脉症渐和。(《王氏医案续编·卷三》) 白虎汤与滚痰丸均针对邪实，然白虎汤重在清无形之热，而滚痰丸功在逐有形之实邪，并配伍清热生津化痰之品，诸证兼顾。

（2）灵活加减化裁

王孟英案中多用经方，如白虎汤、竹叶石膏汤、小陷胸汤、瓜蒌薤白白酒汤、甘麦大枣汤、旋覆代赭汤等均是常用之方。然而用经方原方者较少，大都经过加减变化。

如白虎汤。王孟英治疗霍乱病时论述说："白虎汤神于解热，妙用无穷，加人参则补气以生津，加桂枝则和营而化疟，加苍术则清湿以治痿，变而为竹叶石膏汤，则为热病后之补剂。余因推广其义，凡暑热霍乱之兼表邪者，加香薷、苏叶之类；转筋之热极似寒，非反佐莫能深入者，少加细辛、威灵仙之类；痰湿阻滞者，加厚朴、半夏之类；血虚内热者，加生地、地丁之类；中虚气弱者，加白术、苡仁之类；病衰而气短精乏者，加大枣、枸杞之类，无不奏效如神也。”治疗霍乱病时，提出白虎汤“粳米须用陈仓者，或用生苡仁亦妙”（《随息居重订霍乱论·药方篇》）。易粳米为陈仓米，以防新米力厚助邪，或用生苡仁，兼有健脾燥湿之用。竹叶石膏汤则“宜用地浆煎更妙”，使清热同时更兼顾养脾土。金匮麦门冬汤，原方为麦冬、制半夏、人参、甘草、粳米、大枣，王孟英以竹叶易半夏，治“气液两亏，不能受重剂峻补，皆可以此汤接续其一线之生机，余屡用辄效”。

再如甘麦大枣汤，在《金匮要略》中用于脏躁，后世延用甚广。王孟英在加减化裁后又有了新的发挥。在朱氏妇案中，患者平素畏药，即使极淡之药，也会服之即吐。患晡寒夜热，寝汗咽干，咳嗽胁痛。月余后，渐至减餐经少，肌削神疲。王孟英诊之，左手脉弦而数，右部涩且弱。分析说：“既多悒郁，又善思虑，所谓病发心脾是也。而平昔畏药，岂可强药再戕其胃，诚大窘事。”疾病关乎情志，又不能服药，难以措手。再三思量，方处甘草、小麦、红枣、藕四味，令患者煮汤频饮。病者尝药后大喜，于是日夜服之。旬日后复诊，脉证大减。王孟英论曰：“此本仲圣治脏躁之妙剂，吾以红枣易大枣，取其色赤补心，气香悦胃，加藕以舒郁怡情，合之甘、麦，并能益气养血、润燥缓急，虽若平淡无奇，而非恶劣损胃之比，不妨久任，胡可以果子药而忽之哉！”守方用至两月，病症霍然而愈。（《王氏医案·卷二》）此案患者病发心脾，胃气已虚，最难处在于病者畏药，故极难处方。王孟英以甘麦大枣汤化裁，平淡之味而愈大病，令人称奇。且以红枣易大枣，又加藕以“养心生血、开胃舒郁”。藕在《本草备要》中“多空象心，久服令人欢”。加减化裁后，不失仲师原意，却又更加契合病情。与此相似，吴馥斋令姊月经后期案（《王氏医案·卷一》）与朱氏妇月经过少案，虽病症不同，但同为情志抑郁所致，故均以甘麦大枣汤为主方加减。所不同者，朱氏妇病发心脾，加藕一味以舒郁怡情；吴案虚实夹杂，在原方基础上又加高丽参、黄连、百合、茯苓、牡蛎、白芍、旋覆花、新绛，合旋覆花汤，取甘以缓之、苦以降之、酸以敛之之义。

又如枳实栀豉汤，原方出自《伤寒论》，用于大病瘥后劳复。王孟英将其用于病后食复。在许贯之茂才室案中，患者体极清癯，且娩已五次，可知必有正虚。此次病产后即发壮热，王孟英断为暑证，投大剂凉解数帖，战汗而瘥。胃气渐复，疾病渐愈之时，却又忽见壮热，便闭渴闷，不饥不食。王孟英诊其脉右甚滑实，断为食复，问之果因过食豆腐而致。方处枳实栀豉汤加瓜蒌、连翘、桔梗、薄荷、莱菔汁，三服而愈。(《归砚录·卷四》) 此案在仲景原方基础上，又加消导之品，改劳复方为食复方。

（3）师法而不泥方

王孟英案中亦有仅用仲景之法，取经方之义，而不用其方而取效者。

①依仲景之法随变调方

王孟英治沈峻扬案，患者五十七岁，素有痰嗽之疾，年前曾由顾姓医治疗，方处小青龙汤一剂，服后喘逆渐甚；汪姓医又处肾气汤，服一剂后病势更重，至于濒危。王孟英诊其脉来虚弦软滑，尺中小数，颧红微汗，吸气不能至腹，小便短数，大便艰难，舌红微有黄苔，而渴不多饮，胸中痞闷不舒。王孟英认为，此乃根蒂虚于下、痰热阻于上，上实下虚之证。张仲景于《伤寒杂病论》中有小青龙汤证，治疗风寒夹饮之实喘；又有肾气汤条，治疗下部水泛之虚喘。此证虽有下焦虚证，但又兼有肺不清肃，若一味温补下元定会加重肺气之壅塞，使实者更实；上焦虽有实证却为痰热，并非小青龙汤所适用之寒饮，若行温散必致耗气伤液，使虚者更虚。因此，仲景之法虽可通用，然仲景之方不可原方照用。据此，王孟英方处杏仁、苇茎、紫菀、白前、瓜蒌仁、竹沥开气行痰以治上实，同时佐苁蓉、胡桃仁以摄纳下焦之虚阳。一剂知，再剂平。继而去紫菀、白前，加枸杞、

麦冬、白石英，服三帖后便畅溺长，即能安谷，再加减填补而痊。(《王氏医案三编·卷二》)

②取仲景急下存阴之法

急下存阴之法，为张仲景在《伤寒论·辨阳明病脉证并治》提出的治法之一，因腑中热实炽盛，煎灼津液，病势危急，当急下之以保阴津，方用大承气汤。王孟英在具体应用中，有了进一步的创新和发挥，仅取其义，而不用经方大承气汤原方。如张养之之妻，饮食如常，肌肤消瘦，信事如期，色紫淡，两腓发热，别处仍和，面色青黄，隐隐有黑气，脉似虚细，而沉取略有弦滑。王孟英辨为阳明有余、少阴不足，土燥水涸之证。当急下存阴，治以甘寒，以西洋参、生地、白芍、石膏、知母、黄柏、茯苓、栀子、麦冬、花粉、楝实、丹皮、木通、天冬等，大剂服用，急清其热，服至数斤而愈。(《王氏医案·卷一》) 王孟英于此案分析："仲景有急下存阴之法，方用大承气汤。然此案不同，仲景大承气法用于外感，有余之邪可以直泻，而从下解。而此患者为内伤，无形之热不可攻泻。急治存阴之理则一，而具体治法则二。"指出，此证与仲景急下存阴证，一为无形之热，一为有形之实，故取其义而变其方。

又如郑芷塘岳母案，年逾花甲，仲春患右侧手足不遂，舌蹇不语，面赤便秘。医与疏风之药不效，于第四日延请王孟英。诊得右脉洪滑，左脉弦数，为阳明腑实之候，方疏石菖蒲、胆南星、知母、花粉、枳实、瓜蒌仁、秦艽、旋覆花、麻子仁、竹沥。病家因便泻欲脱，置不敢用，又迁延至二旬，病势危急。再延王孟英诊时，病势更甚，症见苔裂舌绛、米饮不沾、腹胀息粗，阴津欲竭，此时非急下存阴不可。即以前方加大黄四钱绞汁服，连下黑矢五次，舌蹇顿减，渐啜稀糜。继与滋阴生津合方，渐收全绩。(《王氏医案续编·卷三》) 是案患者有腑实证，法当急下存阴，王孟英取其义，以大黄绞汁入方而取效，可谓深得仲景之法。

③补充仲景治法

张雨农司马案，患者患病已久，病势较深，且公事掣肘，心境不能泰然，非药力所能及。体气羸惫，王孟英因其阳气不能宣布，推断其久不作嚏，果然患者答经年无喷嚏。王孟英继而指出“古惟仲景论及之，然未立治法”，拟一方并戏言“博公一嚏”。处高丽参、干姜、五味子、石菖蒲、炒薤白、半夏、橘皮、紫菀、桔梗、甘草为剂。当时在船中，服药后舟行未及二十里，已得嚏矣。此案诊断、治疗之准令人称奇。(《王氏医案·卷一》)《金匮要略·腹满寒疝宿食病脉证治》第七条:“中寒，其人下利，以里虚也，欲嚏不能，此人肚中寒。”虽有论及，但未立治法方药。于此，王孟英以补阳宣气之法，补仲景未立之方，随手而应。石兰孙《王氏医案绎注》称:“此方五味子用得极精，将欲升之，必先降之，气未有不能降而升者也。”

5. 面面俱到，处方周全应病机

如前气化枢机论中所述，不管是多脏还是多经之病，王孟英常以气、枢机作为辨治关键，虽证候纷杂，治法则一。于繁杂病证中抓住关键，这是一法。此外，王孟英有时又能面面俱到，于病证各方面均有兼顾，此又一法。

有方中多法同用，以照顾诸多兼证者。如钱塘姚欧亭案，患者年过六十，初夏偶患大泻，后苦脾约，大便极其艰滞，先硬后溏。又见汗出神惫，步履蹇滞，间或纳食如梗，呕吐酸辣，六脉迟软，苔色白润，不渴，小便清长，腹无胀痛。王孟英分析说:“既不宜润，更不可下，以中虚开阖无权，恐一开而不复阖，将何如耶？亦不可升提，盖吐酸食梗，已形下秘上冲之势，又素吸洋烟，设一阖而竟不开，又将何如耶？”以人参、白术、橘皮、半夏、旋覆花、白芍、鸡内金、木瓜、枇杷叶为方，十二剂后大便通畅，再行调理而安。(《随息居重订霍乱论·医案篇》）此案便秘因于中气之虚，且年事已高，阴津之虚亦当兼顾；纳食如梗，呕吐酸辣，气有上逆之势，故不可升提。是证大便艰涩而不宜用通下之法，阴津亏乏而不宜用滋腻之品，气虚而不宜用益气升提之剂，处方难以措手。王孟英方仅九味，参、术补益中气，以治其本；橘、半、旋三味，调畅气机，有升有降；芍药酸能养阴；稍加鸡内金消导；木瓜、枇杷叶兼能养津。诸药相伍，治兼调气、养阴、生津、益气，足见配伍之妙。

又如康康侯案，面色黄若烟熏，头汗自出，呼吸粗促，似不接续，坐卧无须臾之宁，便溺涩滞，色浑赤而味极臭，心下坚硬拒按，形若覆碗。舌边紫苔黄，不甚干燥。患者自言口渴甜腻，不欲饮食，但凡合眼，即气升欲喘，烦躁不能自持，胸中懊侬，莫可言状。王孟英细察其脉，见滑数之象，而右歇左促，且肝部间有雀啄，气口又兼解索。症状纷杂，王孟英断为缘于湿热而经误补，致使病邪漫无出路，充斥三焦，气机为其阻塞而不流行，日久凝滞成痰饮，诸症由是而生。于温胆汤中加薤白、瓜蒌仁，通其胸中之阳；合善治饮痞之小陷胸汤以清热化痰、宽胸散结；参以栀子、淡豆豉泄其久郁之热，以除懊侬；佐以兰草，涤其陈腐之气而醒脾胃。连投二剂，各恙皆减，脉亦略和。是案通阳、泄热、醒脾、理气诸法合用。（《王氏医案·卷二》）又有康康侯司马夫人案，泄泻多年，纳食甚少，稍投燥烈之药，咽喉即疼。已经多医治疗，皆不能获效。王孟英断为脾虚饮滞、肝盛风生之候。用人参、白术、橘皮、半夏、桂枝、茯苓、川楝子、白芍、木瓜、蒺藜为治。（《王氏医案续编·卷一》）方虽小，然健脾、涤饮、平肝兼顾，丝丝入扣，面面俱到。如法投之渐愈。

有上下分治者。如高某案，患两膝后筋络痠疼，略不红肿，卧则痛不可当，彻夜危坐。王孟英切其脉虚细，苔色黄腻，咽燥溺赤。与知母、石斛、栀子、川楝子、牛膝、豆卷、桂枝、竹沥为方，送服虎潜丸，旬日而愈。（《王氏医案续编·卷二》）是案阴虚于下，火炎于上，煎剂以治其上，丸药以培其下，井井有条。

有标本同治者。姚某案，因母亲去世劳瘁悲哀之际，感受温邪，胁痛筋掣，气逆痰多，壮热神昏，茎缩自汗。脉见芤数，舌绛无津，医皆束手。王孟英与犀角、羚羊角、元参、知母壮水息风，肉苁蓉、楝实、鼠矢、紫石英潜阳镇逆，沙参、麦冬、石斛、葳蕤益气充津，花粉、栀子、银花、丝瓜络蠲痰清热，一剂知，四剂安，随以大剂养阴而愈。(《王氏医案续编·卷四》) 患者吸食鸦片已久，煎灼阴津，津液素亏，感受温邪，已有阴虚阳越、热炽津枯之险，正如吴鞠通所言“病温之人，精血虚甚，则无阴以胜温热，故死”，若不及时恰当治疗，必祸不旋踵。病症复杂而危重，王孟英壮水息风、潜阳镇逆、益气充津、蠲痰清热诸法同用，安内攘外，标本并治，处方缜密而又层次分明，如此四剂，终得挽回。

有多脏兼顾者。吴酝香大令宰金溪案，自仲春感冒起病，延至冬日，痰多气逆，肌肉消瘦，诸症蜂起，耳鸣腰痛，卧即火升，梦必干戈，凛寒善怒。脉弦细，左寸与右尺甚数，右寸关急搏不调，病者颈垂不仰，气促难言，舌黯无苔，面黧不渴。王孟英诊为病起于劳伤夹感，加上平素善饮，又失于清解，“内伏之积热，久锢深沉，温补杂投，互相煽动，营津受烁，肉削痰多，升降失常，火浮足冷，病机错杂，求愈殊难。宜分经设法”。方处以石膏、知母、花粉、黄芩等清肺涤痰，青蒿、鳖甲、栀子、金铃等柔肝泄热，元参、女贞、天冬、黄柏等壮水制火，竹茹、旋覆花、枇杷叶、橘红等宣中降气，出入为方，间佐龙荟丸，直泻胆经之酒毒，紫雪丹搜逐隧络之留邪。服之渐效。(《王氏医案续编·卷六》) 是案王孟英处方功兼清肺、柔肝、壮水（滋肾）、宣中（理脾）、泻胆，肺、肝、肾、脾、胆多脏腑兼顾，并注意以紫雪丹入络。

有三焦分治者。屠敬思案，素体阴亏，久患痰嗽，动则气逆，夜不能眠，频服滋潜之品，而纳食渐减，稍沾厚味则呕腐吞酸。左脉弦而微数，右脉软滑兼弦。王孟英分析病情，认为此乃水常泛滥，土失堤防，肝木过升，肺金少降。病起于久投滋腻，因湿浊内盛，非但不能补益下焦，反而防碍中焦运化，以致升降不调。以肉苁蓉、黄柏、当归、芍药、熟地、丹皮、茯苓、楝实、砂仁研成末，藕粉为丸，早服温肾水以清肝；以党参、白术、枳实、菖蒲、半夏、茯苓、橘皮、黄连、蒺藜生晒研末，竹沥为丸，午服培中土而消痰；暮吞威喜丸，肃上源以化浊。三焦分治，各恙皆安。（《王氏医案续编·卷八》）之所以选用丸剂，目的是避免汤药助痰生湿。是案中患者上焦当清肃，中焦当培运，下焦当滋肾清肝。诸法相碍，清则碍下，补则滞中。王孟英采取早、中、晚三焦分治的方法，分别处以丸剂，既能三焦兼顾，又不致清补互碍。

6. 治有先后，依照病势定治法

临证过程中，又有难以面面俱到、综合治疗者，就须考虑遣方用药的先后次序。先祛邪后补虚，继而滋阴生津培补，是王孟英用药次第的总法。除此之外，还有以下几种情况：

先解表后清里。这是表里同病的常规治法。如周子朝案，患恶寒头痛发热，酷似伤寒，而兼心下疼胀。脉右部沉滑，苔黄不渴，小便色如苏木汁。先以葱豉汤加栀子、黄连、杏仁、贝母、瓜蒌、橘皮为方解其表，服后微汗出，患者不恶寒反恶热，由此可知外邪已解；继而清其痰热，与知母、花粉、杏仁、贝母、旋覆花、滑石、石斛、橘皮、枇杷叶、竹茹、茅根、芦根、地栗（荸荠）、海蜇等药清里化痰，并注意滋阴生津。服后吐大量胶痰，纳食渐复，惟动则欲喘，王孟英于清肃肺金药中佐以滋阴润下之品，善其后而痊。（《王氏医案续编·卷二》）

先清后下。对于热邪炽盛，充斥上下者，王孟英主张先清上，即清解无形之热邪；然后清下，清泻有形之热邪。如庄半霞案，闱后患感，日作寒热七八次，神气昏迷，微斑隐隐。王孟英认为平昔饮酒，积热内蕴，夹感而发，又误投温补，故致热势弥盛。先用白虎汤清透热邪，三剂后斑化而寒热渐已；继用大苦大寒之药，泻下结热；旬日后与甘润滋濡之法，养热伤之阴津，两月始得全愈。(《王氏医案·卷二》) 是案热势甚炽，先以白虎汤清上，待上热已清，继用苦寒之药泻下，再待下热得泻，最后用总法养阴生津调理。又如石芷卿案，病者患感，他医误投柴、葛等升散之药，热势暂时消退后复热更甚。王孟英先以栀子、豆豉、黄芩、黄连清解升浮之热，待热邪下归于腑，脉来弦滑而实，径用承气汤下之。服后下黑便，次日大热大汗，大渴引饮，王孟英认为此为腑垢行而经热始显之兆，与竹叶石膏汤，二剂安。继以育阴充液，调理而愈。(《王氏医案·卷二》) 是案亦是先清解上热，再用承气汤清泄腑中实邪，仍以养阴生津法调理。

先治营后治气。对于热邪侵扰气血，营分、气分俱病者，王孟英主张先治营，后清气。胡蔚堂舅氏案，年近古稀，壬寅（1842）夏感受暑湿，误投温散，以致谵语神昏，势濒于危，肛前囊后之间，溃出腥脓，疮口深大。王孟英以其病来迅速，腥秽异常，是身中久蕴厚味湿热之毒，夹外受之暑邪，无所宣泄，下注而成此证。同时舌强而紫赤，脉细而滑数，客邪炽盛，伏热蕴隆，阴分甚亏，有津涸之虑。此案素有湿热，兼暑邪、阴虚，先用清营之剂，三投而神气渐清；次以凉润阳明，便畅而热蠲脓净；继而改用甘柔滋养，调养而安。(《王氏医案·卷二》) 是案先清营分血热，再凉润阳明气分，后宗总法甘柔滋养。又如段春木之室，患烂喉，内外科治之束手。骨瘦如柴，肌热如烙，韧痰阻于咽喉，不能咯吐，须以纸帛搅而曳之。患处红肿白腐，龈舌皆糜，米饮不沾，汛事非期而至，按其脉左细数，右弦滑。王孟英诊曰："此阴亏之体，伏火之病，失于清降，扰及于营。"先以犀角地黄汤清营分，而调妄行之血；续与白虎汤加西洋参等，肃气道而泻燎原之火；外用锡类散，扫痰腐而消恶毒；继投甘润药，蠲余热而充津液，日以向安，月余而起。(《王氏医案·卷二》) 是案先清营分血热，再解气分热邪，后用甘润调理。

先清上焦运中焦，后培下焦。如程芷香案，春天病温，精关不固，旬日后陡然茎缩寒颤。王孟英诊为平日体丰多湿，厚味酿痰，故苔腻不渴，善噫易吐。风温乘其阴亏阳扰，流入厥阴。处方午后进肃清肺胃方，以解客邪，蠲痰湿斡枢机；早晨投凉肾舒肝法，以靖浮越，搜隧络而守关键。病果递减。而患者易生嗔怒，病多复发，每复必茎缩寒颤，甚至齿缝见紫血瓣，指甲有微红色，溺短而浑黑极臭。王孟英认为，此时上焦已清，中枢已运，应当填肾阴、清肝热为治，故投西洋参、二冬、二地、肉苁蓉、天花粉、知母、黄柏、黄连、川楝子、石斛、白芍、紫石英、牡蛎、龟板、鳖甲、鸡子黄、阿胶之类，大剂连服二十余帖，诸恙渐退。(《王氏医案续编·卷一》)

处方诸症兼顾与用药次第而施，二者似乎矛盾，而在临证过程中，却均是其根据病情灵活辨证施治的体现。其法二，而其理一也。

7. 注重剂型与煎服法

中药汤剂因其疗效可靠、加减运用灵活等特点，是中医治疗疾病最为常用的剂型。汤剂除药物配伍得当外，煎药与服药方法均须注意，运用得当与否，直接影响到临床疗效。而王孟英于临证处方中，除煎服法外，对煎药之水亦有讲究，有时采取龙眼汤、熟地汤等代水煎药，以增强疗效。现以具体案例说明之。

(1) 服药时机与剂型

案例

程燮庭乃郎芷香，今春病温，而精关不固，旬日后陡然茎缩寒颤。自问不支，人皆谓为虚疟，欲投参、附。孟英曰：非疟也。平日体丰多湿，厚味酿痰，是以苔腻不渴，善噫易吐，而吸受风温，即以痰湿为山险，乘其阴亏阳扰，流入厥阴甚易，岂容再投温补以劫液，锢邪而速其痉厥耶?

伊家以六代单传，父母深忧之，坚求良治。孟英曰：予虽洞识其证，而病情轇轕，纵有妙剂，难许速功，治法稍乖，亦防延损，虽主人笃信，我有坚持，恐病不即瘳，必招物议，中途歧惑，其过谁归？倘信吾言，当邀顾听泉会诊，既可匡予之不逮，即以杜人之妄议。程深然之。于是王、顾熟筹妥治。午后进肃清肺胃方，以解客邪，蠲痰湿而斡枢机；早晨投凉肾舒肝法，以靖浮越，搜隧络而守关键。病果递减。奈善生咳怒，易招外感，不甘淡泊，反复多次。每复必茎缩寒颤，甚至齿缝见紫血瓣，指甲有微红色，溺短而浑黑极臭。孟英曰：幸上焦已清，中枢已运，亟宜填肾阴、清肝热。以西洋参、二冬、二地、苁蓉、花粉、知、柏、连、楝、斛、芍、石英、牡蛎、龟板、鳖甲、阿胶、鸡子黄之类，相迭为方，大剂连服二十余帖，各恙渐退。继以此药熬膏晨服，午用缪氏资生丸方，各品不炒，皆生晒研末，竹沥为丸，枇杷叶汤送下。服之入秋，始得康健。孟英曰：古人丸药皆用蜜，最属无谓，宜各因其证而变通之，此其一法也。(《王氏医案·卷二》)

①分时用药

此案病情复杂，病证虚实兼见，既有风温之客邪，又有痰湿之内患；一方面肺胃被邪所扰，同时肝肾又有阴虚火盛；病位又同时涉及上、中、下三焦。王孟英以其病情复杂，难以一方兼顾诸证，故分时分方论治，午后进肃清肺胃方，以解风温客邪，同时祛湿化痰、枢运气机；早晨投凉肾舒肝法，以降浮越之虚火。通过分时服药，邪正兼顾，三焦并治，故效果明显。后病虽复发，但经过前一阶段的治疗，好在上焦已清，中枢已运，肺胃之邪得以解除，所以这次治疗以填肾阴、清肝热为要，不再需要分时用药。待病情稳定后以膏方调理，依然采用晨、午分时服药的方法。

②剂型选用灵活

此案第一次诊治时，病势重而急，故选用汤剂，正是李东垣所谓“汤者荡也，去大病用之”之义。第二次诊治，因情志、外感因素而复发，病证易于变化，故亦选用汤剂，以发挥汤剂加减灵活、可以随证而变的优势。待病情稳定后，改为膏方与丸方调理。丸剂，东垣谓“丸者缓也，舒缓而治之”，与汤剂相较，吸收较慢，药效持久，节省药材，便于长期服用；膏剂是将药物加水反复煎煮去渣浓缩后，加蜜或糖而制成的半液体剂型，便于服用，有滋润补益之功，与丸剂均适于慢性病证或虚弱病证长期服药者。

③变通丸剂做法

丸剂是将药物研成细末，加适宜的黏合剂而制成的固体剂型，常用的有蜜丸、水丸和糊丸。蜜丸性质柔润，除药物配方作用外，又兼具蜂蜜的补益作用；糊丸是以米糊、面糊、曲糊为黏合剂制成的小丸，多用于减轻对胃肠的刺激；水丸是用酒、醋、水等制成的小丸。对于丸剂的蜜制法，王孟英指出：“古人丸药皆用蜜，最属无谓，宜各因其证而变通之。”强调丸剂制作也需因人、因证制宜，辨证而用。此案即不用常规蜜丸、水丸，而是竹沥为丸，增强化痰之功。而常规之蜜丸长于滋润，甘腻易于助湿，于此证不合。

④丸剂送服讲求辨证

丸剂的服法也有讲究，在此王孟英一改常规温水送下或米粥送下的服法，要求用枇杷叶汤送下，也是通过辨证，针对患者内有痰湿的具体病证，取枇杷叶化痰清热之功，既简单易行，又恰合病情。成药服用方便，但灵活性差，不能根据实际病情因人、因时、因地而变通加减，故针对性差，疗效往往不如汤剂。早在宋代《太平惠民和剂局方》中就有对成药的送服方法，在一定程度上弥补了这一重大不足。王孟英此案沿袭用之，为今天成药的应用提供了思路。

张柳吟在此案下批注曰：“此四损证之最重者，治稍不善，变证纷如，便不可保，此案深可为法。”由以上分析可见，是案不仅辨证处方足以为法，在处方用药及煎服方法、剂型选用方面均别具匠心，可资借鉴。

（2）浊药轻投法

案例

吴薇客太史令堂，患痰嗽喘逆，便秘不眠，微热不饥，口干畏热，年逾六旬，多药勿痊。孟英切其脉右寸关弦滑而浮，左关尺细软无神，是阴虚于下，痰实于上，微兼客热也，攻补皆难偏任。与茹、贝、旋、斛、浮石、芦根、冬瓜子、枇杷叶、杏仁、花粉为剂，而以熟地泡汤煎服，则浊药轻投，清上滋下，是一举两全之策也。投匕果应，再服而大便行，渐次调养获瘳。(《王氏医案续编·卷五》)

按语：诸症一派痰热实象。脉诊可见右寸关弦滑，是肺胃实热之征；而左关尺细软无神，可知脾肾已亏，有阴虚之本，且患者已年逾六旬，年事已高，体质之虚在所难免；右寸见浮象，兼之身有微热，可知又有外邪。对于此案阴虚于下，痰实于上，又微兼客热之证，虚证、实证、表邪三者兼见，攻、补、发散均难偏任。故方以清热化痰为主，且皆选用清轻之药，绝无温燥之品，以清肺胃实热痰积；同时以熟地泡药煎服，取浊药轻投之法，既能滋养肾阴之虚，又防滋腻碍胃之弊，清上与滋下兼顾又不致掣肘。与此相似，又有谢谱香阴亏咳逆案，亦以熟地汤煎服清轻之品，取浊药轻投，清邪、滋阴兼顾，上焦、下焦同治之义。

（3）汤丸并用法

案例

赵菊斋仲媳，素患阴虚内热，时或咯血，去年孟英已为治愈，既而汛事偶愆，孟英诊曰：病去而孕矣。今春娩后患泻，适孟英赴豫章之诊，专科进以温热之方，而咳嗽乃作；更医改授养营之剂，则滑泄必加；签药乩方，备尝莫效。比孟英归，投以甘麦大枣配梅连之法，证渐轻减。继为其姻党尼之，多方蛮补，遂致腹痛减餐，日下数十行，皆莹白坚圆，如白蒲桃之形，上萦血丝。菊斋悔闷，仍乞援于孟英。予仲景当归生姜羊肉汤，每剂吞鸦胆仁二十一粒，以龙眼肉为衣。果两服而便转为溏，痛即递减。再与温养奇经之龟板、鹿霜、归、苓、杞、菟、甘、芍、乌贼、苁蓉、蒲桃、藕等药，调理而痊。(《王氏医案续编·卷七》)

按语：是案产后患泄，又误经温补，气阴大伤，然而病邪未去。此时，若以攻邪治泻为主，则必重伤正气；若以培补气阴为主，则必致邪无出路而病更甚。于此，王孟英攻补兼施，一方面予以当归生姜羊肉汤培补正气，另一方面送服鸦胆丸（鸦胆子、黄丹、木香）以祛除邪实积滞。待泻与痛均减后，再与温养奇经之方调理。论治层次鲜明，井井有条。又因鸦胆子有刺激肠胃的作用，故以龙眼肉为衣。

（4）药、食代水煎药

王孟英案中，以药品或食材煮汤，代水煎药者颇多。如翁嘉顺令正案，分娩后子宫脱垂，恶露不行，乳汁全无，两腿作痛，其乳及腹皆不胀，辨为大虚之候。方处黄芪、当归、甘草、生地、杜仲、大枣、糯米、芝麻、藕，浓煎羊肉汤煮药。羊肉，王孟英在《随息居饮食谱》中言其“甘温暖中，补气滋营……产后虚羸，腹痛觉冷，自汗带下，或乳少，或恶露久不已，均用羊肉切治如常，煮糜食之”。是案将药补与食补相结合，以增强补益之力。此是以食材熬煮代水煎药例。(《王氏医案续编·卷五》) 又如邵可亭痰嗽案，误用温补纳气之药，喘嗽日甚，口涎自流，茎囊渐肿，两腿肿硬至踵，不能稍立，开口则喘逆欲死，不敢发言，头仰则咳呛咽疼，不容略卧，痰色黄浓带血，小溲微黄而长，平素大便干结。王孟英诊其脉弦滑有力，断为高年孤阳炽于产后内，时令燥火薄其外，真阴大亏之证。先以白虎汤合泻白散加清热生津之品，待喘嗽渐息，加龟板、鳖甲、犀角，而以猪肉汤代水煎药，取大滋其阴而潜其阳之义。(《王氏医案·卷二》)

杨素园夫人案，病证复杂，且已迁延二十余年，得之于胃阳受伤，肝木乘侮；身躯素厚，湿盛为痰；温药杂投，积温成热，又助风阳，且消烁胃津。故气滞、痰饮、瘀阻、内热、阴伤诸证皆具。处人参八钱，鲜竹茹四钱，川椒二分，乌梅肉炭六分，茯苓三钱，旋覆花三钱，金铃肉二钱，柿蒂十个，仙半夏一钱，淡肉苁蓉一钱五分，吴萸汤炒黄连四分，冬虫夏草一钱五分，煎药用炙龟板、藕各四两，漂淡陈海蜇二两，荸荠一两，赭石四钱，先煮清汤，代水煎药。(《王氏医案续编·卷六》) 其中藕、海蜇、荸荠三种食材有滋阴生津之效；炙龟板、代赭石两种药材有滋阴、潜降之功。此为用药物与食材煮水煎药例。其他又有以鲜稻露、冬瓜汁、补中益气汤代水煎药者，突破了以水、泉水、井水、千扬水煎药的常规，使处方更为灵活对证。不一一而论。

王子孟英

临证经验

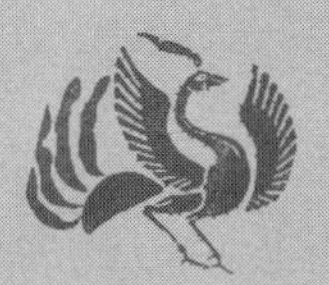

王孟英著作中留下了大量的医案，数量多达800余则，是医家临证辨治的真实记录，为探讨王孟英临证经验提供了宝贵的一手资料。细察王孟英诸案，注重养阴、强调气化枢机、善用清轻透达等学术思想贯穿于中，辨证诊断、处方用药多有独到之处。现将王孟英的理论著作与传世医案相结合，分析医家对伏邪温病、霍乱病的理论发挥和治疗经验；探讨其对老年病、妇科病、外科病、痰证、血证的辨治特色；并以白虎汤、竹叶石膏汤、清暑益气汤、燃照汤为例，分析王孟英应用方药的特色。

一、伏邪温病

温病学说是在《内经》《难经》及《伤寒杂病论》的基础上，逐渐发展并成长起来的。历代医家通过长期的临床实践和观察分析，认识到以伤寒六经辨证纲领来统治一切外感热病尚有不足之处。因而在客观需要的情况下，温病学说逐渐发展，卫气营血和三焦辨证纲领的确立标志着温病学说最终形成，从而把温病从伤寒领域中划分出来。在长期的临床实践中，人们不断总结经验，摸索规律，揭示温病的病因病机，制定并完善了温病学说的理论基础，作为临证的依据。新感和伏气是阐明温病病因病机的两种学说。

（一）理论发挥

1. 对伏邪的认识

温病的致病因素，《内经》中认为是寒邪，如《素问·生气通天论》曰："冬伤于寒，春必病温。"《灵枢·论疾诊尺》曰："冬伤于寒，春生瘅热。”说明当时认为，冬季感受寒邪，是来年春天发生温病的外在因素。即冬季感受寒邪，即病者为伤寒；冬季受寒邪没有立即发病，而是寒邪伏藏于体内，逐渐化热者，过时自里向外发，其发于春季，在夏至以前者，成为温病，发于夏至以后者，成为暑病。即《内经》所谓“凡病伤寒而成温者，先夏至日为病温，后夏至日为病暑”。这种认为冬季感受寒邪之后，经过节气的更迁变化及体内复杂的演变，过时才发为温病的学说称为“伏寒化温”说。“伏寒化温”说实为后世伏邪学说理论之源。《伤寒论·平脉法》中首创“伏气”之名，又引申《内经》“伏寒化温”说，认为冬寒内伏，至春夏发为温病、暑病，如更感“异气”则变为各种温病。《伤寒论·伤寒例》中说：“中而即病为伤寒，不即病者，寒毒藏于肌肤，至春变为温病，至夏变为暑病。”又指出：“若更感异气，变为他病者，当依后坏病证而治之。若脉阴阳俱盛，更感于寒者，变为温疟；阳脉浮滑，阴脉濡弱者，更遇于风，变为风温；阳脉洪数，阴脉实大者，更遇温热，变为温毒，温毒为病最重也；阳脉濡弱，阴阴脉弦紧者，更遇温气，变为温疫。”唐代医学家王焘在《外台秘要·温病论病源二首》中认识到不仅仅是伏寒可以化为温热，感冬月温暖之气，亦可伏而后发。他指出：“其冬月温暖之时，人感乖戾之气，未遂发病，至春或被积寒所折，毒气不得泄，至天气暄热，温毒始发，则肌肉斑烂也。”这种认识使得伏气致病范围有所拓宽。金代刘河间认为伏气温病四时皆有，不仅发生于春夏两季，进一步扩大了伏气温病的范围。如《伤寒医鉴》引用刘河间的说法：“冬伏寒邪，藏于肌肉之间，至春变为温病，至夏变为暑病，至秋变为湿温，至冬变为正伤寒。”明代医家李梴在《医学入门》中说：“伏暑，即冒暑久而藏伏三焦肠胃之间。”明确了暑邪内伏及伏暑的病名。王肯堂《证治准绳·杂病门》也赞同李梴之说，认为：“暑气久而不解，遂成伏暑。”由此可见，后世医家按照《内经》理论的原则，把感受暑邪内蕴不解，伏藏体内，作为一种新的温病——伏暑病的病因来阐释，不再仅限于“冬伤于寒”发于春季的春温病了。

现对伏气理论从以下几个方面进行梳理：

一是伏邪性质。除了《内经》所认为的寒邪可以伏藏体内引起温病发生之外，明清以来一些医家认为，暑邪（包括暑邪夹湿）等其他外邪也能潜伏体内，在一定条件下过时而发。邪气潜伏体内通常有一定内因存在，如寒邪深伏于少阴，内因正是少阴不藏；暑邪内蕴，内因是脾胃虚弱。

二是邪伏部位。对于从外感受的邪气伏藏部位的问题，一直以来存在较多不同认识，归纳起来有以下几种：①藏于肌肤（《伤寒论·伤寒例》）；②藏于肌骨（巢元方《诸病源候论》）；③藏于少阴（叶天士、柳宝诒等）；④藏于膜原（俞根初等）。此外，雷少逸还认为，不同体质的人邪伏部位存在不同，如肾亏之体，外邪往往藏于少阴肾，而体质壮实之人往往伏于肌肤。

三是诱发因素。伏藏于体内之邪，在一定条件下可以自内向外发。既可因自然界气候的变化自发，如冬伤于寒，迨春阳气升发，伏邪自发于少阳；还可因各种外部因素所诱发。常见外部诱发因素有：①发病季节的时令病邪。如冬季感受寒邪，伏藏于体内，至春感受风寒或风热等时令病邪，引动伏温而外发。再如夏季感受暑邪，为湿邪蕴遏而伏藏体内，至深秋或冬季，为当令外界寒邪搏动而诱发。②饮食、七情等内因。

四是病机演变规律。藏于内的伏气发病，与新感外邪所致疾病的发病截然不同。伏气温病初起时表现为里热炽盛，里热自内向外发。如柳宝诒在《温热逢源》中言：“伏温由阴而出于阳，于病机为顺。”可见，伏气温病的病机演变特点是以邪气自里向外为顺，病情向愈；反之，若伏邪步步深入于里，继续内陷，则病情就会加重，病势为逆，预后差。《温热逢源》中指出：“若病发于阴而即溃于阴，不达于阳，此病即为逆。”并认为邪气不能外达的原因是邪气弗郁，正虚不能托邪外出，或阴津被灼伤。

五是温病证候特征。伏气温病初起即可见到明显的里热炽盛证，自发者不兼表证；外邪诱发者，兼表证，即表里同病。伏气温病往往发病急重，传变发展快，病变过程中每多窍闭、动风、动血之变。病死率通常高于新感温病，危害性较大。

六是伏气温病治疗原则及治法。由于伏气温病以里热外发，里热炽盛明显，所以其治疗原则当以清泄里热为主。针对其病机及演变特点，除清泄里热之外，常多配伍养阴、透邪外达等治法。若兼有表证者，自当加入疏表散邪之品。里热又有气热、营热之不同，当依据辨证规律分别进行用药：发于气分者，清气为主；发于营血分者，清营凉血为要。柳宝诒言："一面泄热，一面透邪，凡温邪初起，邪未离少阴者，其治法不外是矣。"

2. 新感与伏气俱存

新感温病的病因学，起源晚于伏气说。张仲景《金匮要略·痉湿暍病脉证并治》中把暑病称为中暍，中暍即为新感暑病。《伤寒论·伤寒例》中也说："其冬月有非节之暖者，名曰冬温。"冬温也属于感受温邪即病的新感温病。宋代医家郭雍《伤寒补亡论》中提出："冬伤于寒，至春发者，谓之温病；冬不伤寒而春自感风寒温气而病者，亦谓之温。"对外感病发病的认识已不局限于伏气所致，已经认识到新感因素的重要性。后世依据此内容，遂把温病的致病因素分为新感与伏气两大类。明代医学家汪石山认为："又有不因冬月伤寒，至春为病温者，此特春温之气，可名曰春温，如冬之伤寒、秋之伤湿、夏之中暑相同。此新感之温病也。"汪石山之说，打破了长久以来伏气学说作为温病主要病因学说的局面。时至清代，新感温病学说逐渐为多数著名医学家所认同，且认为温病多属新感邪气所致。叶天士、薛生白、陈平伯、余师愚、杨栗山、吴鞠通等医家均对所谓新感温病进行了详尽而系统的论述，并创造性地提出了温病卫气营血及三焦辨证理论，使得温病学达到了一个新的高度。伏气与新感两种发病学说，在温病学派内部一直存在分歧，围绕着两种不同的温病展开了争论。

伏气（或称伏邪）与新感学说是温病发病学方面的两个主要学说，这两个学说从不同方面揭示了温病的发病规律，并有效地指导着临床的诊断和治疗。许多医家也采取了兼容并包的态度，认为两种学说并行不悖，可以用来说明不同发病类型的温病，并且概括其病情特点、判断轻重、把握传变，从而确立治疗大法。

王孟英为温病学说集大成者，明确主张新感与伏气温病都非常重要，两种学说应该并行不悖。既不可只重视新感温病，而忽视伏气温病；又不能只承认伏气温病，而否定新感学说。王孟英所处的年代，温病学家叶天士、薛生白、吴鞠通等的著作及学说都已经在当时的医学界广为流传，为多数医者所认同和采纳。这些医家的著作如叶天士《温热论》、薛生白《湿热病篇》、吴鞠通《温病条辨》、余师愚《疫疹一得》等均以论述新感为主，较少涉及伏气温病的内容，甚至有些温病学家从一定程度上否定了伏气温病的存在，如陈平伯《外感温热篇》只对常见新感温病——风温进行了较为系统全面的论述。针对当时医学界重视新感，忽视甚至放弃伏气学说的倾向，王孟英在《温热经纬》及其他著作中，都不遗余力地进行了纠正。为了警示后学，防止只重新感温病的倾向，他在编辑《温热经纬》一书过程中，把《内经》中有关热病的论述，命名为《内经伏气温热篇》，指明《内经》所论温病皆是从伏气立论。他又辑录张仲景外感热病治疗的相关内容，加以分门别类，分别命名为《仲景伏气温病篇》《仲景伏气热病篇》。更为重要的是，王孟英认为，张仲景还论及新感热病，他说："《脉要精微论》曰：彼春之暖，为夏之暑。夫暖即温也，热之渐也。然夏未至则不热，故病犹曰温。若夏至则渐热，故病发名曰暑。是病暑即病热也。仲圣以夏月外感热病名曰暍者，别于伏气之热病而言也。"因而王孟英汇辑有关仲景条文编成《仲景外感热病篇》《仲景湿温篇》《仲景疫病篇》等章节，明确把伏气温病与新感的热病、湿温、疫病等同列。王孟英认为后世论温病者，当推叶天士所著《温热论》和《幼科要略》。《温热论》可谓专述新感温病，为使内容与篇名相符，王孟英将其更名为《叶香岩外感温热篇》，并全文收载，重点加以阐释发挥。《幼科要略》则既论述新感温病，也包括了伏气温病，遂将其更名为《叶香岩三时伏气外感篇》。王孟英同时指出："陈氏此篇（《陈平伯外感温病篇》）与鞠通《条辨》皆叶氏之功臣，然《幼科要略》明言有伏气之温热，二家竟未细绎，毋乃疏乎！"不但如此，他在《陈平伯外感温病篇》中，还将其中陈氏否定伏邪的言论删减，他说："篇中非伏气之说，皆为截去。"目的是为了"弃瑕录瑜"。王孟英这种做法严谨公允，其目的也是显而易见的，他希望借此警示后学正确看待新感与伏气温病的关系。无论新感还是伏气温病，均须加以明辨并重视。

3. 伏气病因及病机演变

伏气能藏伏于体内的原因，前人多尊《内经》之说，认为是"冬不藏精"，即肾精亏虚或不足。因肾藏精，为封藏之本，故历代医家多推演为房劳耗伤肾精是伏气发病的内因。王孟英对"冬不藏精"的诠释，更加符合临床实际。他认为，冬不藏精的原因不局限于房室不节，并提出自己的见解。他说："藏于精者，春不病温。小儿之多温何耶？"进一步分析说："良以冬暖而失闭藏耳。"但不是每个冬天都是应寒反暖的，而是常"因父母以姑息之心，唯恐其冻，往往衣被过厚，甚则戕之以裘帛，虽天冷潜藏，而真气已暗为发泄矣"。王孟英指出，起居失宜也是冬季不能藏精的原因之一，并认为"此理不但幼科不知，即先贤亦从未曾道及也"。说明因起居失宜，可致肾精暗耗，邪气从外侵袭人体，潜藏于体内，伏藏之邪可乘外界阳气升发之机，或因外邪引动而外发。

王孟英对伏邪病机演变的见解和分析也非常深刻，他说："若伏气温病，自里出表，乃先从血分而后达于气分。"伏邪外发，由血分出于气分，是邪气传变的基本规律。

（二）诊断特色

王孟英依据温病舌诊的原理来判断病情，并依据舌象、脉象及其他症状辨证用药；重视动态观察舌象变化，来作为判断病机演变的主要依据。他说："起病之初，往往舌润而无苔垢，但察其脉软而或弦，或微数，口未渴而心烦恶热，即宜投以清解营阴之药。"可见，他把清解营阴法作为伏气外发初起的治法。"迨邪从气分而化，苔始渐布，然后再清其气分可也"，故邪气外发至气分用清气之法。"伏邪重者，初起即舌绛咽干，甚有肢冷脉伏之假象，亟宜大清阴分伏邪，继必浓腻黄浊之苔渐生，此伏邪与新邪先后不同处"。伏邪有轻重之别，重者往往邪重阴伤明显，甚至导致脉伏肢冷的"假象"出现，临床须及时救治，予以大剂清解阴分之邪的治法。若邪气透发，则出现浓腻黄浊之苔，与新感所致温病有所不同。"更有邪伏深沉，不能一齐外出者，虽治之得法，而苔退舌淡之后，逾一二日舌复干绛，苔复黄燥，正如抽蕉剥茧，层出不穷，不比外感温邪，由卫及气、自营而血也。"还可以见到邪气深伏，不同一齐外透者，病情反复。舌苔转为正常以后，又复出现舌干绛、苔黄燥等表现，说明伏邪未尽，如抽蕉剥茧，层出不穷。较一般新感温病有所不同。秋月伏暑，轻浅者邪伏膜原，深沉者亦多如此。苟阅历不多，未必知其曲折，附识以告后人。

王孟英主要通过对舌象及其动态变化的观察，来审视邪伏深浅，确立具体治疗方法，明确病邪外出的层次。使后人对伏气致病的认识更加清晰明了，临床辨证施治有据可循。据此，我们把王孟英伏气温病诊疗经验总结如下：

伏气温病总体病机演变规律：血分（阴分）→气分（阳分），里→外。

伏气温病一般证候及治法：初病，舌润而无苔垢、心烦等（清解营阴）→入气分，苔始渐布（清解气分）。

伏气温病重型证候及治法：初病，舌绛咽干，甚者脉伏肢冷（亟宜大清阴分伏邪）→入气分，浓腻黄浊之苔（清解气分）。

除上述两种类型以外，尚有伏气深藏，不能一次透发者，往往舌象表现为：初起，舌干绛、苔黄燥→苔退舌淡→后期，舌干绛、苔黄燥。

此外，伏暑秋发病情轻浅者，初起病位多在膜原，晚发或重证则符合上述规律。杨照藜对此段王孟英的论述评价很高："阅历有得之言，故语语精实，学人所当领悉也。"

上述伏气温病的辨证论治规律，在王孟英相关医案中多有所体现，王孟英明言："余医案中，凡先治血分，后治气分者，皆伏气病也，虽未点明，读者当自得之。"下面结合王孟英医案，分析、归纳其伏气温病的证治规律。

（三）验案举隅

案例 1

王皱石弟患春温，始则谵语发狂。连服清解大剂，虽昏沉不语，肢冷如冰，目闭不开，遗溺不饮，医者束手。孟英诊其脉弦大而缓滑，黄腻之苔满布，秽气直喷。投承气汤加银花、石斛、黄芩、竹茹、元参、石菖蒲，下胶黑矢甚多，而神稍清，略尽汤饮。次日去硝黄，加海蜇、莱菔、黄连、石膏，服二剂而战解肢和，苔退进粥，不劳余力而愈。(《王氏医案续编·卷七》)

按语：此案实为春温邪结阳明，热厥似脱之证，病情凶险，阴阳疑似，临床颇难鉴别。王孟英依据其脉之弦大缓滑、苔之黄腻满布，更加口秽喷人等里实热证表现，从而明辨其病机，排除了昏沉肢冷如冰、目闭遗尿、口不渴等寒厥似脱之假象。可见舌脉在辨证中的重要性。再者，病初患者谵语发狂，实为伏温内闭、不能外达之象，究其原因，实为阳明结实所致。所以，前医虽以大剂清解，但仍使变证丛生，王孟英则从通腑入手，应用承气汤通阳明腑气，给伏邪以出路，方能取效。承气汤通腑，加元参、石斛生津，银花、黄芩解毒，菖蒲芳香辟秽，证药相投，大便下后，其效自现。

案例 2

孟英因与之（张养之）交，见其体怯面青，易招外感，夏月亦著复衣，频吐白沫。询知阳痿多年，常服温辛之药，孟英屡谏之。而己亥九月间，患恶寒头痛，自饵温散不效，迎孟英诊之。脉极沉重，按至骨则弦滑隐然。卧曲房密帐之中，炉火重裘，尚觉不足以御寒。且涎沫仍吐，毫不作渴，胸腹无胀闷之苦，咳嗽无暂辍之时。惟大解坚燥，小溲不多，口气极重耳。乃谓曰：此积热深锢，气机郁而不达，非大苦寒以泻之不可也……及二三帖后，病不略减，诸友戚皆诋药偏于峻，究宜慎重服之……孟英闻之，急诣榻前谓曰：……况连服苦寒，病无增减，是药已对证。不比平淡之剂，误投数帖，尚不见害也。实由热伏深锢，药未及病，今日再重用硝、黄、犀角，冀顽邪蕴毒，得以通泄下行，则周身之气机，自然流布矣。养之伏枕恭听，大为感悟。如法服之，越二日大便下如胶漆，秽恶之气达于户外，而畏寒即以递减，糜粥日以加增。旬日后，粪色始正。百日后，康健胜常。（《王氏医案·卷一》）

按语：此案王孟英以脉沉重、口气极重为辨证依据，准确辨明证属积热深锢、气机郁而不达，遂力排犹疑，予大剂苦寒以通导阳明实热；在病邪得以控制，病无增减之时，又果断重用硝、黄通腑泄热，重用犀角以增解毒凉血之力，使病情转危为安。病者大便下如胶漆，是伏热得以外出之象，余证得以逐日递减。本案识证是前提；重用硝、黄、犀角等药大剂清热解毒通下，给邪以出路是成功治疗之关键。

伏邪之所以能留于体内，往往有内因的参与。一般来说，外邪侵袭或邪气留伏，必有正虚存在，即《内经》所谓“邪之所凑，其气必虚”。王孟英对此有其独特的见解，他在《随息居重订霍乱论·治法篇》中说："人身气血，原有强弱。强者未必皆寿，弱者未必皆夭。正以气血虽强，设为邪凑，而流行愆度，似乎虚矣。不去其邪，则病愈实而正愈虚，驯致于死，虽强而夭折矣。气血虽弱，不为邪凑，则流行不愆，不觉其虚，即为邪凑，但去其邪，则病不留，而正自安，虽弱亦得尽其天年矣。使看勇如贲育之人，身躯不觉其重大者，以正气健行不息也。"说明王孟英对《内经》"邪之所凑，其气必虚"的理解不仅仅停留于字面。邪气留伏，其内因可以有两种情况：其一，气血亏虚，正气不充，无力抗邪外出；其二，局部正气运行受阻，气机不能流通，无法驱邪外出，即《内经》所谓"勇者气行则已，怯者著而为病"。可见，不但正气亏虚与否是伏邪发病的内因，正气（包括气血津液等精微物质）能否运行流通于局部也是伏邪发病的关键因素之一。此外，影响邪伏部位的因素还有病邪本身的性质。如寒邪伤阳，往往入侵阳经；风热、燥热多伤及肺经；湿热多困阻于阳明、太阴（即脾胃）；疠气多发于膜原、三焦；寒邪深伏可藏于少阴（肾）。其机理多依据"天人相应""五行学说"及同气相求等理论。因此，须结合邪气性质、邪气留伏部位及发病部位，方可正确辨治伏邪。王孟英精熟于伏气理论，临床治疗特色突出。

案例 3

冯媪患左目胞起瘰，继而痛及眉棱、额角、巅顶，脑后筋掣难忍。医投风剂，其势孔亟。孟英诊脉弦劲，舌绛不饥。与固本合二至、桑、菊、犀、羚、元参、牡蛎、鳖甲、白芍、知母、石斛、丹皮、细茶等出入为用，匝月始愈。（《王氏医案续编·卷二》）

按语：此案所述目肿痛、头部筋脉拘急、脉弦劲皆为足厥阴肝经相关证候，因肝开窍于目，弦脉主肝病、痛症等。舌绛则为热伏于阴之征。脉、舌、症合参，当辨为热伏厥阴，故前医投风剂，不但罔效，反致病情加剧，其势危急。以固本合二至丸益气滋阴以扶正，加桑叶、菊花、犀角、羚羊角、丹皮、细茶清泄肝经伏热，元参、白芍、石斛、知母养阴生津以柔肝，牡蛎、鳖甲潜阳平肝息风。

案例4

陈载陶令郎，夏间患嗽时发微热，寝汗如蒸。医治两月，迄不能退时犹作嗽，咸以为劳。其世父喆延孟英视之，热甚于颈面，形瘦口干，脉则右大。曰：肺热不清也。养阴之药久服，势必弄假成真，热锢深入而为损怯之证。亟宜淡泊滋味，屏绝补物。以芩、栀、地骨、桑叶、苡仁、枇杷叶、冬瓜皮、梨皮、苇茎为剂，服后热汗递减。至九帖，解酱矢赤溲，皆极热而臭，自此热尽退而汗不出矣。惟意犹不畅，时欲太息，饱则胸下不舒，乃滋腻药所酿之痰未去也，改用沙参、枳实、旋覆、冬瓜子、竹茹、白前、瓜蒌、海蜇、橘皮。数帖而胸舒嗽断，体健餐加。(《王氏医案三编·卷三》)

按语：此案久嗽、热甚于颈面、口干、右脉大，实为痰热未清，伏于肺脏。前医均认为是虚劳，进养阴滋腻之剂，则酿生痰浊，阻于肺脏，气机不得流通，致伏热胶锢难解。王孟英以摒弃补药、清泄伏邪、疏通气机为要。黄芩、栀子、地骨皮清泄伏热，桑叶、枇杷叶、苇茎清肺透邪，薏苡仁、冬瓜皮利湿消痰，梨皮养阴。肺与大肠相表里，肺为水之上源，可以通调水道下输膀胱，故服后病者解酱矢赤溲，热尽退，汗不出，说明肺经伏热通过二便得以解散下泄。病者仍有太息、胸下不舒等症，王孟英分析认为，此乃补药生痰阻滞气机之故，改用枳实、旋覆花、竹茹、白前、瓜蒌、橘皮等，祛痰以运枢机，使得痰消气行，脾胃健运。

案例5

幼科王蔚文之甥女，向依舅氏。于三年前患热病甚危，服多剂凉解始愈。第寝食虽如常人，而五心恒热，黑苔不退，口苦而渴，畏食荤膻。频饵甘凉之药，经来色黑不红。去年适吴氏，仍服凉药，迄不能痊。今夏伊舅氏浼孟英诊之，脉甚滑数，曰：此热毒逗留阳明之络，陷入冲脉，以冲脉隶阳明也。然久蕴深沉，尚不为大患者，以月事时下，犹有宣泄之路也。其频年药饵，寒之不寒者，以热藏隧络，汤剂不能搜剔也。令每日以豆腐皮包紫雪五分吞下。半月后苔果退，渴渐减。改用元参、丹参、白薇、黄芩、青蒿煎汤，送服当归龙荟丸。又半月，经行色正，各恙皆蠲，寻即受孕焉。(《王氏医案三编·卷一》)

按语：此案病程较长，是以久病热毒入络，内陷冲脉，导致五心热、口苦、口渴，经来色黑，黑苔，脉甚滑数。一般寒药如甘凉之品，不足以搜剔内陷之热毒。王孟英处温病凉开三宝之一的“局方紫雪丹”，因大剂恐伤及正气，过犹不及，嘱小量常服，以搜剔络脉之邪。方中石膏、滑石、寒水石清热泻火，羚羊角凉肝息风，犀角清心凉血解毒，升麻、元参、炙甘草清热解毒，朴硝、硝石清热散结，麝香开窍醒神，木香、丁香、沉香宣通气机以助开窍，朱砂、磁石、金箔重镇安神。待苔退不渴、邪气松动外透之际，用气血两清，辅以活血、通腑，方处元参、丹参凉血养阴活血，白薇、黄芩、青蒿退虚热，当归龙荟丸泻火通腑，使病人得痊。

案例6

周光远令正孀居十载，年已五十三岁，汛犹未绝，稍涉劳瘁，其至如崩，偶患少腹偏左掌大一块作疼，其疼似在皮里膜外，拊之痛甚。越日发热自汗，眩冒谵语，呕渴不饥，耳聋烦躁。孟英循其脉虚软微数，左兼弦细，便溏溲热，舌本不赤，略布黄苔。营分素亏，而有伏热，阻于隧络。重药碍投，姑于芩、连、芍、楝、竹茹、桑叶、白薇、通草、橘核、丝瓜络、灯心，少加朱砂和服。一剂势即减，二剂热退呕止，啜粥神清。第腹犹痛，去桑、芩、灯心、朱砂，加苁、归、苡、藕，服数帖而起。(《王氏医案三编·卷三》)

按语：此案患者营阴素亏，又有伏热阻于隧络，故见少腹疼痛拒按，似在皮里膜外，病位表浅。清热祛痰降逆止呕，利小便以实大便。待病证减轻，再以疏化滋养法善后调养。

上述所举案例中，王孟英治疗伏气温病，常常重视气机流通与否。气机不畅，则伏气不能达于外。而阻滞气机的原因，多为痰浊、瘀血与伏热相结。痰瘀胶着或痰热互结，多致伤阴，王孟英治疗时每每加用甘寒之品以生津增液，可使瘀热、痰热等胶着之势有所松动，邪去之路畅通，从而使伏邪易于外解。这是王孟英临证重视“枢机气化”的体现之一。

（四）治疗特色总结

治疗伏气温病，以邪气畅达外出为顺，以邪气伏藏内陷为逆。所以，伏气温病治疗的关键在于因势利导、就近逐邪。具体言之，即是根据邪气所在部位、邪气性质、脏腑生理特性及机体正气的强弱等，去除影响邪气外发的因素，使正气充足，气机流通，升降出入正常，才能使邪气由深入浅、由里及外，从而使病情向愈。王孟英临床辨证注重气机，对于证候错综复杂，涉及多脏腑、多经络的病证，常把气化、枢机作为辨治疾病的关键。他于《温热经纬》中说：“气贵流通，而邪气挠之，则周行窒滞，失其清虚灵动之机，反觉实矣。惟剂以轻清，则正气宣布，邪气潜消，而窒滞者自通。”

按前述证治规律，对于伏邪从血（营）分发出者，王孟英主以“大清阴分伏邪”，待邪气转出气分后，再予以清解气分。如其治翁某伏暑冬发一案。患者年甫冠，于仲冬患外感，前医误认为是冬季感寒而予温散解表，遂致暑湿内陷，闭阻心包，而致危象。症见神昏耳聋、苔黑便泻、胸痞腹胀、溲少妄言，王孟英切脉细数而涩，据舌脉判断为暑湿内伏、气郁不宣。与大剂清解营分伏邪，并针对病因性质，加用清热化湿、畅达气机之品。投以犀角、银花、元参、连翘、菖蒲、郁金、黄连等药，一剂后患者热退神清，脘不拒按，他症未减，脉则弦细而数，口转发渴，这表明清解营热化湿已经奏效。由口渴可知邪气已现转出气分之征。王孟英遂清泄气分邪热，佐以疏导之剂，用黄芩、连翘、厚朴、石斛、黄连、川楝、银花、通草、佩兰叶、冬瓜皮为剂。方中黄连、黄芩苦寒直折，清泄里热；连翘、银花清热解毒，辛凉透达；厚朴、川楝合黄连苦泄理气，畅达气机，又可燥湿；通草、佩兰叶、冬瓜皮芳化淡渗湿邪；石斛甘寒养阴，清补而不恋邪。全方以清泄里热为主，辅以理气透达、淡渗芳化湿邪。患者“两啜化为间疟，其疟发一次，则苔化一层，胀减一分，粥加一钱。药不更张，凡四发而苔净胀消，脉和溲畅，嗣予调养而康”（《王氏医案三编·卷二》）。

患者服药后出现所谓“化疟”，这是经过治疗，邪气外出过程中，暂时留于三焦（即半表半里）的表现，实非疟疾。虽未明言，但邪阻膜原往往表现为先恶寒后发热，汗出后热退，如此反复。“化疟”是邪气外出的一种表现形式，这种现象叶天士称“转疟”。《温热论》说：“再论气病有不传血分，而邪留三焦，亦如伤寒中少阳病也。彼则和解表里之半，此则分消上下之势，随证变法，如近时杏、朴、苓等类，或如温胆汤之走泄。因其仍在气分，犹可望其战汗之门户，转疟之机括。”认为温邪夹痰湿留于气分，三焦属少阳，邪阻三焦会出现枢机不利，此时无论战汗还是转疟，均为邪气外解之佳兆。此时三焦不利，气化失司，往往出现寒热往来、胸满腹胀呕恶、小便不利、舌苔厚腻等。针对邪留三焦，主张分消上下。

沈尧封注解此段说：“邪气中人，所入之道不一。风寒由皮毛而入，故自外渐及于里；温热由口鼻而入，伏于脾胃之膜原，与胃至近，故邪气向外，则由太阳、少阳转出。邪气向里，则径入阳明。经言三焦膀胱者，腠理毫毛其应，而皮毛为肺之合，故肺经之邪，不入营而传心包，即传于三焦。其与伤寒之由太阳传阳明者不同，伤寒传阳明，寒邪化热，即用白虎等法，以阳明阳气最盛故也。凡表里之气，莫不由三焦升降出入，而水道由三焦而行。故邪初入三焦，或胸胁满闷，或小便不利，此当展其气机，虽温邪不可用寒凉遏之。如杏、朴、温胆之类，辛平甘苦以利升降而转气机，开战汗之门户，为化疟之丹头，此中妙理，非先生不能道出，以启后学之性灵也。不明此理，一闻温病之名，即乱投寒凉，反使表邪内闭，其热更甚，于是愈治而病愈重，至死而不悟其所以然，良可慨也。”

王孟英认为：“章氏此释，于理颇通，然于病情尚有未协也。其所云分消上下之势者，以杏仁开上，厚朴宣中，茯苓导下，似指湿温，或其人素有痰饮者而言，故温胆汤亦可用也。”并引用杨氏及汪氏所云，加以进一步阐释转疟。杨氏曰：“若风温流连气分，下文已云，到气才可清气。所谓清气者，但宜展气化以轻清，如栀、芩、蒌、苇等味是也。虽不可遽用寒滞之药，而厚朴、茯苓，亦为禁剂。彼一闻温病，即乱投寒凉，固属可慨。”杨氏强调不可过用寒凉凝滞气机，宜以轻清之品宣展气机。汪氏更指出：“至转疟之机括一言，原指气机通达，病乃化疟则为邪杀也，从此迎而导之，病自渐愈。奈近日市医，既不知温热为何病？柴、葛、羌、防，随手浪用。此辨尤精当明析，切中时弊。”可见转疟即化疟，只要顺其病势，就可使病渐愈。王孟英此案实为上述论述内容的临床印证。

王孟英临床力倡使用轻清宣透之品，以宣展气机、疏利湿浊，使三焦气机畅达，气化失司得以恢复，内蕴之伏邪向外透达，通过转疟而解。

案例 1

（邱小敏）初发热，即肢瘛腹痛，卧则昏谵、坐起即清，膈间痞闷，饮亦碍下，舌色紫肿，苔厚腻黄，身面赤色，龈肿而疼。患者初起即可见到营分热盛，兼有湿邪蕴阻。（《王氏医案三编·卷三》）

按语：他医见其病情错杂，初以为斑疹之候，进透发之剂；见浑身冷汗，虑内闭外脱，灌以紫雪，病如故；又疑热入血室，用桃仁、茺蔚、丹皮、藕汁，或通便等药；又恐其虚，用西洋参、龟板等味，遂致言謇呃逆。

患者于如厕时忽然昏晕，他医以为虚脱，欲进生脉饮以固元气。王孟英诊时，脉洪弦而兼滑数，认为病属暑湿，肝气素郁，肺胃多痰，痰阻气滞，以致气机升降失常，邪气阻塞，暑湿不得外解。卧即神昏、坐起则爽，为湿热上熏之；热入血室，故昼明了而夜谵语。王孟英对于这样复杂的病机，执简驭繁，提出“治宜清展气机，病必化疟而解”。即通过清热宣展气机，使邪气外出化疟而解。并分析指出前医误治所致病机变化：“以温散表其汗，则邪炽而津劫；若以滋补固其元，则邪闭而正脱；误用血分药，则引邪入营；徒用寒润法，则遏邪不化。”王孟英先以雪羹、栀子、川楝、旋覆花、枳实、黄连、瓜蒌、黄芩、半夏、菖蒲、竹茹、元参、银花、丝瓜络等出入为方，以清解气分、宣展气机；又配合吞服当归龙荟丸。服药后果转为疟，各恙递减。连下黑矢，半月后便色始正而疟亦止，胃醒安谷而愈。停药数日，偶因嗔怒，其疟复作。寒少热多，睛赤龈疼，汗多足冷。王孟英认为证属余热逗留、风阳内煽，予元参、白薇、知母、黄芩、栀子、竹茹、银花、木通、丝瓜络、菊叶等，送服龙荟丸。可知仍以退虚热、清余邪为法，辅以通腑泻火。疟即递减，逾旬苔净，眠食如常，最终痊愈。

上述案例中，在轻清宣气的同时配伍当归龙荟丸，颇有深意。当归龙荟丸系泻肝火、通肠腑之剂，可用于里实壅滞不通，肝火上炎之证。患者目赤龈痛，系平素肝郁，又致肝火上炎，当归龙荟丸既可泻肝火，又能通腑，给邪热以出路。王孟英常常假阳明给邪以出路，实为治疗里实壅滞之妙法。六腑以通为用，阳明胃腑大肠更是以和降下行为顺，如使伏邪无出路，将致变证丛生，不可收拾。顺势而为，因势利导，逐邪外出，始为顺应六腑生理而治。王孟英在此方面，颇有心得，其验案中顺势导伏邪下行而解者较多，可谓其治疗伏气温病的一大特色。

案例 2

（濮树堂）起病甚急，起即四肢厥逆、脉伏、恶寒、发热、头痛，左为

甚。惟口渴，因与葱豉（汤）两帖，热虽退，脉仍伏，四肢冷过肘膝，大解频行。人皆疑为虚寒。(《王氏医案续编·卷二》)

按语：此证难以辨别处在于热极似寒。王孟英分析说："此证俨似阴厥，然独渴饮、溲赤，真情已露，岂可疑于一起即厥，而必定其为寒乎？"认证细致准确，确有真知灼见。径投凉解之品，热果复发，而肢冷脉伏如故。伏热外发初起以大剂清解为法，热邪外透，故见热势明显，但仍有郁伏之象。服药以后病势变化，幸在病家服药不疑。至第七日，大便泻出红水，溺则管痛，呕恶烦躁，彻夜不眠。王孟英认为"热邪既已下行，可望转机"，认定此时大便系伏邪外出之征象，以白头翁汤加金银花、通草、黄芩、白芍、竹茹、滑石、知母、石斛、山栀、楝实、羚羊角之类。经过清解，虽有下趋之势，但仍有邪热内郁气分之象，故王孟英因势利导，借阳明给邪以出路，遂用白头翁汤加清热泻火解毒、疏通气机之品。服药三日后，红水始止，四肢渐和，有昏瞀谵语，用犀角地黄汤一剂，四肢热而脉显滑数，苔转灰黄，大渴遗溺，病患自述如卧烘箱上。又于方中加入元参、银花、竹叶、生石膏、知母、贝母、山栀、石斛，服一剂，夜间安寐，而苔转黑燥。再加天花粉，服一剂后热退，而头面汗多、懒言倦寐、小溲欲解不通。患者虽病情有所转机，但又出现小便不通，这使病家、医者以为病危之象。而王孟英坚持恪守原法。此处小便不通虽似凶险之兆，实为伏邪已去，但耗伤津液较重致小便化源不足，只要以滋填真阴即可康复，故方处西洋参、生地、苁蓉、麦冬、楝实、芍药、知母、石斛，一剂溺行索粥，再服黑苔退，三服而神清音朗，舌润津回。唯有韧痰不能吐，左偏头痛。于原方加二至丸、桑叶、菊花、贝母、牡蛎，又服五剂，得解硬屎一次，各恙始安，眠食渐适而瘳。至此方得痊愈。火盛伤阴小便不利者，吴鞠通曾力倡用"苦甘合化阴气法"治疗。《吴鞠通医案》说："按甘苦合化阴气利小便法，举世不知，在发热门中诚为利小便之上上妙法。盖热伤阴液，小便无由而生，故以甘润益水之源；小肠火腑，非苦不通，为邪热所阻，故以苦药，泻小肠而退邪热。甘得苦而不呆滞，苦得甘则不刚燥，合而成功。”其说可供参考。

王孟英对伏气温病的认识透彻，临床治疗效果斐然，这与其以“枢机气化”理论为核心的治疗思想是分不开的。王孟英在论述治疗总则时，总结说：“人身气贵流行，百病皆由愆滞，苟不知此，虽药已对证，往往格不相入，岂但不足以愈病已耶。”故“不论用补、用清，悉以运枢机、通经络为妙用”（《潜斋医话·医范》）。由此可见，“运枢机、通经络”实为王孟英治疗思想的总体概括。温疫学派中，明末医家吴又可在治疗温疫病时，提出以“逐邪为第一要义”，立疏利透达膜原之法，创达原饮、三消饮等方，以疏利透达膜原湿浊，为治疗温疫病的核心治法；清代医家杨栗山，也力倡调达气机为治疗疫病之要，创制升降散为治疫之总方。王孟英在临床实践中，因受到前人启发，常着眼于气机的升、降、出、入是否正常，以此来分析疾病证候，指导立法用药。特别是伏气温病乃伏邪留伏体内，必然阻滞枢机气化，往往造成气机升降出入的异常。逐邪外出当为治疗伏邪的第一要义，而确保气机升降出入正常、枢机气化调畅，则为伏邪由里向外透达、病情向愈的关键。所以，逐邪外出与运枢机、通经络须同用，方能使邪出透彻、畅达。王孟英根据邪气所在的部位和特点的不同，常通过二便、汗、经血等形式给邪气出路，可谓《内经》因势利导、就近逐邪思想的体现。气机畅达，又有赖于津液阴血的充足。伏热耗伤津液阴血，生津增液、滋养阴血又常配合之。逐伏邪、运枢机、养阴液、消痰瘀已成为王孟英对伏气温病治疗思想的基本内容，其中又以运枢机为其核心，运枢机方能逐伏邪外出，养阴液、消痰瘀实为运枢机而设。如清代医家喻嘉言所说：“握枢而运，真无为之上理矣！”

二、霍乱病

（一）理论发挥

1. 概述

霍乱是时行秽浊疫疠之邪侵犯脾胃所引起的一种急性病。以起病急、发病迅猛、吐泻交作、发热为主要特征。霍乱病一年四季均可见到，但尤以夏秋季节最易发生。因其发病急骤、病势凶险，病变常在顷刻之间挥霍缭乱，故名霍乱。此外，本病还有许多别称，如“绞肠痧”“吊脚痧”“中恶”等。

病名首见于《内经》。《灵枢·经脉》篇：“足太阴……厥气上逆则霍乱。”《灵枢·五乱》：“清气在阴，浊气在阳，营气顺脉，卫气逆行。清浊相干……乱于胃肠，则为霍乱。”指出霍乱为脾胃运化失调，清浊相杂，乱于胃肠所致，其病位在胃肠。《伤寒论·辨霍乱病脉证并治》对霍乱做专篇论述，提出“呕吐而利，名为霍乱”；指出霍乱病的特征，将霍乱分为热多、寒多、亡阴、亡阳等类型；提出相应的治法和方剂，如五苓散、理中汤、四逆汤等，为后世对霍乱病的辨治奠定了重要基础。《诸病源候论·霍乱病诸候》说：“温凉不调，阴阳清浊二气有相干乱之时，其乱在于肠胃之间者，因遇饮食而变发。”说明清浊二气若相扰不调，乱于肠胃，加上饮食不慎，可变发霍乱。另外，《诸病源候论》还首先提出“干霍乱”之名。《备急千金要方·霍乱》曰：“原夫霍乱之为病也，皆因饮食，非关鬼神。”说明本病多由饮食不洁所致，与鬼神无关。

霍乱由国外传入中国最早是在19世纪初叶的世界霍乱大流行期间，至新中国成立前，据不完全统计，我国共发生了300多次不同程度的流行。王孟英的生活年代正处于霍乱流行频繁的历史时期，家族中感染霍乱者很多，如其妻徐氏即病死于霍乱，其母亲亦曾患霍乱，王孟英对霍乱的危害感触尤甚，故遍览医书，潜心钻研，并结合其临床所遇霍乱，推求其致病之理，明辨寒热虚实。在充分总结前人经验基础之上著《霍乱论》，后又将原书重订，更名为《随息居重订霍乱论》。该书“阐发前人有关理论，裒辑生平经验”，首病情、次治法、附医案、羽方药，共分四部分，为治疗霍乱较为完备之书，代表了当时认识霍乱病的最高水平。对霍乱的病因、病机、辨证、防治法做出了重要的贡献。王孟英指出“凡霍乱盛行，多在夏热亢旱酷暑之年，则其证必剧。自夏末秋初而起，直至立秋后始息”，着重论述霍乱的多发季节、传染性。王孟英还指出，霍乱可分为寒霍乱、热霍乱，指出霍乱可成为一种传染病而广泛流行，并创制出一系列治疗霍乱的常用方剂，为中医辨治霍乱做出了不可磨灭的贡献。而王孟英之前的中医古籍中所记载的霍乱，多是以急性吐泻为临床特征的急性胃肠炎等病症。

2. 病因病机

霍乱病多发于夏秋季节，外因是感受疫疠邪气夹有秽浊之气及饮食不洁所致。霍乱的致病原因不外感受时邪和饮食不洁两个方面，它们是形成本病的关键。夏秋季节，因当令暑湿之气较盛，氤氲不散，最易形成疫疠夹有秽浊之气。因贪凉饮冷，或饮食不洁，或恣嗜生冷瓜果，或饮食不洁，暴饮暴食，均可致损伤脾胃，运化失常，极易感受疫疠秽浊之气，使得清浊相干，乱于肠胃，致上吐下泻而成霍乱。《丹溪心法·霍乱》说：“内有所积，外有所感，致成吐泻。”

王孟英则认为霍乱的病因有饮食所伤者、湿邪内蕴者、气郁不舒者。在《随息居重订霍乱论·病情篇》中，霍乱有热证、寒证之分。王孟英认为：“热霍乱流行似疫，世之所同也；寒霍乱偶有所伤，人之所独也。”霍乱有寒有热，理义甚显，但所现病证，则往往寒热相混，虚实错杂，因此，王孟英主张从排泄物、转筋、舌脉、口渴与否等临床症状来区分病性，指导施治。

综上所述，霍乱病的病因分为内因和外因两大方面。内因包括饮食所伤、湿邪内蕴和气郁不舒三方面；外因主要是感受疫疠夹秽浊之气所致。霍乱病的病机关键是脾胃受损，清浊相干，升降失司，气机逆乱。

3. 分类及辨识

因霍乱的病性有寒证、热证之分，故霍乱通常分为寒霍乱和热霍乱。又有干霍乱，属霍乱的严重证候，其症欲吐不得吐、欲泻不得泻、腹中绞痛、脘闷难忍，俗称“绞肠痧”。王孟英认为：“干霍乱属寒湿者固有之，夹食者亦或有之，亦有因寒湿而夹秽臭毒恶之气者。”（《随息居重订霍乱论·病情篇》）以霍乱大致分为热霍乱、寒霍乱和干霍乱三种。

关于临床上如何进行热、寒霍乱的鉴别，王孟英论述得也非常详尽。总体来说，认为热霍乱吐泻发生得急骤，吐泻物酸腐、臭秽，并伴有热、渴、烦、舌红、苔黄、脉滑数等热证的表现；而寒霍乱则吐泻相对较缓，吐泻物味腥、臭秽不甚，并伴有四肢冷、舌淡苔白、脉微弱等虚寒征象。此外，王孟英认为临证中特别需要对霍乱出现的转筋拘急、肢厥、脉伏等危重疑难证候的寒热属性加以鉴别。认为霍乱转筋多为邪热所致，而四肢拘急、屈伸不利则多属于寒。医家援引刘河间《素问玄机原病式》所言：“转筋，经云反戾也。热气燥烁于筋，则挛而痛。火主燔灼燥动故也。或以为寒客于筋者，误也。盖寒虽主于收引，然止为厥逆、禁固、屈伸不便，安得为转筋也？所谓转者，动也。阳动阴静，热证明矣。夫转筋者，多因热甚，霍乱吐泻，所以致脾胃土衰，则肝木自甚而热燥于筋，故转筋也。”清代医家薛雪《湿热病篇》云：“暑月痉证与霍乱同出一源。风自火生，火随风转，乘入阳明则呕，贼及太阴则泻，是名霍乱，窜入筋中则挛急，流入脉络则反张，是名痉。”王孟英又进一步指出：“四肢拘急，手足厥逆者，阳气衰也，不柔于筋，不温于四末也……乃筋强不能矧伸之谓，与热证之转筋迥殊。”若临床见欲吐不得吐、欲泄不得泄、腹中绞痛、烦躁闷乱者，为“干霍乱”。《张氏医通·霍乱》说：“此土郁不能发泄，火热内炽，阴阳不交之故。”王孟英深以为然，认为干霍乱之“昏乱躁闷，非诸躁狂越之属火者乎，每致急死，非暴病暴死之属火者乎”（《随息居重订霍乱论·病情篇》）。该证常见于平素情志多郁之人。

（二）验案举隅

1. 寒霍乱

案例 1

己丑五月，天气骤热，先慈陡患霍乱，肢冷自汗，脉微苔白，腹大痛，欲重按，是中虚有素，因热而受寒侵也。进大剂理中汤加桂枝、白芍，覆杯而愈。（《随息居重订霍乱论·医案篇》）

案例 2

一少年体肥畏热，因酷暑，午餐酒肉后，以席铺砖地而卧，觉即饱啖西瓜，至晚觉头重恶寒，夜分吐泻大作，四肢拘急，汗冷息微，时时发躁。黎明速余勘之，脉沉弱。予浆水散加吴萸、厚朴，投匕即瘥。改授厚朴生姜半夏甘草人参汤，数服而愈。（《随息居重订霍乱论·医案篇》）

按语：以上两则医案均为寒霍乱。案例 1 因气候骤变致陡患霍乱；案例 2 因患者调息不慎，贪凉饮冷而病霍乱，比案例 1 病人的病情更为急重。

由案例 1 患者陡患霍乱，出现肢冷自汗、脉微苔白、腹痛欲重按，可判断此寒霍乱病变重点在脾胃虚寒。病发五月，人体阳气浮于肌表，体内阳气相对变少。现外界气候骤热，患者又素有中虚，体内虚阳随外界盛阳外越浮于表，使体内之阳更虚，脾胃虚寒益甚，故因热而受寒侵也。气机逆乱，升降失司，清浊相干，是陡发为霍乱。内寒凝滞脾胃气机与络脉，故而腹大痛。脾胃虚寒，故肢冷自汗，脉微苔白。予理中汤温补中焦、调理中焦。中焦得理，升降正常，则脾能升清、胃能降浊，故名理中。由此可见，本病证的病变重点在中焦虚寒。桂枝能温阳通络，芍药破血痹通脾络、止腹痛。这二味药的应用是取仲景桂枝加芍药汤方治疗太阴腹痛证的思路。同样适合本例病机，故能覆杯而愈。这则医案还提示了我们一个思路，抓准病机就当大胆用药，不要因为时令气候的因素束缚了我们认识病证及用药的思路。正如医案后云："此所谓舍时从证也。"

由案例 2 可知该少年属阳热体质。酷暑之际，于饮酒食肉后，贪凉卧于砖地，醒后又饱啖西瓜，内寒外寒同时作用于人体，既内伤脾胃之阳，又外损肌肤皮毛。故至晚阴气盛极、阳气偏衰之时而头重恶寒，吐泻大作，四肢拘急，汗冷息微，脉沉弱。表明寒邪伤阳，寒湿秽浊之气壅滞中焦，凝结经脉，阳气受遏，致清浊不分，升降悖逆，上吐下泻，筋脉失养，四肢拘急。见时时发躁是津液大亏，阴气内盛，阳气欲脱，不耐邪扰之征。王孟英处以浆水散加吴茱萸、厚朴。浆水散由甘草、附子、干姜、肉桂、高良姜、半夏等温热药组成，以浆水煎，冷服。浆水，乃秫米和曲酿成，如醋而淡，或用澄绿豆粉之浆水尤佳。浆水味甘、酸，性凉，善走，无毒，主调中引气宣和。用浆水煎诸药，取其调中和胃、调理脏腑、解烦止渴，并能治疗霍乱、伤食、呕哕之效。浆水散内含有四逆汤，能回阳救逆、温经散寒，挽欲脱之阳。浆水散可治疗阴寒霍乱，暴泻如水，汗多身冷，气少腹痛，脉沉或脱者。浆水散冷服，是防止热性药进入阴寒内盛之体出现格拒，而不受药。吴茱萸能治疗霍乱因内寒所致之药也。厚朴行气消胀、燥湿。《本草发挥》引张元素云："能治腹胀……大热药中兼用，结者散之，乃神药也。"本方投后效若桴鼓，继而改授厚朴生姜半夏甘草人参汤，此方能治虚人寒湿霍乱。病患经过大吐泻后，阴阳两虚，脾胃俱损，是方补而不滞，消不伤正，用其调理善后，故能数服而愈。

2. 热霍乱

案例 1

一妇年少体瘦，初秋患霍乱转筋，舌绛目赤，大渴饮冷，脉左弦强而右滑大，此肝胃之火素盛而热复侵营也。(《随息居重订霍乱论·医案篇》)

案例 2

陈妪年已七旬，辛亥秋，患霍乱转筋甚危，亟延余诊，已目陷形消，肢冷音飒，脉伏无溺，口渴汗多，腹痛苔黄，自欲投井。(《随息居重订霍乱论·医案篇》)

按语：以上两则医案，由脉证可知均为热霍乱，且热势较盛，病情较重。案例1目赤，大渴饮冷、脉左弦强是肝热炽盛；脉右滑大属胃热炽盛，可知肝胃之火素盛；舌绛提示热在营血分；转筋，如朱丹溪所云“转筋由于血热”。王孟英治疗以白虎汤去粳米、甘草，加生地、蒲公英、益母草、黄柏、木瓜、丝瓜络、薏苡仁，一剂知，二剂已。霍乱为病，病势挥霍缭乱，务在急速救治，甘草具有甘缓之性，会减缓药力的发挥，故去之。至于去米，王孟英在《随息居重订霍乱论·治法篇》中谈到“一忌米汤”。认为：“得谷者昌，百病之生死，判于胃气之存亡，犹之兵家饷道，最为要事。惟时邪霍乱痧胀，独不然者……凡周时内，一口米汤下咽，即胀逆不可救者，正以谷气入胃，长气于阳，况煮成汤液，尤能闭滞隧络，何异资寇兵而赍盗粮哉！”故以白虎汤去甘草与粳米二药。余药石膏、知母清热泻火、养阴生津，配合霍乱肝火盛之主药黄柏共除肝胃炽盛之火。石膏仍是暑热霍乱之主药。益母草、生地、蒲公英为血分药。生地清热凉血，蒲公英与益母草二药是霍乱而血分热炽之主药。薏苡仁与木瓜均能和胃化湿，是霍乱转筋之主药。丝瓜络有通利之性，《本草纲目》言其能治诸血病。以上诸药合用，肝胃之火去，血热得消，气机复常，转筋自能恢复，故一剂知，二剂已。

案例2患者陈妪，年事已高，不仅霍乱转筋，且已目陷形消，肢冷音飒，脉伏无溺，自欲投井，可见病情危急且重。陈妪热邪炽盛，津液大量耗失，并有阴阳亡失的危险。王孟英治疗此案，先取西瓜汁命与恣饮。因病情危重，又年已七旬，此时若直进寒凉药物恐有变证发生。取西瓜汁先服为试药阶段，以观测病人的身体耐受情况。若是服西瓜汁（天生白虎汤）都无法耐受，则王孟英断不会继投石膏、知母、麦冬、黄芩、黄连、木瓜、威灵仙等寒凉药物来清热泻火、化湿和胃、舒筋活络、养阴润燥，治疗霍乱。王孟英在本方中还略佐细辛分许，煎成徐服。细辛是反佐之用。因老妪一派炽热之象，服用寒凉药物会寒热格拒，拒不受纳，若强行服入，会导致病情加重。此时，王孟英采取“甚者从之”的治疗原则，在众多寒凉药中反佐细辛，煎成徐服，从阳引阴，以消除格拒。这与《伤寒论》白通加猪胆汁汤，用猪胆汁从阴引阳的反佐用意有异曲同工之效。

3. 干霍乱

案例

一人病霍乱，欲吐不吐，欲泻不泻，心腹绞痛，脉之沉伏如无。此干霍乱也。急令盐汤探吐宿食痰涎碗许，遂泻。与六和汤愈。（《随息居重订霍乱论·医案篇》）

按语：秽浊之邪阻遏中焦，气机窒塞，上下不通，病邪无从排出，故欲吐不吐，欲泻不泻，心腹绞痛。脉沉伏如无，是阳气不能宣通。治疗以盐汤探吐，盐汤即盐与水，煮令盐消，热饮之，用量随病人病情而定。盐汤探吐法，《景岳全书·霍乱》说：“邪深者，阴阳格拒，气道不宣，故为此证，若不速治，多致暴死，宜先用盐汤，探而吐之。”《医学入门》曰：“肠绞宿在腹，须臾能死，急用热汤调盐一两，灌入即安。”病人急服此方后，吐宿食痰涎碗许。说明病发与饮食不慎密切相关。后腹泻是因探吐后，壅滞的气机得以通畅，上下得通，体内秽浊外出的表现。干霍乱比一般的霍乱要重，虽秽浊之邪已去，后续调理亦不可忽视。王孟英予六和汤，方由香薷、人参、茯苓、甘草、扁豆、厚朴、木瓜、杏仁、半夏、藿香、砂仁、生姜、大枣组成。既能健运中焦脾胃、调理气机，还能化湿和胃、祛暑利湿，消除余邪，长于治疗夏月虚人外感风寒、内伤生冷之霍乱吐泻。

（三）治疗特色总结

霍乱病由外感疫疠秽浊之气所引起，疫毒秽浊壅塞中焦，阴阳乖隔，升降逆乱。治不及时，会危及患者生命，故急则治其标，以辟秽解毒、，宣通气机，恢复中焦清升浊降的生理状态为治疗原则。王孟英认为，霍乱“虽有热化寒化之分，治宜宣其浊，则逆自平，而乱乃定，清自升也”，然临床须详审证之属寒属热、属虚属实，方不致误。热霍乱多因猝感邪气，闭阻气机，阴阳逆乱。所以，治疗重视开郁结、透伏气，荡涤秽浊，切勿使邪气内壅。王孟英认为：“人气以成形耳，气不流行，血肉即死。故初起亟宜开闭，俾气通血活，邪得外泄，则正自复。昧者不知邪闭血凝，热深厥深之理，见其肢冷脉伏，即以为寒，又疑为脱，既不敢刺，更投热药，使邪无宣泄，愈闭愈冷，虽七窍流血而死，亦不悔悟。亦有邪闭而正气无以自容而外脱者，阳从上脱，则汗多而气夺，阴从下脱则泻多而液亡，所谓内闭外脱也。欲其不外脱，必开其内闭。”临床上主张应用紫雪丹、行军散等开闭通窍之方施之救急。王孟英临证还创制出燃照汤与蚕矢汤两方，为其治疗热霍乱之主要方剂。

《随息居重订霍乱论》不仅包括了王孟英对霍乱病病情、治法、药方的介绍，还载录了医家治疗霍乱病的诸多医案，是一部治疗霍乱较为完备的著作。以上通过分析王孟英治疗寒霍乱、热霍乱及干霍乱的几则医案，归纳医家治疗霍乱的六个特点为：

1. 霍乱病的病因主要有三个方面：一是饮食所伤，二是湿邪内蕴，三是气郁不舒。

2. 三种类型的霍乱，即寒霍乱、热霍乱、干霍乱发病的主要区别：热霍乱流行似疫，世之所同；寒霍乱偶有所伤，人之所独；干霍乱属寒湿者固有之，夹食者亦可能有之，亦有因寒湿而夹秽臭毒恶之气者。干霍乱比一般的霍乱病情重。

3. 在辨证上：①不囿于时令气候。如治疗寒霍乱的第一则医案，虽为夏季，辨证准确后能大胆使用温热类药，舍时从证，不为外因所束；②辨别霍乱的病性，主张从排泄物、转筋、舌脉、口渴与否等方面来区分，指导施治。

4. 重视饮食疗法："医食同源"，食物也可以治疗疾病。如王孟英用盐汤探吐治疗干霍乱，用西瓜汁试药，观测病人对寒凉药物的耐受情况；浆水煎药，调理脏腑气机、调中和胃。

5. 熟谙药性，善用反佐，重视调理禁忌。王孟英归纳总结了许多中药治疗霍乱的特性，如原蚕沙为诸霍乱之主药，黄芩为温病转霍乱之主药，石膏为暑热霍乱之主药，滑石为湿热霍乱之主药，西洋参为虚人霍乱之主药等。善用反佐表现在反佐细辛消除服药格拒，从阳引阴；重视调理禁忌，如忌服米汤，于白虎汤中去粳米。

6. 治疗霍乱以人为本，重视善后调理与饮食起居：王孟英治疗霍乱，别证候，判寒热，辨证深得要领，集诸妙法，使救急应付自如。如其所言："医道通治道，治国者必察民情，听讼者必察狱情。用药如用兵……为医者必察病情。民情得而政教行，狱情得而曲直分……病情得则生机在握，可以御疹疠，可以挽造化。"(《随息居重订霍乱论·病情篇》)

三、老年病

《素问·上古天真论》言："(女子)五七，阳明脉衰，面始焦，发始堕；六七,三阳脉衰于上，面皆焦，发始白；七七，任脉虚，太冲脉衰少，天癸竭，地道不通，故形坏而无子也。丈夫……五八，肾气衰，发堕齿槁；六八，阳气衰竭于上，面焦，发鬓颁白；七八，肝气衰，筋不能动，天癸竭，精少，肾藏衰，形体皆极；八八，则齿发去。”衰老是人体生命的自然过程。老年人阴阳两亏、气血俱虚、脏腑功能低下，易受外邪侵袭，且邪气易于深入，病后缠绵难愈。一般来说，肾虚是衰老的根本原因，包括肾阴、肾阳之不足。喻昌也指出:“人当五十以外，肾气渐衰于下，每每从阳上逆……阴气不自收摄，越出上窍。”又言:“高年之人，肾水已竭，真火易露，故肾中之气，易出难收。”因此强调“收摄肾气，原为老人之先务”，在治疗上主张“事亲养老诸方，皆以温补下元为务”。临床上补益肾气、填精生髓、温补下元是老年病的常用之法。同时，脾胃为后天之本，老年人脾胃多虚，气血化生无源，运化功能减弱，用药效果也会受到影响，故顾护脾胃、健脾益气是历代医家辨治老年病的另一大法。此外，用药谨慎，祛邪不可峻攻、扶正不可蛮补、治外不忘安内、治虚先于治实等也是治疗老年病的基本原则。王孟英医案中对高龄患者的辨治，既注重老年的体质特点，同时又强调药贵对证、有故无殒，究其关键仍是“随证治之”四字。

（一）注重体质禀赋

老年人虽多体虚，然亦有先天禀赋有异，阳气充盛者；同为虚证，因体质各异，又有偏阴虚、偏阳虚的不同，临床须先辨察。如许培之祖母案，年过七旬，久患淋漏，屡发风斑，脉弦而滑，舌绛口干。王孟英每处犀角、生地、二至（女贞子、旱莲草）、黄芩、青蒿、白薇、元参、龟板、海螵蛸之类清热凉血之品，平日以甘露饮加减调理。他人均担心所处方药对于老年人来说过于寒凉，王孟英回应说:“量体裁衣，案属阳旺，气血有余，察其脉色，治当如是。”(《王氏医案续编·卷四》)又如李叟案，年越古稀而意欲纳妾，其子孙不从，继病狂惑。他医因年老目盲，辨为神志不足，广投温补之剂，愈服愈剧。及王孟英诊之，见病家面赤不言，口涎自流，力大无制，察其脉劲搏指，知其为禀赋过强、阳气偏盛，因为药误已不可救矣。分析说："医见其老，辄疑其虚，须知根本不坚实者，不能享长年，既享大寿，其得于天者必厚，况人年五十，阴气先衰。徐灵胎所谓千年之木，往往自焚，阴尽火炎，万物皆然。"指出高年亦有体质禀赋特异、阳气充盛者，同时强调老年更应注重阴分之衰。(《王氏医案续编·卷一》）王孟英医案中温补致误案类此者颇多，特别是老年患者，更易误辨为肾阳不足、下元虚寒等而误投温补。医家一句"量体裁衣"道出了辨治的关键所在。

体质不同，处方遣药上亦有差异。如邵奕堂室案，花甲之年，仲冬患喘嗽，坐而不能卧，易出汗，每进参汤则喘稍定，已经旬日。诸症皆类虚象，易辨为肾不纳气之虚喘。而王孟英察其脉弦滑右甚，舍症求脉，辨为痰热证，以瓜蒌、薤白、旋覆花、苏子、花粉、杏仁、蛤壳、茯苓、青黛、海蜇为方，用竹沥、莱菔汁和服。投匕即减，十余帖全愈。同时有石媪亦患此病，症状相同而脉见虚弦细滑，除痰热外又显见阴虚之象。王孟英于沙参、蛤壳、旋覆花、杏仁、苏子、贝母、桂枝、茯苓中，重加熟地而瘳。(《王氏医案续编·卷三》）二案同时期发病，均为老年，病症相同，然因体质不同，用药有异，诚如医家所言："病同体异，难执成方也。"

（二）重视老年虚证

医家对补法颇有心得，前文已述及王孟英对补益的认识。而老年病多虚，对于确属虚证者，王孟英结合老年人的体质特点，用药尤其谨慎。

1. 谨防戴阳危证

老年肾气不足、阴阳俱损，阳气易伤，大汗、大吐、大下，以及吐血、衄血、下血后须谨防亡阳之危证。如何叟案，年近八旬，冬月伤风，面赤气逆、烦躁不安。症状虽不甚重，王孟英却认为此乃真阳素扰，痰饮内动，卫阳不固，风邪外入之证。因误用发汗，本虚大汗亡阳，有根蒂欲拔之虞，正是喻昌所谓“伤风亦有戴阳证”。急以真武、四逆法回阳镇逆，方用东洋人参、细辛、炙甘草、熟附片、白术、白芍、茯苓、干姜、五味子、胡桃肉、细茶、葱白，一剂而瘳。(《王氏医案·卷一》）此案患者已年近八旬，冬月外感，用解表剂竟致一汗亡阳，足见老年阳气易脱；戴阳为阳气浮越于外的危重病证，是案患者病起于伤风，仅见面赤气逆、烦躁不安，并无危重之象，医家即能见微知著，明确辨证，指出“不可藐视”，故能以回阳法急救，一剂而愈。

2. 标实不可妄攻

老年虽有天赋异禀者，但绝大多数均有一定程度的气血、脏腑虚损，痰饮、疮疡、便结等实证亦多为本虚标实，临证要注意老年特点，不可妄攻。举例如下：

（1）水肿

水肿有虚实之分，老年水肿证多为本虚标实，以脾虚失于运化、肾虚失于温化、肺虚不能布津为多见，临床须辨别脏腑阴阳而治，不可见肿消肿，妄行通利，亦忌不经辨证而滥用补法。钟耀辉案，患者年逾花甲，水肿起自肾囊，兼见气逆，便溏，小便清长，脉微弱。他医有以五苓散、八正散通利之剂以期渗化水湿者，有以肾气丸之类补肾滋阴益气者，均不见效，病反日剧。王孟英诊为土虚不能制水，病性属虚故通利无功，病位在脾故补肾亦谬。以补土胜湿法，仿张景岳理中加茯苓、附子之法，与大剂参、术而愈。(《王氏医案·卷一》)

（2）便秘

大便秘结不畅是老年常见病证，以气虚通导无力、阴虚津亏肠燥最为多见，误用通导则会进一步损伤气阴津液，为临床大忌。如王子庵令堂案，年已古稀，患便秘不舒，时欲努挣，汗出头晕。服麻子仁丸等方后，其势更甚。王孟英诊其脉虚弦而弱，为虚风秘结，予人参、肉苁蓉、当归、柏子仁、冬虫夏草、白芍、枸杞、楝实、胡桃仁数帖而痊。《王氏医案三编·卷二》此案为高年便结，初用麻子仁丸，是方功能润肠泄热、行气通便，取麻子仁、杏仁油润之品以润肠，大黄、厚朴、枳实轻下热结，又佐白芍、白蜜滋阴润燥缓急，并非峻下之剂。然而，对于年逾古稀的患者来说，此方依然过于峻烈，阴阳津液更伤，病势加重。王孟英以益肾温阳、滋阴润燥药，阴阳双补而愈。

（3）身发赤肿

身发赤肿一般为疡科病证，多因火盛所致，故清热解毒为常用之法。老年则须顾及体质特点，不可一味清解。许自堂叔岳案，年越古稀，忽头面赤肿磊痒，渐及两臂，烦躁不眠，饮食日减，外科治而不效。王孟英诊其脉弦洪而疾，重按细软，认为虽有郁火内燔，但高年气血两亏，不可从疡科一味清解而治。予黄芪、当归、栀子、芍药、元参、生地、甘草、桑叶、菊花、丹皮、蒺藜、荆芥等出入为方，益气滋阴兼以清解，十余剂而瘳。(《王氏医案三编·卷一》)

3. 补虚尤重养阴

老年人一般阴阳俱虚，王孟英认为尤以阴虚为甚。《素问·阴阳应象大论》："年四十而阴气自半，起居衰矣。"王孟英亦言："人年五十，阴气先衰。徐灵胎所谓千年之木，往往自焚，阴尽火炎，万物皆然。"(《王氏医案·卷二》) 治疗上"阴液难充"为最难措手之处。如邵可亭案，高年阴虚、孤阳内炽，又兼外感时令燥火、误用温补。王孟英认为，外感易于治疗，然而真阴却未必能恢复。先用白虎汤合泻白散，加西洋参、贝母、花粉、黄芩，大剂投之，并用北梨捣汁，频饮润喉，以缓其上僭之火。数帖后势渐减，改投苇茎汤合清燥救肺汤，加海蜇、蛤壳、青黛、荸荠、竹沥为方，十天后喘息方平。继加龟板、鳖甲、犀角，而以猪肉汤代水煎药，大滋其阴而潜其阳。火始下行，小溲赤如苏木汁，而诸症悉平。一月以来，大剂频投滋阴之方，梨亦用至二百余斤，阴液始充，可见滋阴之难；继因患者自服姜汤两碗，喘嗽复作、口干咽痛、大渴舌破、夜不能眠，阴亏之象又见，前功尽弃。一月反复更方、大剂滋阴之功，竟尽弃于两碗姜汤，足见阴伤之易。(《王氏医案·卷二》)

（1）肝风内动

肝风内动多见肝阳化风、热极生风、阴虚动风、血虚生风等情况，症见眩晕欲仆、震颤、抽搐。老年以肝肾阴虚最为常见。如陈秋槎参军案，六十八岁，大便骤下黑血数升，随即大吐鲜红之血，汗出神昏，肢冷抽搐，躁乱妄言。脉左手如无，右手弦软数。此案的辨证有两个易误之处：一是骤然下血、吐血量多，气随血脱，肢冷脉微，对于老年人来说，多易考虑亡阳之患，而误用温补、回阳之剂；二是症发突然，便血色黑、吐血色鲜红，又兼躁乱妄言，易辨为热极生风，而予镇肝凉血息风之品。王孟英诊为虚在阴分、热在气分，为高年阴虚风动，不可再服温药。方处西洋参、犀角、生地、银花、绿豆、栀子、元参、茯苓、羚羊、茅根滋阴凉血，冲入热童便灌之；外以烧铁淬醋，令吸其气；龙骨、牡蛎研粉扑汗；生附子捣贴涌泉穴，引纳浮阳，以救其急。两服后血止，左脉渐起，又加龟板、鳖甲以滋阴潜阳，调理而安。(《王氏医案续编·卷五》)此案病起于高年阴液已亏，平日又因多服姜、枣、酒等助热伤阴，肝之阴血大虚，大怒后风阳陡动，故起病即势急危重，王孟英以滋阴清热为治，始终以顾护恢复阴液为重，终得挽回。

（2）痰嗽

痰嗽多起于湿盛，究其源，又多因于气虚、阳虚，故临床常用健脾运湿、温化痰湿等法，阴虚津液输布障碍而致痰湿者少见，易被忽视。另外，滋阴之药多滋腻，易助湿生痰，医者又有明知为阴虚而不敢投药者。《张聿青医案》中对阴虚气不收藏之痰湿上泛证，曾指出“惟有滋水养肝，摄纳肾阴，水不上泛，则痰即为津为液，不可不知”，强调对于阴虚水泛者须滋阴为治。如张与之令堂案，久患痰嗽不得安卧，脉细痰咸，为阴虚水泛证，认为非重剂滋阴不能见功，与大剂熟地药，一饮而得安卧。(《王氏医案续编·卷二》) 顾仙槎案，年越古稀，仲冬偶患痰嗽，服表散药数帖，气喘如奔，卧而不能着枕，欲食而不能吸纳，痰欲出而气不能吐，便欲行而气不能送，日夜危坐，躁汗时形，脉虚洪豁大，舌色干绛，溲赤点滴。证属阴亏，与西洋参、熟地、肉苁蓉、枸杞、瓜蒌仁、麦冬、牛膝、茯苓、白芍、冬虫夏草、青铅为大剂，以猪肉煮清汤煎服。服后韧痰渐活，坚矢下行，眠食亦安，遂以告愈。(《王氏医案三编·卷一》) 此案患者诸症较重，气虚、阴虚兼见，王孟英以证候关键阴虚为治，方主滋阴，并用猪肉煮汤煎药以增滋阴之效。猪为水畜，一般认为助湿生痰，为痰湿所忌，此处用之而效，取其“大补肾阴而生津液”之效，足见王孟英辨证选药之精准。

（3）小便不利

老年小便不利多因于肾阳、肾气不足，然而临床又有以阴虚论治者。吴媪案，年五十五岁，仲夏患瘧二十余日，愈后小便未畅，已成锢疾。延至第二年秋分后，尿闭不行，旬余间曾用干姜、肉桂、乌药温化，栀子、黄芩、黄柏清热，木通、滑石通利，益智收涩等，诸法试遍皆不见效。渐至腰腹皆胀而拒按，胸高腿肿，不饥不食，大便不通，小溲略滴几点，热痛异常，舌绛无津，渴喜沸饮，而不敢多啜以增胀满，呻吟待毙，脉软而微。王孟英诊为阴虚气化无权，以沙参、熟地、黄连、瓜蒌、茯苓、泽泻、麦冬、紫菀、牛膝、车前子，加附子一钱，桂心五分，煎成冷服，一周时溺出桶许，大便随行，进粥得眠，口苦而喜凉饮，即去附子、肉桂、黄连、瓜蒌、紫菀、牛膝，加知母、黄柏、芍药、砂仁，数服而起。(《归砚录·卷四》) 此案即以滋阴为主治疗小便不利。

4. 病去依证调理

王孟英注重顾护阴津，在祛邪后的调理中常用滋阴养液之法，特别是老年患者，病去后尤为注重，以养阴生津、甘凉之品多见，根据病症的不同，有时亦常与益气、健脾等法同用。

如上郑芷塘岳母急下存阴案中，大剂泻下热毒积滞后，即去大黄，加西洋参、生地、麦冬、丹皮、薄荷。服五剂待语言清后，专用甘凉充津涤热；又旬日舌色始淡，纳谷如常。改以滋阴，渐收全绩。某媪痰实案中，予清热化痰剂送下礞石滚痰丸及当归龙荟丸，服四剂泻下数十次后，即去二丸，加栀子、黄连、淫羊藿，虽仍以清化热痰为治，方之峻烈却已减轻；愈后更以滋养血液之药而收全功。又如韩妪案，年近花甲，仲冬患三疟。朱姓医主张用温散之法，令患者以姜枣汤恣饮，旬日后粒米不沾，疟至大吐。黄姓医以热补进，势益甚。又过旬日，王孟英视时，胸中痞结，苔黄苦渴，溲如热汤，脉弦滑右甚，带下如注，处小陷胸合温胆汤加薤白，清化热痰。服后大吐胶痰，十余日胸痞始消，改授甘凉，疟亦渐罢。递参滋阴，遂以霍然。(《王氏医案续编·卷五》)此类病后调理案比比皆是，不胜枚举。

（三）强调疏调气机

注重气化枢机是王孟英重要的学术思想之一，对于老年病王孟英也重视疏瀹气机，有时以调畅气机作为治疗关键，一般有宣肺气、疏肝气两途。

1. 宣肺气

《素问·五脏生成》言“诸气者，皆属于肺”，肺司呼吸，主一身之气。一方面，“上焦开发，宣五谷味，熏肤、充身、泽毛，若雾露之溉”，通过呼吸将体内浊气宣散于外，同时将卫气、津液等通过“开发”布散于周身，这是肺气的宣发功能；另一方面，肺居胸中，在脏腑中位置最高，为五脏六腑之华盖，肺气正常下降能保证气血水液的正常运行，通调水道，这是肺气的肃降功能。宣发和肃降是肺气相辅相成的两个方面，一宣一降，影响着全身气机；肺气不利，则枢机不畅，变证由生。

如沈峻扬妹案，年逾五旬，体素瘦弱，不能寐者数夜，目张不能阖，眼泪常流，口开不能闭，舌不能伸，语难出声，苔黄不渴，饮不下咽，足冷不温，筋瘛而疼，胸膈板闷，溲少便秘，身硬不柔，脉则弦细软涩，重按如无，证至濒危。王孟英认为此由情志郁结，肝气挟痰上逆，堵塞华盖，以致治节不行、脉道不利而见诸症。病机关键在于肺气，但宜宣肺，气行自愈。方用紫菀、白前、射干、菖蒲、枇杷叶、丝瓜络、白豆蔻等轻清宣肺之品，一剂知，四剂瘳。(《王氏医案三编·卷三》)又如朱介眉案，年逾花甲，季冬患感，初服温散剂，苔色转黑；再投白虎，胸胁大疼，面赤不眠。口干气逆，音低神惫，溺赤便溏，脉虚数而弦，为真阴素亏，痰多气郁。虽见热象，而病机关键在于枢机窒滞、气道未舒，加之阴液耗伤，故非白虎汤清热可解。予沙参、苇茎、竹茹、冬瓜子、丝瓜络展气开痰，肉苁蓉、当归、紫石英、冬虫夏草潜阳镇逆。覆杯即减，旬日而瘥。(《王氏医案三编·卷一》)此二案症状颇重，王孟英抓住宣肺气为治疗关键，以轻清之品愈之。

2. 疏肝气

肝为风木之脏，以血为体，以气为用，体阴而用阳，主疏泄，其气升发，喜条达而恶抑郁，其志在怒。对于气机更有升降出入的枢机作用。因此，肝气郁结、肝气上逆等证均可影响全身气机。如陈芷塘案，年近花甲，初冬时跌仆后遂发寒热，痰多咳逆，沈辛甫作虚痰类中夹风温治，热退便行，而痰逆不休，且兼呃逆，改从清肃镇摄，其呃日甚。王孟英诊其脉左弦涩不调，右兼软滑，察其呃时有微甚，而有欲呃不爽之象，询其喷嚏，患者言已久不作嚏。辨为气郁于肝，欲升而不能升；痰阻于肺，欲降而不能降之证。以柴胡、枳壳、石菖蒲、紫苏、薤白、瓜蒌仁、竹茹、橘皮、白前为剂。覆杯而减，再剂而安。(《王氏医案三编·卷一》) 此案患者年近花甲，痰逆而兼呃逆，王孟英结合症状欲呃不畅、无噫的特点及脉象，辨证病在肝、肺，治疗以疏肝气为关键，兼理肺气而愈。

(四) 邪实有故无殒

老年多见气血两虚、脾虚、肾虚、阴虚、阳虚、津亏等虚证，故临证注重补益，即使祛邪也要充分顾护正气。然而，临床亦有邪实确实偏盛当攻者，医者往往碍于患者年老体虚，喜用温补，或不敢峻剂攻逐，以致延误病情。对此，王孟英言:“不必以老年怀成见，总须以对证为良药。”(《王氏医案续编·卷六》) 又言:“高年固属阴亏，然去其所本无，即所以全其所本有也。”(《王氏医案三编·卷三》) 明确指出，老年人虽多有阴虚，但只有祛除邪气方能卫护阴津，防止阴液的进一步损伤。故在老年病中，王孟英除善用补法外，亦有用大剂攻逐之例。传世诸案大多为匡谬案，其中又以温补致误最为常见。对这一时弊，王孟英驳斥其“但知年老元虚，不闻邪盛而实”。当邪气盛实，如阳明实热积滞、痰实、湿热等实邪太盛时，虽年老体虚，亦当以攻邪为先，以防邪气进一步损伤正气，引发变证。

1. 腑实证大剂攻下

阳明腑实是由于热盛伤津，津伤化燥，因燥成实，邪热与阳明糟粕互结而成，以热毒炽盛、大便秘结为特点，治疗宜清热攻下。但老年患者脏腑气血已虚，攻下难免耗伤正气；然而若不及时治疗，热毒积滞不除则更伤阴津，此时即当衡量正虚与邪实的关系，当攻则攻。如郑芷塘岳母案，年逾花甲，仲春患右手足不遂，舌蹇不语，面赤便秘。他医与疏风药不效，第四日延诊于王孟英。诊其脉右洪滑、左弦数，为阳明腑实之候，疏石菖蒲、胆星、知母、花粉、枳实、瓜蒌仁、秦艽、旋覆花、麻仁、竹沥为方。病家担心清热疏导会致便泻欲脱，未敢用药。延至二旬，病势危急，苔裂舌绛，米饮不沾，腹胀息粗，阴津欲竭。王孟英认为非急下不可，以前方加大黄四钱绞汁服。服后连下黑矢五次，舌蹇顿减，能稍进稀糜，随后调理而安。(《王氏医案续编·卷三》) 此案阳明腑实，最初可用清化导滞之法，然病家碍于高年体虚，不敢予祛邪之方，迁延日久，热盛实滞、阴津欲竭。此时阴虚液涸，病已两旬，虚实并见，王孟英果断予以急下存阴之法，危势得挽，再以滋阴调补善后。

又如张孟皋少府令堂案，患者年逾古稀，气逆便秘，烦躁不寐。王孟英切脉滑实，又见面赤，舌绛痰多，诊为阳明腑实证，以承气汤下之霍然。(《王氏医案续编·卷四》) 沈东屏案，年逾八十，患腹胀便秘。王孟英诊曰："耄年脉实，天畀独浓，证属阳结，法宜清火。"与西洋参、石膏、白芍、知母、花粉、桑皮、杏仁、橘皮、枳壳、甘草，送服更衣丸，四剂而愈。(《王氏医案·卷二》) 上三案，患者分别年逾花甲、古稀、八秩，但因确有实热积滞，王孟英不拘于高年之限，以攻下法愈之。

2. 痰实证峻剂豁痰

对于老年痰实证，王孟英指出："必攻去其痰，使邪无依附而病自去，切勿以高年而畏峻药。"如顾云忱案，体丰年迈，秋季患疟，脉芤而稍有歇止。王孟英认为，此因平素多痰，暑湿无形之气与有形之痰相合。予以清解蠲痰而病不减，是由于药力不足，邪实不除，以致气血皆受其扰。于是方处桃仁承气汤加西洋参、滑石、黄芩、黄连、橘红、贝母、石斛，送服礞石滚痰丸。服二剂后，下黏痰污血甚多，疟即不作，后以清润法善后而康。(《王氏医案·卷二》) 处方中桃仁承气汤破血逐瘀，礞石滚痰丸降火逐痰，均为祛痰峻剂，对于老年人来说，此方可谓峻极。待实邪得去，再用清润法滋补。

又如某媪案，年六十余，患腰腿疼痛，闻响声即两腿筋掣不可耐，每日必发二三十次，卧榻数载，诸药罔效。王孟英察其脉沉弦，苔腻便秘，知其因误用温补以致积痰蕴热，胶固不开。与雪羹、羚羊角、川楝子、胆星、橘络、竹沥、丝瓜络，吞礞石滚痰丸及当归龙荟丸。服四剂，大泻数十次，臭韧异常，筋掣即已，更方调理渐愈。(《王氏医案续编·卷三》）患者年六十余，卧床数年，必兼气血亏虚之证。然因痰热盛实，王孟英果断处以峻剂豁痰，连服四剂，泻数十次，可见成竹在胸、胆识过人。再如刘午亭案，年六十三岁，久患痰喘自汗，群医皆以为虚，补剂备施而无效。汗如雨下，扇不停挥，睛凸囟高，面浮颈大，胸前痞塞，脉滑而长，王孟英与导痰汤加旋覆花、海石、泽泻、白前，一饮而减，七日后囟门始平，匝月而愈。(《洄溪医案按·痰》）

3. 霍乱吐泻凉药清解

霍乱吐泻剧烈，必伤津液，气随液脱，气阴俱亏，高年大吐大泻后，正气虚衰更甚。王孟英对于邪气未清者，先予凉药清解，再调理已伤之阴津。如陈妪案，年已七旬，患霍乱转筋甚危，目陷形消，肢冷音飒，脉伏无溺，口渴汗多，五心烦热，腹痛苔黄，自欲投井。王孟英令取西瓜汁先与恣饮，方用白虎加黄芩、黄连、黄柏、木瓜、威灵仙，略佐细辛分许为剂，覆杯即安。处方均以寒凉，以细辛反佐。(《王氏医案三编·卷一》）又如陆叟案，年七十余，仲秋患霍乱，自服单方二三日，呕吐虽已，利犹不止，且频频作哕，声不甚扬，面赤目闭，小便不通。他医皆以为证属高年戴阳，意欲重剂回阳固脱。王孟英视其脉虽虚软却无脱象，且舌赤而干，利下臭恶，辨为气分伏暑，热扰心营，方处紫雪三分，用竹茹、枇杷叶、通草、丹参、连翘、石菖蒲、桔梗、黄芩、芦根煎汤，候凉调而徐服。次日复诊，目开哕止，小溲稍行，于前方裁紫雪，加石斛、苡仁。服二剂利减，能啜米饮。随用致和汤十余服而瘳。(《随息居重订霍乱论·医案篇》）上二案患者年事已高，病后吐泻伤及气阴，且陈妪见目陷形消、肢冷无溺、汗多，陆叟见频频作哕且声不扬，均极易辨为虚证，而王孟英以伏暑当清，投以大剂清解而愈。

（五）复杂病证斡旋以治

斡，《说文》释："蠡柄也。"段注将其引申："凡执柄枢转运皆谓之斡。"又言："小车之轮曰斡，亦取善转运之意。"《广雅》释曰："斡，转也。"旋，《说文》言："周旋，旌旗之指麾也。"有转、回、曲之义。斡旋一词，多指处事行为方式，在特定情况下需要斟酌周旋。在临床治疗中，对于一般病证，辨证明确后，常可对证施治，直接切中病情。然而，疾病中又有一些极其复杂的情况，证候繁杂，且相互矛盾，或虚实并见，或阴阳同病，或脏腑喜恶迥异；或病情危重，治表则里证又起，补阳而阴虚更甚等，治疗颇为棘手。对于这种处方不能抓住关键、直中病情，又难以一方诸证兼顾者，能够审时度势，斡旋以治，随着病情变化及时更方十分重要。

如李华甫案，年六十三岁，仲夏患病，症见恶寒、气逆、不饥，脉虚软，舌紫而滑泽无苔，小便频数不禁、色浓赤，阴茎已缩，两手紫黯。辨为心阳过扰，热伏厥阴之象。以葱、淡豆豉、竹茹、黄芩、栀子、白薇、桑叶、通草轻解其外。至夜始发热，再剂微汗而解，独腹热如烙，舌渐干而口渴，改予西洋参、元参、生地、麦冬、甘草、花粉、栀子、川楝、苁蓉、竹茹和青蔗汁。服二帖下坚矢而舌愈干，且谵语不寐，于前方加竹叶、木通，服之舌根始见黄苔，知伏热新化，再一剂苔转黑。原方调以神犀丹一丸，即战解而舌始润，稍啜稀糜，犹妄言无寐，乃心阴久耗，阳不能收也，仍以前方加童溲和服两帖，大解复行，神气渐谧，诸恙寻愈。（《王氏医案三编·卷二》）是案病势危重，症见恶寒，表证未解，而又以里证热伏厥阴为重，同时兼有阴虚津亏之候。王孟英先予以葱、豉、薇等药轻解表证，待表证解，里热津伤之象更显，改用西洋参、生地等滋阴清热生津药；二剂后见舌干、谵语、不寐，可知心火内扰，故加竹叶、木通以通降心火；服二剂，舌苔由滑泽无苔到舌根见黄苔，再到黑苔，说明伏热已出；此时以原方调以神犀丹（乌犀角尖、石菖蒲、黄芩各六两，怀生地、银花各一斤，金汁、连翘各十两，板蓝根九两，元参七两，香豆豉八两，花粉、紫草各四两，法制为丸，每重三钱，凉开水化服），取其清营凉血、解毒开窍之用。伏热渐清，心阴久耗、阳气不敛之象又见，故加童便增降火滋阴之力。

又如沙沛生鹾尹令堂案，年五十七岁，体素弱而多怫郁，秋间患疟，他医治之不效，更有谢姓医迭进温补，其势益甚，寒微热炽，昏谵瘛疭，目不识人，舌绛无液，苔色黄燥，便秘不行，延王孟英视之。脉洪滑右甚，左手兼弦，乃痰热深燔，内风煽动之证。王孟英方处知母、花粉、瓜蒌仁、竹茹各三钱，佐以栀子、白薇、连翘、贝母、橘红、莲心。一剂后便通溲畅，胸次较宽，痰嗽口糜，且知头晕，乃去知母、花粉、瓜蒌仁、连翘，加沙参、薏苡仁、石斛、麦冬、野蔷薇露。次日疟来势减，糜退口干，神惫音低，王孟英辨为津虚痰滞所致。于前方去薏苡仁、枇杷叶、蔷薇露，加知母、花粉各一钱五分，甘草五分，和入藕汁一杯。服二剂后疟至甚微，口干倦卧，脉则右虚左散，用养气充津、蠲痰清热法，处西洋参、盐橘红、当归、甘草、枸杞、石斛、麦冬、茯苓、竹茹、萎蕤，和入藕汁。服两帖疟休神爽，咽痛唇糜，饥不能餐，为余焰内燃之象。于是去枸杞、石斛、甘草，加生地、牛膝。四剂后咽唇皆愈，神惫懒言，仍加杞子、甘草。再服二剂，胃气渐苏，口犹少液，却因嗔怒，暮有微热，肤肿欲呕，口干便秘，前方去生地、麦冬、萎蕤、枸杞、甘草、牛膝，加黄连、川楝、蒺藜、紫石英、丝瓜络、冬瓜皮等清肝通络之药。一剂后热去呕止而腹犹胀，肝郁已去，减西洋参、当归身、冬瓜皮、石英、黄连，加沙参、旋覆花、白芍、延胡、香附、藕。一剂后胀消，而口淡便秘，饥不能餐。又改用西洋参、木瓜、银花、延胡、蒺藜、肉苁蓉、当归、白芍、石斛为方。投匕而便行，三啜而肿尽消，始予高丽参、紫石英、橘皮、半夏、当归、麦冬、菖蒲、竹茹、牡蛎调养。续去菖蒲、半夏，加枸杞、生地、鳖甲而愈。

(《王氏医案三编·卷二》)

上二案病证均较为危重复杂，王孟英在治疗过程中变证迭出，屡屡调方更方，李华甫案在清伏热过程中随证加味；沙氏令堂案则于益气、养阴、生津、化痰药中反复出入加减。看似颇为被动，然而细析之，这种权宜、斡旋之法十分必要，恰恰反映出其对病情的把握。

四、妇科病

妇女因其具有胞宫、子门、阴道、玉门、阴户等独特的生理结构，月经、带下、胎孕、产育等特殊生理功能，在不同的生理阶段又有不同的体质特点，故相应地产生了不同于男子的特殊病机、病证。孙思邈于《备急千金要方·序例》之后首列妇人方，指出："夫妇人之别有方者，以其胎妊、生产、崩伤之异故也。是以妇人之病，比之男子十倍难疗。"又指出除生理因素外，"妇人嗜欲多于丈夫，感病倍于男子，加以慈恋爱憎、嫉妒忧恚，染着坚牢，情不自抑，所以为病根深，疗之难瘥。"妇人生理、情志上的特殊性，决定了妇科疾病的特殊性和辨治的难度。王孟英也指出："因妇人有胎产之千态万状，不可以常理测也。世之习医者，不可不究心。"

王孟英在妇科方面深有造诣，曾对沈又彭（字尧峰、尧封）的妇科著作《女科读》续按，而后更名为《沈氏女科辑要》。按语多有点睛之笔，对沈氏所引诸家及沈氏论述多有补充，并提出独到见解。王孟英医案中有妇科治验128则（包括妊娠期间诸病、经行诸病等与妇科证候密切相关者），均体现出其对妇科病的独到体会，足资后学师法。

（一）理论发挥

王孟英在《沈氏女科辑要按》中，对前人认识不足之处予以补充，发前人所未发，颇多亮点。

1. 天癸

在女子的发育、月事变化、生殖过程中，天癸起着非常重要的作用。《内经》中即言“二七而天癸至，任脉通，太冲脉盛”而有月经，“七七任脉虚，太冲脉衰少，天癸竭，地道不通”而闭经，不再具备生育能力。沈尧封认为，天癸是女精，由任脉而来；喻昌认为，天癸乃血与精之外，别有一物质。对此，王孟英提出自己的观点，认为：“天癸者，指肾水本体而言。癸者，水也，肾为水脏，天一生水，故谓肾水为天癸。”指出人身“肾生最先，而肾足最迟，肾衰最早”，欲念的产生决定于肾气的充盛、天癸的来至。妇女的生理、病理无不与天癸相关，月事以时下为天癸之常，泄精成孕为天癸之能，带下病为天癸之病。

2. 带下

带下有生理和病理的区别。生理状态下，带下津津常润。王孟英认为，带下异常包括以下情况：一是禀赋强壮，气血津液充盛，即便带下量多也不足为虑；二是带下量少、干燥，是营津枯涸，虚劳之象；三是月经后期而带下量多，这是因为内热炽盛，逼迫阴液不及化赤为经血；四是月经后期而带下量少，甚则枯燥全无，为干血劳之候。继而总结出“精也、液也、痰也、湿也、血也，皆可由任脉下行而为带”，临床上须加以辨别。因虚寒证较少，所以叶天士治带必以黄柏为佐。带下辨虚实，“有虚寒、虚热、湿热三者之分”，湿热下注者为实，津液亏虚者为虚。在治疗上，女子带下与男子遗精同治。痰湿或瘀热，用桃仁、红花、犀角、菖蒲、胆星、旋覆花、代赭石、丹参化痰祛瘀。阴虚兼郁火带下，用六味丸加黄柏，或甘露饮。

3. 不孕

王孟英认为，胎孕是“男女之精皆至，斯入任脉而成胎”，若“阳精至而阴精不至，阴精至而阳精不至，皆不能成”。注重平时调摄，如指出“妇人善饮火酒者，每无生育，以酒性热烈能消胎也”（《沈氏女科辑要按》），妇女平日不可多进火酒之类性热之品。对于无子的患者，有以下认识：

（1）注重心态调整

王孟英指出："求子之心愈切，而得之愈难。"认为求子要注重心态的调整。

（2）药物不可妄用

因人之禀赋不同，胎孕之成又有阳精、阴精皆至的时机，故对于无子者，要先辨有病、无病。谨慎对待，确属因病而致乏嗣者，方可对证用药调理；对于无病者，不可妄用药物，因为药物均有偏性，求嗣之方又多辛燥补益之品，热扰子宫，阴津损伤，更不宜致孕，即使怀孕亦对胎儿不利。

（3）详辨"五不男"

五不男，又称"五不女"，是妇科五种病症的统称，指螺（或骡）、纹（或纹阴）、鼓（或鼓花）、角（或角花）、脉五种病症。万全《广嗣纪要·择配篇》："五种不宜：一曰螺，阴户外纹如螺蛳样，旋入内；二曰纹，阴户小如箸头大，只可通，难交合，名曰石女；三曰鼓花头，绷急似无孔；四曰角花头，尖削似角；五曰脉，或经脉未及十四而先来，或十五六岁始至，或不调，或全无。"这五种病症多认为是先天因素所致，不能有子者。王孟英对此做了详细辨别，对"螺"字做了细致考证，指出"螺"为"骡"之误字，是因交骨如环，不能开坼，受孕必难产而亡；"纹"则是阴窍屈曲，如螺纹之盘旋。由此，指出人多将"骡"作"螺"，而误以为螺旋状，实则与纹、鼓混淆。又指出，这五种不育症须加详辨，特别是"脉"，终身不行经者，要考虑"暗经"，这种特殊情况亦能受孕。

（4）峻剂宜当慎用

陈良甫《妇人大全良方》中，对于长期不孕达二三十年者，认为胞宫内有瘀滞积血，主张用《千金翼方》朴硝荡胞汤，药用朴硝、牡丹、当归、大黄、桃仁、细辛、厚朴、桔梗、人参、赤芍、茯苓，意在扫荡胞中积滞。王孟英指出，荡胞汤虽然义理明确，但用药过于峻烈，不可轻用。取其义而不泥其方，善用保胎神佑丸，方用白茯苓、白术（土炒）、黄芩（酒炒）、香附（童便炒）、延胡（醋炒）、红花、益母草、没药，以蜜为丸。此方亦取活血化瘀之义，而选药上避免了朴硝、牡丹皮、大黄、桃仁等峻烈之品，气分血分兼顾，“荡胞”同时又以茯苓、白术扶正健脾益气，力量缓和，更合临床应用。目前对于长期不孕，特别是前期因流产胎膜组织不净者，亦常以活血化瘀为治，取《千金翼方》的荡胞汤之义，处行气化瘀、温通之品，如荔枝、马鞭草、桃仁、红花、刘寄奴、苏木等药荡涤胞宫瘀浊。王孟英的理论对现在临床仍有一定的指导意义。

4. 闭经

闭经的原因有血虚、气滞、积冷、血瘀等。对于血虚证，王孟英主张不可强通月经，告诫“辄欲通之，竭泽而渔，不仁甚矣”。在具体用药上，对赵养葵补水、补火、补中气三法治疗此症，王孟英评论曰：“补水勿泥于六味，补火勿泥于八味，补中气勿泥于归脾。”对血枯成劳之重症，认为“此证最难治，六味碍脾，归脾助火，惟薛一瓢滋营养液膏加小麦、大枣、远志，庶几合法。一瓢又有心脾双补丸，亦可酌用”。

5. 妊娠

“黄芩白术乃安胎圣药”一说出自朱丹溪的《丹溪心法·金匮当归散论》，对后世影响很大。王孟英指出，黄芩只适用于血热之人。若血虚有火者，善用竹茹、桑叶、丝瓜络为君，而辅以他药，以此三药均能养血清热而平息内风，即“物之坚强莫如竹，皮肉之紧贴亦莫如竹，实为诸血证之要药，观其塞舟不漏可知矣。桑叶蚕食之以成丝，丝瓜络筋膜联络，质韧子坚，具包罗维系之形，且皆色青入肝，肝虚而胎系不牢者，胜于四物、阿胶多矣”。

6. 产后

产后用药宜谨慎，要慎用辛热之品，以防动血。王孟英指出，“产后苟无寒证的据，一切辛热之药皆忌”。对恶露不行者要断虚实，不可妄投化瘀之品。产后恶露不行或恶露过少者，一般多认为气滞或血瘀，故相应地多用活血化瘀之法。而王孟英却明确指出，此时有宜通和不宜通两种情况。“恶露不来，腹无痛苦者，勿乱投药饵，听之可也。”对于恶露不行，确有瘀滞者，用药亦须谨慎，以防损伤正气。“如有疼胀者，只宜丹参、丹皮、元胡、滑石、益母草、山楂、泽兰、桃仁、当归尾、通草之类为治，慎毋妄施峻剂，生化汤最勿擅用。”

其他又如对汪石山所主经行泄泻属脾虚湿盛，王孟英指出还有肝木侮土的情况；对缪希雍提出的经行白带属阳虚下陷，补充了郁火内盛的情况；对陈自明经漏淋漓不断因于气虚不能摄血或邪客胞中，补充了血热不循其常度的情况等，均补充了前人认识的不足。

7. 禀赋

王孟英在妇科病症的诊治中十分重视体质禀赋因素。《褚氏遗书》中言，女子“合多则沥枯虚人，产乳众则血枯杀人”。王孟英认为有道理，但又不尽然，有禀赋异于常人者，并以同乡吴酝香大令夫人为例说明，育十男四女、半产三次，仍精力不衰。

一般来说，月经规律、能够以时下是受孕的条件，故妇科求子多先调经。对此，王孟英亦指出有禀赋的差异，认为有终身月经不调而易于生育的，也有经期极准而不易受孕的，言:“雄于女科阅历多年，见闻不少，始知古人之论不可尽泥，无妄之药不可妄施也。”不可拘泥于一般规律和前人论述，要充分注意患者的禀赋，不能不辨体质而滥用药物。

月经有未及二七而来潮者，有年过花甲而未绝经者，有无病且非妊娠而偶停经数月者，有壮年月经即闭者，有带下过多经不行者，有数年一行者，有产后哺乳期间月经如常者，有产后停经一两年者。这些类似于病理的证候，王孟英认为有禀赋的原因，不可均以常理、以病态而论。体强气旺之人，带下虽多亦不为害。阴虚津亏者，带下过多则会进一步损耗阴津，必须注意。

脉诊亦要考虑禀赋差异。如孕脉，王孟英据三十年行医经验，指出古人对于胎脉及以脉辨男女之说在实际临证时还须斟酌。王孟英所见，有刚受孕脉即显于指下者，有半月一月后见于脉者，有始见孕脉而五六月反不见孕脉者，有始终不见于脉者，又有脉象不仅不见滑象反而弦涩细数或沉伏难寻者，不可一概而论。

（二）诊法特色

1. 善用脉诊

王孟英在妇科病的诊断中十分注重脉诊，有些医案是以脉象为诊断辨证关键的。如王炳华之媳案，屡次堕胎，月事乱行，人渐消瘦。从病程上看应为虚证，然而他医投以补益之品，反而更加消瘦，饮食减少，带下量多；于补剂中加附子、肉桂温阳后，又增五心烦热、面浮、咳逆、痰塞碍眠、大渴善嗔等症。患者病起于数次堕胎，有虚的因素，而在所见诸症中，虚实并见。王孟英由两尺虚软，左寸关弦数，右兼浮滑，诊为阴虚火旺证。两尺虚软为下焦肾元不足，乃屡次堕胎所致；左寸关脉数为水亏不能涵木，肝阳偏旺，灼于上焦；右脉兼浮滑，知有痰实外感之候。即以脉象作为诊断关键。(《王氏医案三编·卷三》) 张雪沂之妻，三十七岁，经行腹痛十余年，服胶艾汤多剂不效，痛反愈重，并增呕吐。月经频发，痛势更剧，至满床乱滚，声彻比邻。王孟英诊其脉滑数，以此断为痰热之证，绝非虚证，并言其必有巅痛、口渴、带多、腰痛、经色紫黑之症，病家惊以为神，诊断辨证之准令人称叹。(《归砚录·卷四》)

王孟英对妊娠脉的诊断独有心得。如周光远之妻案，脉右寸关忽见弦大滑疾、上溢鱼际之象，异于平日，询其起居无所苦，月经愆期半月。据此，王孟英断为妊娠，且断言必为男。分析说："肺象乎天，脉象右寸脉最为弦滑，又有上溢之象，为本乎天者亲上。”后果产一男。案中在妊娠初期即可凭脉象判断妊娠并能明确男女，足见脉诊之精。

2. 善察经色

月经的量、色、质是妇科病症诊断中的要点。一般来说，经色淡多为虚证，经色鲜红多为热。王孟英据其临证经验，指出“色淡竟有属热者，古人从未道及”，经色淡也有属热的情况，诊断时要格外谨慎，须脉证互勘、四诊合参。对于确属热证者，亦不可当作实热而用苦寒之品。如方氏妇案，产后经色渐淡，数年后竟无赤色，且有结块，平时无带下，日渐消瘦尪羸。据经色及消瘦的情况，极易诊为虚证，而王孟英诊其脉软数，兼有口苦，时有寒热，脉证合参，辨为实热证，指出消瘦为火热之邪消灼所致。故方处青蒿、白薇、黄柏、柴胡、当归、鳖甲、龟板、芍药、乌贼、枸杞、地骨皮等药清热泻火滋阴，服百剂而愈。(《沈氏女科辑要按》)

3. 注重舌诊

王孟英于温病诊断中十分注重舌诊的应用，在妇科病舌诊方面亦有心得。在何新之女产后发热一案中，王孟英认为此发热原因为伏邪乘虚而发，分析说:“暴感发热，可以鼻塞验之，苟胎前伏邪，娩后陡发者，何尝有头疼鼻塞之形证乎？虽脉亦有不即显露者，惟舌苔颇有可征，或厚白而腻，或黄腻黄燥，或有赤点，或微苔舌赤，或口苦，或口渴，或胸闷，或溲热，此皆温湿暑热之邪内蕴，世人不察，饮以糖酒生化汤之类，则轻者重而重者危，不遇明眼，人亦但知其产亡而不知其死于何病，误于何药也。我见实多，自为太息。”指出在脉诊难以明确的情况下，以舌诊为辨证关键。(《女科辑要按》)

另外，对于产后恶露不行者，王孟英长于以按诊断其虚实，按其腹不胀，问无痛苦者，绝非实证，不可妄用通利攻逐。

（三）辨证特色

1. 重视阴、血、津液辨证

因温病过程中，温热之邪易于损伤阴津，故常规以阴津的有无、充盛与否作为病情轻重、预后判断的重要依据。作为温病大家，王孟英注重阴血津液，顾护阴津的思想始终贯穿于治疗始终。在妇科临床上，王孟英也十分重视这一点，常以阴、血、津的有无辨病之轻重。一般情况下，人们以月经来判断病情轻重，认为月经能够按时来潮是病轻邪浅的表现；反之，月经延迟或闭经为病重的反映。王孟英则指出，阴虚火旺证要格外注意：当火盛时，虚火迫血妄行，导致月经先期，阴虚越甚，则经行越早，本是阴虚血虚之体，加上反复失血，阴血渐涸，而致危症；或阴血虚而热不甚炽者，因阴血亏少，血海不能按时满溢，月经后期甚至闭经。这种闭经不仅不是重症的表现，反而是“含蓄有权”，只要脉不甚数，火不盛，则“正合坤主吝啬之道”。

在带下病中，王孟英称“体强气旺之人，（带下）虽多亦不为害，惟干燥者病甚”，“营津枯涸，即是虚劳，凡汛愆而带盛者，内热逼液而不及化赤也，并带而枯燥全无者则为干血劳之候矣”。

在这种思想的指导下，临床善用凉润清解、甘寒养阴之剂。“凡治感证，须先审其胃汁之盛衰。如邪渐化热，即当濡润胃腑，俾得流通，则热有出路，液不自伤，斯为善治。”对上焦伤津之候，主张“专宜甘寒以充津液，不当参用苦燥。余如梨汁、蔗浆、竹沥、西瓜汁、藕汁，皆可频灌，如得蕉花上露更良”。细究王孟英用药，凉润清解多用银花、连翘、竹叶、芦根、梨皮之属，甘寒养阴多取西洋参、麦冬、石斛、蔗浆、西瓜汁、梨汁、生地、天花粉之类。慎用辛热之剂，强调“胎前产后，非确有虚寒脉证者，皆勿妄投热剂，暑月尤宜慎之”。因顾护阴津的思想于医案中随处可见，故不再枚举。

2. 善察标本缓急

当临床病证复杂，虚、实、气、血并见而不能兼顾者，治疗上就必须有轻重缓急之别。

（1）辨气血

王孟英十分注重妇科病中气与血的关系。方约之指出，妇人因忿怒等情志因素而致气结血结，对此王孟英赞为“至言”，认为气为血帅，气结则血不流通而致血结，调经必先理气。王孟英又指出，一般理气之药多为辛香燥热之品，然而若因郁怒所致之气血郁结，本即为情志之火，灼伤阴津，若再服香燥，必致营阴更耗，故强调“理气不可徒以香燥也”，临床常用畅泄气机、柔润通络之法。这一注重理气、强调气化枢机的思想，在医家很多妇科医案中都有体现。另外，对于气血同病者，王孟英明辨气血之轻重缓急，依次施治。如医家三媳患感案，症见身热、头重、脘闷、频呕不食、耳聋。辨为湿热困厄少阳，卫气同病之证。投清解药一剂，病不少减，而月经非期而至。此时，邪虽尚在气分，但营阴素亏，恐易陷血室。王孟英处小柴胡加减一剂，病少瘥而虚象毕呈，少腹右角掣痛。又于清解之药中佐以养营通络柔肝之品，重用干地黄为君，服四剂后，得大战汗而愈。（《归砚录·卷四》）此案气分、血分同病，因气分甚郁，故先清展气机，待气机通畅之后，再处大剂干地黄从血分论治，“苟不先行清展气机，则养血之药不能速入”，明辨气血，先治气后治血。

（2）辨标本

如赵听樵妹案，每于行经之时腹胀、呕吐、腰脊痠疼、两腿肿痛、筋掣、脘疼，甚至痉厥，为肝气逆、肝血虚之候，曾用多药不效。王孟英处以金铃子散合左金丸，加二陈、竹茹、枳实、桂枝、茯苓，数剂而愈。继用肉苁蓉、菟丝子、淫羊藿、杜仲、桑椹、木瓜、续断、香附、当归、白芍、茴香、川楝子调之痊愈。（《王氏医案续编·卷二》）此案中，兼具肝气上逆之实、肝血亏虚之虚，虚实夹杂，在治疗上，先平肝祛痰治其实，而后养血柔肝补其虚，乃先标后本之法。

又如赤山埠李氏女案，患者素体禀赋怯弱。春季患闭经，胁腹聚气状似癥瘕，食减、肌削，他医因经闭而处温通之药。至孟秋，又增微寒壮热之症，而医者仍按经闭以通论治，以致危殆。王孟英切其脉时，壮热烙指，汗出如雨，其汗珠落于脉枕上，微有粉红色。认为本案以正虚为本、暑邪为标。急则治其标，因此先解其表邪。疏白虎汤加西洋参、元参、竹叶、荷杆、桑叶。何姓医听闻王孟英处白虎汤后，谓患者之母说："危险至此，尚可服石膏乎？且《本草》于石膏条下致戒云血虚胃弱者禁用，岂彼未之知也。"幸在病家信任，毅然曰："与其束手待毙，盍从孟英死里求生之路耶？"如法服两剂后，热果退，汗渐收。改用甘凉清余热，日以向安。继与调气养营阴，宿瘕亦消。培补至仲冬，汛至而痊。(《王氏医案·卷二》)亦为先标后本之例。

（四）治疗特色

1. 长于培补化源

王孟英医案中虽多以清热凉血、滋阴生津取效，但同时善用补益之法。如对于月经病，女子以血为本，王孟英就指出："惟有培养生化之源，使气旺血生，则流行自裕。"

产后多虚，王孟英在朱丹溪"产后当大补气血为主，虽有杂证，以末治之"的基础上，提出"产后慎勿妄施峻剂"的主张，以防更伤气血。如金元章媳案，新寡后患脓窠疥，推测应为湿热之病。先请疡医连某医治，认为遗毒，径作广疮治疗，病势日渐加重，渐至上吐下痢，饮食不进；又从内科治，亦毫无起色。迁延至第二年春天，又添腹痛、自汗、汛愆、肌削等症，诸医皆见而却走，认为病不可治。王仲安荐王孟英视之，诊后分析说："此胃气为苦寒所败，肝阳为辛热所煽，前此每服阳刚，即如昏冒，稍投滋腻，泄泻必增，遂谓不治之证，未免轻弃。”以四君子汤加左金、椒、梅、莲子、木瓜、余粮、石脂等出入为方，百日而愈。因为月信始终不至，患者亲友议论丛生，均认为再不用通经药，则病必有变。王孟英力辨此非经阻可通之实证，而是气血不足之虚证，惟有培养生化之源，使气旺血生，则气血流行，月经自然而至，言：“若不揣其本而齐其末，则砻糠不能榨油，徒伤正气，尽堕前功，岂不可惜！”此后患者恪守其方，服至仲冬，天癸至而肌肉充，康复如常。(《王氏医案·卷一》)

许兰屿令之妻案，自夏间半产后患感证，虽已治愈，而腰腹左痛时作，多医杂治，其痛日增，食减汛愆，卧床不起。黄姓医处肾气汤，义在先固其根本。频服肾气汤后，反致痛势加剧，且痛作之时兼有带下如注。黄氏医谓此为真火无权所致，更加重了附子、肉桂的用量，由此病势更重，痛无歇止，呻吟欲绝。王孟英诊其脉左关尺弦数无伦，又见形消、舌赤、彻夜无眠，辨为肾阴大亏，肝阳极炽，营液耗夺，八脉交虚之证。用龟板、乌贼骨、肉苁蓉、枸杞、当归身、楝实、竹茹、白薇、黄柏、丝瓜络、蒲桃干、藕为方。一剂知，数剂已。再加熟地、阿胶，调理月余，经行而愈。(《王氏医案·卷一》)是案病发于半产后，显为虚证，且虚在肾，然而黄氏医用肾气汤不效者，有两个原因：一是虽为肾虚，但虚在阴，而非肾气、肾阳虚，故用肾气汤补肾气、肾阳不效；二是除肾阴亏虚外，还兼有肝阳炽盛之证，在滋补肾阴的同时宜当兼顾。王孟英方中龟板禀北方之气生，乃阴中之至阴之物，入足少阴肾，大补肾阴，又能入心以通肾，使阴阳交通；乌贼骨入肝、肾，味咸气温，其象阴中阳生，能护少火；肉苁蓉入肾，体润色黑，其气温，补益精血；枸杞入肝、肾，甘寒性润，补精益水；川楝子、白薇、黄柏、藕清泄虚热、实热；竹茹、丝瓜络舒胁肋、肝络而清化热痰；蒲桃干摄精气。诸药相伍，共奏滋阴补肾、清肝泄热之效，故其效如神。足见医家对补益法的精准把握。

2. 注重从痰论治

王孟英处江浙一带，地势平坦而湖泊甚多，河道常与民居相毗邻，故人多湿邪为患。在痰湿成因上，多见以下因素：其一，形体素丰，固有痰湿之邪，如王孟英案中儒医顾听泉体丰色白，平昔多痰；其二，疾病发展过程中的病理产物，如情志因素“七情内动，即是火邪……”“遭此惨痛，渐生咳嗽，气逆痰咸”“湿蒸为热，灼液成痰”等；其三，误用温补，“时服补药，渐至食减痰多，舌上起灰黄厚腻之苔，所酿之痰未去也”。

妇科病症，王孟英常从痰湿论治，多处甘凉清痰之品，如贝母、沙参、竹茹、冬瓜子、枇杷叶、紫菀、滑石、旋覆花、蛤壳、茺蔚子、海蜇、花粉、薏苡仁等药；重者常用蠲饮六神汤（石菖蒲、胆南星、旋覆花、茯苓、橘红、半夏曲）畅中渗下；病在上焦者又善用小陷胸汤加味以豁痰行气。

（1）闭经

月经后期、闭经多见虚证及血瘀为患，其中亦有因于痰湿阻滞者。如朱绀云之妻案，产后哺乳期间月事仍行，至冬季患乳少、月经愆期不至，继而右胁筋绊作疼，渐至肩背。他医先后应用平肝药、补益药无效，反至咳嗽痰中带血，症似虚损，又多服温补之剂后，病情日重。延至仲春，已有数月卧床不起，群医束手。王孟英视其虽有足冷、时时出汗、纳减、溏泄、失眠、月经愆期、咯血、面赤诸症，极似肺阴虚损、虚火灼络、气阴两亏之劳伤损证，然而脉来右寸溢，关尺滑而微数，左手弦而带滑，舌赤而润，微有白苔，气逆口渴，所吐之血淡红而夹痰涎，小便短赤而热，显然与虚象不合。可知此乃因阳明经气为痰所阻而不能流通输布，气血不能流通，故致月经不至、乳汁不通，因误用补益，邪无出路，愈补则气愈窒塞，而见危象。方处苇茎汤加茜根、海螵蛸、旋覆花、滑石、竹茹、海蜇为剂，和藕汁、童溺服，以肃肺通胃、导气化痰而引血下行，覆杯即愈。旬余汛至，不劳培补，寻即受孕。此案的诊断要点在于脉象、口渴、吐血

夹有痰涎、小便短赤而热。(《沈氏女科辑要按》)

(2)子悬

子悬，指妊娠胸胁胀满，甚或喘急、烦躁不安者，又称胎上逼心，多因肝郁、脾虚等使气血不和，胎气上逆所致。以胸胁脘腹胀闷甚至疼痛、呼吸气促、烦躁、坐卧不安、苔薄黄、脉弦滑为主症。治疗多从肝气郁滞及脾气亏虚论治，或疏肝解郁降逆，或健脾理气。在王孟英医案中又见从痰辨治者，可补充一般认识上的不足。如治其妻案，妊娠八月因悲哀劳瘁，胎气逆冲，症见眩晕、痰嗽、脘胀、便溏、苔黄、口渴，证属气逆、痰阻、热盛，故方处蠲饮六神汤，去胆星、茯苓，加枳实、苏叶、大腹皮以理气开郁，黄芩、栀子、竹茹以清热安胎。一剂知，二剂已。并言："凡子悬证因于痰滞者，余每用此法，无不应如桴鼓。"(《沈氏女科辑要按》)

(3)产后痉厥

痉厥一般从风论治，而产后痉厥多为阴血亏虚而肝风内动。王孟英案中有肝风夹痰一案。朱仲和之妻案，于分娩后陡患痉厥，已经多方医治，广服补益之剂，再产亦发痉厥，病已迁延数载。此次怀妊后，病发益频，王孟英诊其脉甚弦滑，问诊知厥前必先作胀，更衣得泻始舒，巅顶时疼，饮食不减，断为肝风夹痰为患。是案痉厥，断为肝风是为常理，而患者从不吐痰，王孟英据脉症断为痰证，并指出正因痰处络中，故痰不得出而为患，不吐痰而辨为痰证，颇为难得。方处蠲饮六神汤合雪羹，加蒌仁、竹沥，服三十剂病果渐愈。次年娩后安然，至此可知病根已除。(《王氏医案三编·卷一》)

(4)对郁痰的认识

郁痰是指因七情郁结，肺脾气滞，郁而生痰之证，又名结痰、顽痰、老痰。症见胸满饱胀，九窍闭涩，懊侬烦闷，或咽中结核，睡卧不宁，或肠胃不爽，饮食有妨，或气逆不利，倚肩喘息。《证治汇补·痰症》谓痰留于胃脘，症见吞酸嘈杂、呕吐少食、噎膈嗳气，名曰郁痰。猝受惊恐，心虚停痰者，亦称郁痰，症见惊惕心跳，甚则欲厥等。火痰郁久可致郁痰。《杂病源流犀烛·痰饮源流》言："郁痰即火痰郁于心肺间，久则凝滞胸膈，稠黏难咯，多毛焦，咽干口燥，咳嗽喘促，色白如枯骨。"综上，郁痰之病因为情志郁结、气机不畅，病机有肺脾气滞、痰留胃脘、心虚停痰、火痰郁久之不同。多治以解郁、化痰、清热、润燥等法，二陈汤、节斋化痰丸为常用之方。

王孟英对治疗郁痰亦独有心得，并提出郁痰有虚、实之别。

张友三室案，孕后因梦见逝于娩难之妹，心中惊惧，曾服堕胎药试图下胎而未验，后正常分娩。自疑多服堕胎药，元气必伤，求治于朱姓医。朱某迎合病家之言，断为大虚之候，广服补剂，迁延数月，渐至卧床不起。患者症见不饥不寐，时或气升，面赤口干，二便秘涩，痰多易汗，胸次如舂，咽有炙脔，畏明善怒，刻刻怕死，哭笑不常，脉至左部弦数、右手沉滑。(《王氏医案三编·卷二》）李健伯夫人案与此有相似处，因情志所伤而患心悸，服温补药数月后，症见大便渐溏，气逆不眠，面红易汗，卧床不起，势已濒危。(《王氏医案三编·卷一》）此二案王孟英认为均为郁痰证，有相同之处：一是皆成于情志所伤；二是痰郁日久，营阴久耗；三是误用温补，痰证误补致气机愈滞，痰郁日重，兼之温热之药损伤津液营阴。不同之处，虽均起于情志，病于痰郁，而张氏年壮体质坚实，因于惊疑惑惧，病属实郁；李氏年老体衰，因于忧思谋虑，内伤脏腑，病属虚郁。因此，治亦不同，对于张氏之实郁，以小陷胸合雪羹汤加菖蒲、薤白、竹茹、知母、栀子、枳实、旋覆花、代赭石，并吞服当归龙荟丸，以化痰开郁为主；而李氏因营阴久耗，且脉见右寸关滑，别部虚弦软数，兼之舌色光绛，知为津液枯竭之象，已不可回天，仅以西洋参、贝母、竹茹、麦冬、茯神、丹参、肉苁蓉、薏苡仁、紫石英、蛤壳等滋养之品调理，以缓症状、尽人事。

3. 随证不拘常法

（1）妊娠咳嗽从子悬论治

妊娠期间，咳嗽不已，若咳嗽剧烈或久咳不愈，会损伤胎气，甚至导致堕胎、小产，称为子嗽，多从肺阴不足、脾虚湿盛论治。王孟英在临床上有将妊娠咳嗽从子悬论治者，别开生面。如戊申秋治其妻案，怀孕八月而患咳嗽碍眠、鼻衄如射、面浮指肿，诸药不应。王孟英反复思考，认为证因素禀阴虚，内火自盛，胎因火动，上凑心胸，肺受其冲，咳逆乃作。究其病机关键，虽以咳嗽为主症，却以热盛气逆冲上为根本原因，实为子悬而非子嗽证，因此并不治嗽，而是以子悬论治。处七宝散加减（紫苏、大腹皮、人参、陈皮、白芍、当归、甘草、生姜、葱白），原方去人参、白芍、生姜；因胸满而有内热，加生石膏以清阳明之火；又因素体阴虚，加熟地黄以摄根蒂之阴，投匕即安。这种透过表象而抓病机关键的辨证方法，无疑为现代妇科临床提供了重要思路。

（2）不吐痰而从痰论治

咳吐痰涎或呕吐痰涎是痰证的常见表现，然而在临床上，痰有无形之痰和有形之痰之分，且痰之病位亦有不同，故有不见痰而确属痰证者，正如王孟英所言“岂可以不见痰面，遂云无痰乎？”如张养之侄女案，患月经后期，饮食渐减，于姓医认为属血证，予以通经活血化瘀药，反而更加不愿饮食。王孟英诊其脉象缓滑，断为痰证，因安坐不劳，过于安逸，气血不畅，痰气凝滞于经络，故致月事不通。治法当以豁痰流气，不可妄用血药。于姓医对王孟英的诊断颇为不屑，笑曰：“其人从不吐痰，血有病而妄治其气，胀病可立待也。”及至服药后吐痰而病愈，张养之大为折服。（《王氏医案·卷一》）是案中，患者从不吐痰，之所以诊为痰证，其诊断要点在于脉缓滑，由此断为病在气分，如若病在血分经脉瘀阻，应见细涩不利的脉象。

（3）祛邪即为保胎

妊娠期间，因考虑到母体及胎儿的安危，用药尤其谨慎。一般安胎之药多为补肾固精之品。王孟英明确指出，胎动不安有正虚、邪实两种情况，临床须加辨识，即“胎之不固，或由元气之弱者，宜补正；或由病气之侵耳，宜治病”。如朱砥斋夫人案，屡患半产，每怀妊服保胎药均无效。今秋受孕后病嗽，王孟英诊之，尽摒温补，纯与清肺。并为之详释病机，指出患者右寸脉滑大搏指，为肺热邪实之象，若徒以世俗保胎药温补固摄，则肺气愈加窒塞，咳逆愈盛，震动胞系，其胎必堕。此祛邪以保胎，服后果安，于次年夏顺利产子。（《王氏医案续编·卷三》）

（4）恶露不行用补法

产后恶露不行或恶露过少常从活血化瘀论治。但王孟英认为此类方剂易伤正气，应用时应细察脉症，谨慎处之，果属瘀血为患者，方可用之。曾言：“恶露虽少而胸腹无苦者，不可投破瘀之药。”又言：“恶露不来，腹无痛苦者勿乱投药饵，听之可也。如有疼胀者，只宜丹参、丹皮、元胡、滑石、益母草、山楂、泽兰、桃仁、归尾、通草之类为治。”指出产后恶露不下者，不可轻投活血之品，而要以胸腹是否腹痛为辨证要点。并告诫医者：“设泥新产瘀冲之常例，而不细参脉证，则杀人之事矣。”

如戴氏妇案，产后恶露过少、发热、自汗、口渴、不饥、眩晕欲脱、彻夜不眠，证属气阴两亏，与西洋参、生黄芪、龙骨、牡蛎、玉竹、百合、麦冬、石斛、生扁豆、蔗浆，补益而愈。产后恶露过少，王孟英以腹无痛苦作为辨证要点，是由产妇阴血素亏，加之产时失血；或产时失血过多，阴血大脱所致。此案恶露不行是无恶露，而非恶露不通；腹无所苦，说明并无瘀血停聚。故只宜补而不宜通，方中均为益气养阴生津之品，而无一味通利之药。

（5）产后不可拘于生化汤

生化汤为产后常用之方，由当归、川芎、桃仁（去皮尖）、干姜（炮黑）、炙甘草组成，黄酒、童便各半煎服。有养血祛瘀、温经止痛之效，正合于产后多寒多瘀之论。妇人产后，血亏气弱，寒邪极易乘虚而入，寒凝血瘀，恶露不行，这是产后恶露不下最常见的原因。方中重用全当归补血活血、化瘀生新、行滞止痛，为君药。川芎活血行气，桃仁活血祛瘀，为臣药。炮姜入血散寒、温经止痛，黄酒温通血脉以助药力，共为佐药。炙甘草和中缓急，调和诸药，用以为使。另用童便同煎，取其益阴化瘀、引败血下行之义。全方寓生新于化瘀之内，使瘀血化、新血生，故名生化。此方自张景岳将其选入古方八阵后，广为流传。傅山于《傅青主女科》中曾言："此症勿拘古文，妄用苏木、蓬、棱，以轻人命。其一应散血方、破血药，俱禁用。虽山楂性缓，亦能害命，不可擅用，惟生化汤系血块圣药也。"《成方便读》赞其"生化之妙，神乎其神"，《医林纂要》称其"治余血作痛之方，宜莫良于此"。均对此方评价甚高，甚至有些地区民间习惯以之作为产后必服之剂。

王孟英则明确指出："凡产后世俗多尚生化汤，是以一定之死方，疗万人之活病。体寒者固为妙法，若血热之人，或兼感温热之气者，而一概投之，骤则变证蜂起，缓则蓐损渐成。"贬斥时弊"帖帖炮姜，人人桃桂"，导致"阴愈受劫，病乃日加，或虽不即死，难免不成蓐损"。认为暑令产后即使服赤砂糖亦须谨慎，"六一散既清暑热，又行瘀血，溽暑之令，诚为产后第一妙方"。（《王氏医案·卷二》）在王孟英妇科治验中，有多例为误用生化汤致危者。如施氏妇案，产后四肢串痛，药治罔效，迁延一月余，请王孟英诊治。膏药遍贴，呻吟不息，脉数而洪，舌绛大渴。王孟英诊后认为绝非风湿为病，令速去膏药，并推断说："近日服药，谅皆温补祛风之剂，营血耗伤，内风欲动，势将弄假成真。且吾向见其体丰血旺，何以娩后速患斯疾？必生化汤、砂糖、酒之类所酿耳。”不仅推断出近期误治经过，还推知产后起病之因。据患者之父言，患者果然服过生化汤二帖，赤砂糖八斤，从此渐病。王孟英曰：“幸其体足于阴，恢复尚易，若阴虚血少之人，而蹈此辙，虽不即死，难免不成蓐损。”以大剂凉润壮水之药，一剂知，旬日安，匝月起。可见用之不当，生化汤亦可为大患，临证不可不慎。(《王氏医案·卷二》)

（6）小产后用清凉大剂

妇科病症，于经期、妊娠、产后均应谨慎用药，一般来说禁用峻烈、寒凉之品。然而临床上亦有确有邪实者，必“有是证而用是药”，不可拘泥于经期、妊娠和产后。李华甫继室案，妊娠三月胎堕血崩，王孟英诊为热证，与大剂生地、银花、茅根、柏叶、青蒿、白薇、黄芩、犀角、竹茹、元参为治，一派清热凉血之品。病家执于胎前宜凉、产后宜温之旧说，不敢用药。又请专科暨萧山竹林寺僧治之，亦执暴崩产后宜补，方用温补。服药数剂后，虚象日著，时时汗出昏晕，畏闻人声，懒言息微，不食不眠，间有呃逆，崩仍不止，束手待毙。复邀王孟英视之，王孟英言此乃“执死书以治活病”，指出患者胎堕之前脉滑数，服凉剂得解，是因血热无疑。血因热而崩，胎因崩而堕，断无胎堕之后，热即化寒之理。前方参、术、姜、桂、棕灰、五味之类，温补酸涩，一则助热，热盛则更加迫血妄行，血益奔流；二则补益阻窒气机，致气血津液不能流通；三则温热之药损伤阴津。目前，患者苔黄黑燥，正是热盛津伤之象，乃误用温补所致。方处犀角、石膏、元参、知母、花粉、竹沥、麦冬、银花、栀子、石斛、旋覆花、青蒿、白薇等大剂投之，神气渐清。旬日后，各恙始平，继去犀角，加生地，服两月全愈，半产后以大剂清热凉血收功。(《王氏医案续编·卷三》)

五、外科病

（一）治疗经验

1. 疮病

《外科启玄》谓：“疮疡者，乃疮之总名也……所包者广矣，虽有痈疽、疔疖、瘰疬、疥癣、疳毒、痘疹等分其名，亦止大概而言也。”疮疡的致病因素分外感和内伤两大方面。外感包括六淫邪毒、感受特殊之毒、外来伤害等；内伤包括情志内伤、饮食不节、房室、劳损等。对于急性发生的疮疡，其病机以“热毒”“火毒”最为常见。疮病是中医外科范畴中最常见的疾病。在王孟英的医案中，也有多处对疮病诊治的记录。

（1）阳证疮毒

案例

婺人罗元奎，丁亥年卒发寒热，旋即呕吐不能立，胯间痛不可当。孟英视其痛处，焮赤肿硬，形如肥皂荚，横梗于毛际之左。乃曰：此证颇恶，然乘初起，可一击去之也。予金银花六两，生甘草一两，皂角刺五钱，水煎和酒服之。（《王氏医案·卷一》）

按语：病起夏季，患者胯间痛不可当，焮赤肿硬，是阳热毒邪郁滞之象，不通则痛。日久热盛肉腐成脓，故形如肥皂荚且肿硬。肿硬表明脓初成，还未成熟。方仅三味，金银花味甘性寒，为治疗一切内痈外痈之要药。《本草纲目》载其治“一切风湿气及诸肿毒、痈疽疥癣、杨梅诸恶疮”。甘草生用，性微寒，能清热解毒。正如《金匮要略》中甘草泻心汤治疗狐惑病，就是重用生甘草为君，来解毒清热。皂角刺，味辛性温，功能消肿排脓，用于痈疽疮毒初起有透达消肿之效。本方水煎和酒服之，酒本身有通血脉的作用，以酒为引，药借酒行。因本证起病颇恶，王孟英务在趁初起而一击去之，故大剂应用清热解毒之品，金银花用至六两，与生甘草相伍，共奏清热解毒之功，再配以峻药皂角刺直达病所、透发消肿，药峻力猛。服后，一剂减其势，再剂病若失。王孟英曰："予每以此法治阳证疮毒，莫不应手取效，真妙方也。"

（2）舌疮

案例

牙行王炳华妻患舌疮，痛碍饮食，内治外敷皆不效。孟英视其舌色红润，脉形空数，曰：此血虚火浮也，以产后发热例施之。用熟地、当归、酒炒白芍、炙甘草、茯苓、炮姜投之，其病如失。(《王氏医案·卷一》)

按语：舌疮即舌体表面溃破，出现一个或多个细小溃疡。本案患者舌疮已痛碍饮食，表明症状较重。引起舌疮的原因有多种，本案诊为血虚火浮，可知病患阴血亏虚，阳无以附，故虚火外越。心主血，舌为心之外窍。现血虚火浮，故舌面发为溃疡。王孟英以产后发热例施之，处以熟地、当归、酒炒白芍、炙甘草、茯苓、炮姜。炙甘草、茯苓、炮姜三味药能够温中健脾、益气除湿、培固中焦，使气血生化有源。炮姜的作用缓和持久，长于温中止痛、温经止血。熟地、当归、酒炒白芍是四物汤去行气活血之川芎，专以补血养血和血。患者舌疮较重并痛碍饮食，脉形空数，是血虚不能充养脉管所致，川芎辛温升散，为"血中之气药"，此时若再入药，恐进一步损伤病人的气血，使虚火更浮，加重舌疮，故去之。白芍酒炒，可减其寒性，取补中、和中缓急之意。此方患者服后，其病若失。王孟英处方施治准确周详，可见一斑。

（3）痔疮

案例

吾师赵菊斋先生，年逾花甲，偶因奔走之劳，肛翻患痔，小溲不行，医者拟用补中益气汤及肾气丸等法。孟英按其脉软滑而数，苔色腻滞。此平昔善饮，湿热内蕴，奔走过劳，邪乃下注，想由强忍其肛坠之势，以致膀胱气阻，溲涩不通，既非真火无权，亦讵清阳下陷。师闻而叹曰：论证如见肺肝，虽我自言，无此明切也。方以车前、通草、乌药、延胡、栀子、橘核、金铃子、泽泻、海金沙，调膀胱之气化而渗水，服之溲即渐行。改用防风、地榆、丹皮、银花、荆芥、槐蕊、石斛、黄连、当归，后治痔漏。清血分之热而导湿，肛痔亦平。设不辨证而服升提温补之方，则气愈窒塞，浊亦上行，况在高年，告危极易也。(《王氏医案续编·卷八》)

按语：本案患者年逾花甲，因奔走之劳，肛翻患痔，一因年高，二因起于劳倦，三因痔疮脱出，四因小便不行，故初医认为是气虚下陷、肾气不足，拟用补中益气丸、肾气丸等。王孟英却以脉、舌为要点辨为湿热内蕴，指出病乃因于湿热下注、膀胱气阻，而非脾肾气虚。方以车前子、通草、泽泻、海金沙利尿通淋、渗湿止泻，兼通气止痛；金铃子、延胡索、橘核行气散结、通络止痛；栀子泻火除烦、清热利湿；乌药温肾散寒、行气止痛。诸药合用，渗湿行气、通络止痛。膀胱气化得调，故服后小便渐行。改用地榆、丹皮、槐蕊、当归、荆芥，此五味均入血分，地榆、丹皮、槐蕊清热凉血活血，当归补血养血，荆芥透疹消疮止血，银花清热解毒，黄连清热燥湿，石斛滋阴清热生津。诸药并用，清血分之热，祛湿热之邪，又兼顾阴津，服后渐愈。

(4) 足疮

案例

孙位申令正，左内踝患一疮，外科敷割，杂治两月，渐至疮色黑陷，食减神疲，寒热时形，痛无停晷。始延孟英诊之。脉象弦细无神，曰：此营分大亏之证。余于外科虽疏，然初起既无寒热，患处亦不红肿，其非火毒可知，并不流脓，虚象更著，始则攻散劫津，继则温托壅气，妄施敷割，真是好肉剜成疮矣。况病在下焦，素患肝郁，芪、茸、芎、归，益令阳浮，两腿不温，岂为真冷？亟煎葱汤将患处洗净，切勿再行钩割。以生附子杵烂贴涌泉穴引火下行，患处日用葱汤温洗。方用血余、当归、冬虫夏草、枸杞、牛膝、苁蓉、猪肤、藕、白蒲桃干煎服。五剂寒热全休，腿温安谷，黑处转紫，痛减脉和。旬日后紫转为红，陷处日浅，始令以珍珠八宝丹糁之。匝月而肌生体泰。(《王氏医案三编·卷三》)

按语：此案足疮因前医误治，致疮毒内陷，病渐至重。疮疡多因于热毒炽盛，外科常规治法为初起大剂清热解毒，气虚者托补排脓，结合外敷、切割等外治法。而是案王孟英以初起无寒热、患处不红肿，明确辨证并非火毒，指出外科最初的攻散之法犯虚虚之戒，重伤阴津；而后来所用温托之法，虽用温补，但补不对证，导致病情进一步加重。对此，医家内服、外治结合而用，外治以煎葱汤将患处洗净，并以生附子杵烂敷贴涌泉穴。葱味辛，归肺、胃经，有通阳、宣发之效。疮已黑陷，是邪毒深入、气血瘀滞之象，故用葱煎汤外洗，宣发气机，使阳气通达。附子为辛甘大热之药，功能补火助阳、散寒止痛，贴敷涌泉，是内外相引，引火下行。内服方血余炭、当归、牛膝补血活血、化瘀止痛；牛膝又能引火引血下行；冬虫夏草、肉苁蓉补肾助阳、益气补肺，肉苁蓉又可润五脏、长肌肉；藕能清热凉血、益血生肌；猪肤甘凉，清虚热，使肺气清降，浮阳归根，皮毛得肺的精气滋养和温煦，更有利于化生；枸杞子补肾益精、补血安神；白蒲桃干大补肝脾之血，与枸杞子同功。肝主筋，脾主肉，肝脾气血充足，肌肉筋脉受其滋养，则化生有权。服五剂后即见显效，旬日后疮色由紫转红，陷处日浅，表明气血已畅，败肉去，新肉生。以珍珠八宝丹糁之，以生肌长肉、祛腐生肌、止血定痛。如此内外治后，病患匝月而肌生体泰。

(5) 脓窠疥

案例

金元章媳，于甲午新寡后患脓窠疥，他医疑为遗毒，径作广疮疗，渐至上吐下痢，不进饮食。另从内科治，亦无寸效。延至未春，更兼腹痛自汗，汛愆肌削。后荐王孟英视之，曰：此胃气为苦寒所败，肝阳为辛热所煽。前此每服阳刚，即如昏冒，稍投滋腻，泄泻必增，遂谓不治之证，未免轻弃。王氏乃以四君子加左金、椒、梅、莲子、木瓜、余粮、石脂等出入为方，百日而愈。第信犹未转也，即月事仍未至，诸亲友议通经，王孟英力辨此非经阻可通之证，惟有培养生化之源，使其气旺血生，则流行有裕。并曰：若不揣其本而齐其末，则砻糠不能榨油，徒伤正气，尽隳前功，岂不可惜。众议始息，恪守其方，服至仲冬，天癸至而肌肉充，康复如常矣。(《王氏医案·卷一》)

按语：四君子益气健脾、培固中焦；左金丸疏肝和胃、泻火止痛。赤石脂、禹余粮、乌梅、莲子均有收涩之效，故能涩肠止泻痢；木瓜健脾消食、化湿和胃；因胃气为苦寒所败，用蜀椒温中止痛。服此方百日而愈。若非辨证准确，独具慧眼，何以能守方百日？是案未专治疥而疥自愈，非通经而经自行，全靠医家心定神明、见病知源、见微知著。

2. 疖病

案例

濮妪于酷热之秋，浑身生疖如疔，痛楚难堪，小溲或秘或频，大便登圊则努挣不下，卧则不能收摄，人皆谓其虚也。未闻虚而生疖者。孟英诊脉滑数，舌紫苔黄而渴，与白虎汤加花粉、竹叶、栀子、白薇、紫菀、石斛、黄柏。十余剂而痊。(《王氏医案续编·卷二》)

按语：因大便卧则不能收摄，故他人皆以为虚证。王孟英以疖多发实证，脉症合参，知为痰热内蕴，脏腑热极，已耗气伤津。王孟英以白虎汤加花粉、石斛清热泻火、养阴生津。天花粉，《本草汇言》言其“治渴之要药也”。竹叶、栀子、黄柏，清热泻火、除烦利尿，黄柏长于清下焦相火、除骨蒸，《珍珠囊》言其“泻膀胱龙火”，栀子泻三焦火邪，竹叶利小便，三药相伍，除脏腑之火，经由小便排出。白薇清热凉血、解毒疗疮，亦有利尿通淋之效。紫菀甘润，归肺经，有润肺化痰止咳之功。因于酷热之季，浑身生疖，二便不通，是津液大亏、气机不畅的表现。紫菀润肺，肺与大肠相表里，肺金得润，又伍石斛、花粉等养阴生津药，肺气通畅，宣降有权，则水液通利，二便通顺。肺气通则肠腑畅，属中医“提壶揭盖”法，是以未专通便而便自通；疖起于痰热，故治从清热化痰、滋阴生津，整体辨证，未从外科治法而疖自消。

3. 颏下结核

案例

歙人吴茂林，患右颊肿痛，颏下结核，牙关仅能呷稀糜，外科称名不一，治若罔知。孟英投以天麻、僵蚕、羚羊、石膏、醒头草、升麻、当归、秦艽、花粉、黄芩等药，祛肝风、清痰热之法。渐愈。(《王氏医案续编·卷五》)

按语：颏下结核，多由肝肺两方面的痰毒热毒凝聚所成。王孟英方处天麻、僵蚕、羚羊角平肝息风、祛风通络、化痰散结、清热解毒，以黄芩、石膏清热泻火除湿，花粉清热泻火、生津止渴、消胀排脓，当归辛行温通、活血化瘀，秦艽入肝胆经而通络止痛，升麻清热解毒、升举阳气，以利于结核消散。醒头草即佩兰，味辛，性平，气清香，能芳香辟秽、醒脾开胃。众药相伍，祛肝风、清痰热而愈。

4. 烂喉痧

案例

段春木之室烂喉，内外科治之束手。孟英视之，骨瘦如柴，肌热如烙，韧痰阻于咽喉，不能咯吐，患处红肿白腐，龈舌皆糜，米饮不沾，汛事非期而至，按其脉左细数、右弦滑。曰：此阴亏之体，伏火之病，失于清降，扰及于营。先以犀角地黄汤清营分，而调妄行之血；续与白虎汤加西洋参等，肃气道而泻燎原之火。外用锡类散，扫痰腐而消恶毒。继投甘润药，蠲余热而充津液，日以向安，月余而起。(《王氏医案·卷二》)

按语：烂喉痧是外感疫毒而引起的一种急性传染病。临床以发热、咽喉肿痛溃烂、肌肤丹痧密布为主要特征，多发于冬春二季。类似于《金匮要略·百合狐惑阴阳毒病证治》所述之“阳毒”症状。

由病案可知，病人阴亏伏火盛，焦骨伤筋，已骨瘦如柴。热扰营血分，热盛动络，迫血妄行，故汛事非期而至；伏火盛，煎熬津液，炼液为痰，阻于咽喉，故咯吐难，须以纸帛搅而曳之。咽喉为肺胃之门户，患处红肿白腐，龈舌皆糜，是热毒上攻咽喉所致；米饮不进，是胃阴不足，无力摄纳吸收、运化饮食的表现。脉左细数表阴血亏虚；右弦滑是痰热内蕴，气机郁滞的表现。病兼气分、营分，医家先营后气，以犀角地黄汤清解营分，再与白虎汤清泻气分，并外用锡类散。锡类散由焙象牙屑、珍珠各三分，飞净青黛六分，梅花冰片三厘，壁钱二十个，西牛黄、人指甲各五厘组成，有解毒化腐之功。王孟英称“此专治烂喉痧疹之神方也”。本案内治、外治并施，待热毒得清，继投甘润药调养，清未清之余热，补已伤之阴津。

5. 疝厥

案例

金元章年逾七旬，久患疝厥，每病于冬，以为寒也，服热药而暂愈，终不能霍然。孟英诊曰：脾胃虽寒，肝阳内盛，徒服刚烈，焉能中肯？以参、术、枸杞、苁蓉、茴香、当归、菟丝、鹿角霜、桂、茯苓、楝实、黄连、吴萸、橘核等药服之，今数年无恙矣。(《王氏医案·卷一》)

按语：患者疝厥，每于冬季发病，是下元虚衰、阳气不足的表现。且病者不仅有内寒，亦有内热，寒热错杂。年逾七旬，肝肾已虚，若用刚烈之品，必伤正气；处热药必致肝阳更盛；处凉药必致中焦、下元更虚，因此处方不易。病症的错综复杂正是前虽服热药暂缓，终不能霍然的原因。

王孟英寒、热、虚、实兼顾，面面俱到。以参、术、茯苓益气健脾除湿、健运中焦。茴香、肉桂、吴萸散寒止痛、温经通脉，其中茴香兼能理气，肉桂又能补火助阳、引火归原。鹿角霜、肉苁蓉、菟丝子三味药入肾经，能温暖下焦，有补肾助阳、补益肾精之效。当归补血活血、辛行温通，入肝经，是活血行瘀之良药。枸杞子，滋补肝肾。橘核，理气散结止痛，善治疝气疼痛。黄连、楝实清热燥湿、泻火解毒，楝实又能行气止痛。诸药相伍，温补脾胃、下元的同时，又能清泻内盛之火热湿邪，软坚散结、理气止痛。服后数年无恙。

（二）特色总结

1. 治法灵活，用药精当

由上可见，王孟英虽不专于外科，但在外科方面亦有较深造诣。传世医案中不乏专科医生医治无效的外科疑难病症，经他诊治而康复如常。王孟英治法灵活，有常有变，不拘泥于一方一法。如清热解毒、温阳敛火、滋阴养血、软坚散结、甘润滋填、温固中焦、益气健脾、益肾补精等法都是其常用之法。如前濮妪案，王孟英活用提壶揭盖法使肺气通畅、宣降有权，二便通利，抓住证候关键在于痰热，未从外科法而治疗疖病，足见治法灵活，不落俗套。诸案均注重整体观思维的应用。

2. 内外兼治，多法同用

王孟英虽非专于外科，但对于一些外科疾病，除内服汤药外，还能够灵活、巧妙地应用外治法。前面所引诸案中，均以内治，即整体辨证用药为主，有时结合外治，标本兼治，其效如神。如上段春木之室烂喉痧案中，王孟英用锡类散吹喉扫痰腐、消恶毒。如此内外并治，使体内外同时接受药物的治疗，加强治疗作用和治疗效果，对于急重患者效果更好。

王孟英善于使用外洗、外敷之法。如前孙位申之妻足疮案，即嘱以葱煎汤外洗，通达阳气、宣畅气血；以生附子杵烂贴敷涌泉“引纳浮阳”。这种外洗或外敷法的主要原理是通过皮毛肌腠的吸收，直接作用于患处，缩短了药物产生作用的时间，更直接更快速；或是药物通过经络穴位的刺激、感应和传导，抵达患处，产生相应的治疗效果，快捷易行，能提高整体的治疗效果。

3. 心定神明，守方治病

在临床上，很多疾病不能在短时间内痊愈，往往需要较长的治疗时间，守方治病是有一定道理的。但前提必须要辨证准确、药证相应；另外，在服药过程中，病情也没有太大、太复杂的变化，否则“徒守无功”，甚至有一定的危险性。因此，要求医者辨证要准，既要有胆识、有眼力，还要有定力、有耐心，对守方的治疗有长期施治的规划。如前王孟英治疗金元章媳脓窠疥案，守方百日而愈病，足见王孟英具备这种素质和胆识。若非心定神明，又何以能临证不乱，守方愈病？

王孟英既能辨治精准、胸有定见，又能应变灵活、用药巧妙，于理于法、于方于药，都给人以启示。同时也提供了许多外科疾病的治疗思路和方法，值得我们深思和借鉴。

六、痰证

“痰”字本作“淡”，淡与澹通，水液摇动之义。丹波元坚《杂病广要·痰涎》言：“痰本作淡，淡，澹动，澹水动也，故水走肠间，名为淡饮。今之痰者，古之云涕、云唾、云涎、云沫是也。”朱丹溪详述了有关痰病的理论及临床诊疗方面的内容，在痰证的病因病机特点上提出“百病多有兼痰”，将痰证产生的原因归纳为“或因忧郁，或因厚味，或因无汗，或因补剂，气腾血沸，清化为浊，老痰宿饮，胶固杂揉”；痰在人体内的病变特点为“痰之为物，在人身随气升降，无处不到”。朱丹溪将痰证明确分类为湿痰、热痰、寒痰、风痰、老痰、食积痰、郁痰等，这些观点对后世都产生了较大影响。

一般认为，痰色白质稀者多为寒，色黄质稠者多为热。然而王孟英却在《温热经纬》中对痰在病证中的辨证意义提出了不同看法："辨痰之法，古人以黄稠者为热，稀白者为痰，此特言其大概而不可泥也。以外感言之，伤风咳嗽，痰随嗽出，频数而多，色皆稀白，误作寒治，多致困顿。盖火盛壅逼，频咳频出，停留不久，故未至于黄稠耳。迨火衰气平，咳嗽渐息，痰之出者，半日一口，反黄而稠，缘火不上壅，痰得久留，受其煎炼使然耳。"丰富了痰病的辨证内容。另外，王孟英还留下了大量从痰论治的医案，对临床变化多端的痰证辨治有重要指导价值。

（一）明辨痰湿主病

王孟英曾言："痰之为患，既顽且幻，病状多端，性尤善变。"（《王氏医案续编·卷一》）痰饮不仅是病理产物，也是一种致病因素。许多疾病的产生，尤其是杂病、怪病多因痰邪作祟。有些病症虽不以痰湿的形式出现，但究其根本，痰邪却是致病之源。王孟英能够从复杂多变的病情中明辨病机，确诊痰湿主病，难能可贵。

案例 1

丁酉秋夜，牙行张鉴禄，年逾花甲，卒仆于地。急延孟英脉之，弦滑而大，曰：痰、气、食相并而逆于上也。先以乌梅擦开牙关，横一竹箸于口，灌以淡盐姜汤。随入鹅翎探之，吐出痰食，太息一声而苏。次与调气和中而愈。（《王氏医案·卷一》）

按语：痰湿为浊物，既影响水液代谢，又阻滞气血运行。患者年逾花甲，精血必有亏虚，痰湿为患，与宿食夹杂，随气上逆，尤宜蒙蔽清窍，扰乱心神，故卒仆于地。王孟英治疗本案先以乌梅擦开牙关，乌梅味酸、微涩，性平，质润，用乌梅擦其牙龈，口中流涎牙关即开。然后灌入淡盐姜汤，盐汤能涌吐痰涎宿食，配合生姜温散痰食，生姜走而不守，有温散之性，佐入盐汤内，有推动助化痰涎宿食之用，更利于涌吐。后随入鹅翎探之，吐出宿食，太息一声而苏。此是痰化食消，气机通畅，阴阳气相顺接的表现。此案中乌梅擦齿、竹箸开口、灌盐姜汤、鹅翎探吐，一气呵成，用于痰证卒仆的急救，颇有神效。

案例2

张养之令侄女，患汛愆而饮食渐减，于某与通经药，服之尤恶谷，请孟英诊之，脉缓滑，曰：此痰气凝滞，经隧不宣，病由安坐不劳。法以豁痰流气，勿投血药，经自流通。于某闻而笑曰：其人从不吐痰，血有病而妄治其气，胀病可立待也。及服孟英药，果渐吐痰而病遂愈，养之大为折服。予谓：世人头痛治头，脚疼疗脚，偶中而愈，贪为己功，误药而亡，冤将奚白？此《寓意草》之所以首列议病之训也。孟英深得力于喻氏，故其议病迥出凡流。要知识见之超，总由读书而得，虽然人存政举，未易言也。(《王氏医案·卷一》)

按语：本病患者以汛愆为主症求治。月经后期或闭经为妇科常见病，一般认为病在血分，最常用的治法为通经活血或养血活血。而王孟英却以脉缓滑辨为痰证，指出月事不至由于痰气凝滞而致经脉不通，治病必求于本，当以化痰为治。患者并不吐痰，无痰病的明显症状，所以于姓医闻之而笑。服王孟英药后，果渐吐痰而愈，养之因此大为折服。

（二）祛痰兼顾阴津

如治一妪案，患右腰痛胀欲捶，王孟英视其形虽羸瘦，而脉滑痰多，苔黄舌绛。认为证属体虚病实，温补非宜。是案体虚为本，痰多为标。若仅顾其虚，不攻其疾，徒以平淡或补益之药因循，则病益实、体益虚，绝非治病之道。然而虽有痰实，若不顾病人体质之虚，专以豁痰为治，患者又难以耐受。故先以雪羹加竹茹、楝实、杏仁、花粉、橘红、茯苓、绿荸梅等药，送服控涎丸，服后果下胶痰。三进而病若失，嗣与调补获痊。(《王氏医案·卷二》)此案中充分顾忌到患者的体质因素，虚实兼顾，汤丸并用，且汤剂选药皆为清宣之品，加以滋阴生津之味，注意祛痰而不伤正。

又如庄氏患疟案，患者大渴喜热饮，脘闷脉伏，苔腻欲呕。王孟英诊为湿邪内蕴，暑热外侵。法当清解为治，然而脉症如是，为痰阻气道，清之无益，温之助桀，宜以礞石滚痰丸先为开导。服后痰出甚多，呕止胸舒。脉弦滑而数，苔形黄燥，与石膏、知母、黄连、厚朴、杏仁、橘皮、半夏、茯苓、滑石、石斛、菖蒲、花粉等而安。(《王氏医案·卷二》)此案标实颇重，故先用礞石滚痰丸峻剂攻痰以治其标，一剂标实得缓，马上更方予以清化之方调理，标本缓急，孰先孰后，俱极明透。攻邪峻剂中病即止，及时予以清化之品，充分体现了医家重视顾护阴津的学术思想。

（三）治痰集诸妙法

王孟英治痰，灵活多变。在诸多病因中，痰热较为常见，故王孟英治痰，重在清涤理气。痰证为病，并非必见或咳或吐之实痰。王孟英指出，有时“惟其不吐，所以为患”。因“不吐”，痰湿不得出路故不得解，这种情况诊断辨证颇为困难。沈尧封谓：“痰在络中，如何自吐？岂可以不见痰而遂云无痰乎？”痰邪极易阻塞气道、壅滞经络，使枢机失灵，则变证、怪证百出。王孟英曰：“欲清气道之邪，必先去其所依之痰。”(《王氏医案·卷二》)故痰湿不只是病理产物，亦是致病之源。王孟英治痰，虽多以清涤，也非一概不用温补。若确诊为寒痰，则采“病痰饮者，当以温药和之”之大法，前述真武汤医案就是例证。正如王孟英所言：“温补亦治病之一法，何可废也，第用较少耳。”(《王氏医案续编·卷二》)医家详于脉症，根据病人的真实证候、痰饮的真实性质对证施治，即“凡审病须兼众证与脉并审”。

处方多选用清轻宣通之品，并无固定的一法一方，而是方随法变、法随证变，辨证施治，灵活变通。以下是王孟英治疗痰证的常用药物：

清热祛痰：常用黄连、竹茹、竹沥、竹黄、黄芩、天花粉、枇杷叶、冬瓜仁等。

通络蠲痰：常用丝瓜络、橘络、桑枝、葱须、海蛤壳等。

温化痰湿：常用附子、干姜、细辛、桂枝、生姜等。

健脾化痰：常用六君子汤加减。

养阴化痰：常用沙参、麦冬、石斛、天花粉、紫菀、梨肉或梨汁、葳蕤等。

理气化痰：喜用瓜蒌、薤白、枳实、桔梗、橘络、陈皮、栀子、贝母、杏仁、旋覆花、代赭石、柿蒂、石菖蒲等。

息风化痰：常用羚羊角、胆星、石菖蒲、远志、竹沥、钩藤等。

涌吐痰涎：以盐汤或淡盐姜汤灌服。若是牙关紧闭，以乌梅擦开牙关。

此外，竹沥这味药，王孟英认为其能搜络中未净之痰，使愈后不为他日之患，更属法中之法。

（四）痰证验案举隅

以王孟英肾虚痰喘案四则为例。肾虚不能纳气，是痰嗽喘证的重要病机之一。多因久病迁延不愈，由肺及肾；或因年高肾气虚衰；或由劳欲伤肾，精气内夺，肺之气阴亏耗，不能下荫于肾，肾之真元伤损，根本不固，不能助肺纳气，气失摄纳，上出于肺，出多入少，逆气上奔为喘；或肾阳衰弱，肾不主水，水邪泛溢，干肺凌心，肺气上逆，心阳不振，亦可致喘，病证以肾阳虚衰为本、饮邪停聚为标。治疗以补肾纳气、温阳化水为主。王孟英医案中，治疗肾虚不纳之喘逆，根据病因、证候之不同，治亦不同，体现了其临床辨治的灵活性。医案如下：

案例 1

顾仙槎年越古稀，仲冬偶患痰嗽，服表散药数帖，气喘如奔，敢卧而不能着枕，欲食而不能吸纳，痰欲出而气不能吐，便欲行而气不能送，日夜危坐，躁汗时形，其婿家请孟英视之。按脉虚洪豁大而舌色干绛，溲赤点滴。证属阴亏，忌投刚燥。与西洋参、熟地、苁蓉、枸杞、萎仁、麦冬、牛膝、茯苓、白芍、冬虫夏草、青铅为大剂，以猪肉煮清汤煎服。果韧痰渐活，坚矢下行，眠食亦安，遂以告愈。(《王氏医案三编·卷一》)

案例 2

高隽生孝廉令堂患痰嗽，服伤风药而喘汗欲脱。孟英予人参、茯苓、半夏、甘草、桂枝、白石英、牡蛎、胡桃仁、冬虫夏草而瘳。以其年近五旬，冲任不足，虽素有饮邪，而悲哀劳瘁之余，经事忽行，一投表散，气即随而上逆，故用药如此。(《王氏医案三编·卷二》)

案例 3

邻人汪氏妇之父王叟，仲秋患痰嗽不食，气喘不卧，囊缩便秘，心摇摇不能把握，势极可危，伊女浼家慈招孟英救之。曰：根蒂欲脱耳，非病也。以八味地黄汤去丹、泽合生脉，加紫石英、青铅、龙、牡、胡桃肉、楝实、苁蓉投之，大解行而诸恙减，乃去苁蓉、麦冬，服旬日以瘳。(《王氏医案·卷二》)

案例 4

吴氏妇陡患咳嗽，痰不甚多，不能着枕者旬日矣，神极委顿。孟英察脉虚数，授枸杞、苁蓉、归身、石英、龟板、牡蛎、冬虫夏草、麦冬、牛膝、胡桃肉之剂，覆杯而病若失。(《王氏医案三编·卷三》)

按语：此四案均为痰嗽喘逆，究其病机又均为肾气虚而不能纳气。案例 1 患者气喘如奔，卧不能着枕，饮食不能吸纳，痰欲出而气不能吐，日夜危坐，可见病情之重；而脉虚洪豁大，舌色干绛，溲赤点滴，皆为阴亏液涸之象。故治以滋阴充液、镇逆补虚，并用猪肉煮汤煎药，取猪为水畜，能大补肾阴而生津液之义。案例 2 患者年近五旬，冲任不足，肾气虚衰，素有饮邪，兼之悲哀动中，又误用表散药，导致阴津损耗，因肾气不纳，气即随表散之药上逆。其证除肾不纳气外，病机关键又有冲任不足、阳气偏虚，故用药以益肾潜镇、化饮通阳为治，加人参、桂枝、茯苓、甘草以补益阳气，茯苓、半夏燥湿化饮。案例 3 患者痰嗽不食、气喘不卧，为肾气虚衰不能潜纳、阳气欲从上脱之象，故以八味地黄汤去有通泄作用的丹皮、泽泻，合益气补阴的生脉汤，又加紫石英等温阳纳气之品，急救欲脱之阳，气阴双补、阴阳兼顾。案例 4 患者为冲气不纳之证，较之前案病证较轻，方处重镇之石英、龟板、牡蛎，滋阴之枸杞、当归、麦冬，填补肾精之冬虫夏草、牛膝，温补肾阳之苁蓉、胡桃肉，补益肾气、肾精、肾阴、肾阳，见效甚速。四案中因病因、病机、兼证不同，用药均有不同之处。其中，常用药紫石英能镇冲脉之逆，当归疗带脉之弛，牡蛎、龟板、青铅为镇逆之品。

七、血证

血证是指由多种原因引起火热熏灼或气虚不摄，致使血液不循常道，或上溢于口鼻诸窍，或下泄于前后二阴，或渗出于肌肤所形成的疾患。《内经》即对血溢、血泄、衄血、咯血、呕血、溺血、溲血、便血等病症做了记载，如《灵枢·百病始生》:“阳络伤则血外溢，血外溢则衄血；阴络伤则血内溢，血内溢则后血。”《素问·大奇论》:“脉至而搏，血衄身热者死。”等等。明代缪希雍提出了著名的治血三法，将血分之病分为血虚、血滞、血热妄行，并立补血、清血凉血与通血三大治法。并针对肝不藏血、阴虚火旺引起的出血症提出吐血三要：其一，宜行血而不宜止血。血不行经络者，气逆上涌也。行血则血循经络，不止自止。其二，宜补肝不宜伐肝。养肝则肝气平而血有所归，伐之则肝虚不能藏血，血愈不止矣。其三，宜降气不宜降火。气有余便是火，气降火自降，火降则气不上升，血随气行，无溢出上窍之患矣。反对一派降火、苦寒伤脾，以致化源告竭，统血无权，后患无穷。明末张景岳在《景岳全书·血证》中指出血证的病因为“有以七情而动火者，有以七情而伤气者，有以劳倦色欲而动火者，有以劳倦色欲而伤阴者，或外邪不解而热郁于经，或纵饮不节而火动于胃，或中气虚寒则不能收摄而注陷于下，或阴盛格阳则火不归原而泛滥于上，是皆动血之因也”。清代唐容川重视气血说，在所著《血证论》中提出血证“病在火脏宜寒凉，病在土脏宜甘缓”。王孟英饱读医书，善于师法前人，其治血观其脉症，知犯何逆，随证治之，又能不囿于前人之法。

从王孟英所记载的有关治疗血证的医案来看，产生血证的原因主要有以下五条：一为气虚，“气为血之帅”，气虚而血无统摄，成为离经之血，产生血证；二为阴虚，虚火上炎，轻者发为面赤，重者多发为齿衄、龈衄；三为湿热，“寒湿则伤阳，热湿则伤阴，血液皆阴也”，湿热伤阴血，阴血受损，邪热迫血妄行，湿性趋下，故发为尿血、便血。四为肝郁，情志不畅，气血瘀滞，郁而化热，血不循常道而出血。

1. 吐血

王孟英治疗吐血经验丰富，可概括为以下四点。

第一，对于情志不畅，肝郁凝瘀，气血逆乱之吐血，王孟英多采取疏肝行瘀之法。如治疗金朗然令堂吐血案，患者陡吐狂血，肢冷自汗。王孟英切其脉弦涩，又见血色紫黯，辨证为肝郁凝瘀。明言病证虽可治愈，复发则难瘳。予丹参、丹皮、茺蔚子、旋覆花、茯苓、栀子、柏叶、郁金、海蜇为方，覆杯而愈，即是采用疏肝化瘀之法。然而情志因素不能消除，肝郁不解，两年后吐血复发而亡。(《王氏医案续编·卷四》)

第二，若吐血时见典型的大汗、大渴、脉洪大等阳明病表现，王孟英治疗时多用白虎汤加减。治疗郑某吐血案，吐血盈碗，王孟英诊其脉右关洪滑，自汗口渴，稍一动摇，血即上溢，他人皆虑其脱，意欲用补法。王孟英恐病家犹疑，坦然承担，说："如脱惟我是问。"与白虎汤加西洋参、大黄炭，一剂霍然。是案自汗口渴，失血量已多，王孟英以汗、渴、脉洪断为阳明热证，故可力排众议，以白虎加人参汤愈之。(《王氏医案·卷二》)是案虽然吐血盈碗，病势骇人，然而阳明证悉具，故治疗关键仍在阳明。

第三，对于气虚不摄或气阴两亏所导致的吐血，王孟英则针对其"虚"的本质，采用补法。如治疗邵子受妻吐血案，患者肌肤枯涩、口渴、脉虚大。王孟英辨为气分阴亏，温补既非，滋填亦谬。以人参、黄芪、麦冬、天冬、知母、百合、葳蕤、石斛、桑叶、枇杷叶滋阴增液而愈。眉批中言"用补亦要用得其宜，方能奏效，非一味蛮补即能愈疾也"，评析颇中要旨。(《王氏医案·卷二》)

第四，对于虚火上炎，灼伤血络，血液妄行所致吐血，王孟英则用引火归原之法。如治疗锁某吐血案，患者弱冠吐血。杨医连进归脾汤，吐益甚。王孟英视之，面有红光，脉形豁大，因问曰："足冷乎？"探之果见足冷。遂与六味地黄汤送饭丸肉桂心一钱，覆杯而愈。是案患者病因于阴虚火旺，误服归脾汤后，方中人参、黄芪诸药性皆上升，上炎之虚火得参芪之升力相助，所以吐血益甚。王孟英以引火归原之法，方用六味地黄汤送饭丸肉桂心一钱，凉血止血，对症下药，故得痊愈。(《王氏医案·卷二》)

治疗吐血一症，王孟英在医案中提出一些禁忌。对于素患咳嗽之人，因气虚血无统摄而发生吐血，切不可服用阴药，因其阴亏较甚，而非格阳吐血，附子、肉桂之属更为禁剂；对于虚火上炎之吐血，用药时禁用人参、黄芪等升提之品，而应采用引火归原之法；温病清热为先，养阴善后，若此时误投温补，抑制余烬内燔，营受灼而血上溢，液被烁而肌渐消，形成吐血消瘦之状，倘若固执地认为吐血宜补，形瘦为虚，而不辨证，则可能因此而产生诸多变证甚至死亡。

2. 便血

便血又称“肠风”“脏毒”“结阴”，指大便时或先血后便，或先便后血，或单一下血。王孟英认为，便血多因湿热致病，故治疗时多用清热利湿。如治疗一男子患便血，医投温补，血虽止而反泄泻、浮肿，延及半年，脉数舌绛。王孟英认为此病原为湿热，误用温补伤及阴液，与黄芩、黄连、栀子、白芍、桑叶、丹皮、银花、石斛、楝实、冬瓜皮、鳖甲、鸡内金等药，旬余而愈。(《王氏医案续编·卷二》)是案王孟英辨证为湿热实证后，用苦寒之芩、连泄热利湿，白芍、石斛、鳖甲滋阴保津，桑叶、栀子、银花清热，楝实行气，冬瓜皮利水，鸡内金健脾胃、止泻痢，热清湿去，故便血自止，浮肿亦消。

3. 尿血

尿血指小便中混有血液或夹杂血块，《素问》称其为“溺血”“溲血”。对于肝火内盛所致的尿血，王孟英多用滋阴清热之法。如胡振华案，年已花甲，患溺后出血水，且疼痛剧烈，自言小便长激，似乎并非火证。王孟英察脉有滑数之象，舍症求脉，辨为火证，与元参、生地、犀角、栀子、川楝、槐蕊、侧柏叶、知母、花粉、石斛、银花、甘草梢、绿豆等药，旬日而痊。(《王氏医案续编·卷二》)又如陈足甫案，小便后见血，尿管疼痛异常，食减气短。方处元参、生地、知母、楝实、银花、侧柏叶、栀子、桑叶、丹皮、绿豆为方，藕汤煎服。服二剂后病大减，去丹皮、柏叶，加西洋参、熟地，服之而瘥。(《王氏医案续编·卷二》)可见王孟英治疗火盛之尿血多用元参、生地、知母、丹皮滋阴清热之品，川楝子清肝火、除湿热，同时还配合绿豆、藕等食疗之法，体现了其时刻顾护阴津的思想。

4. 衄血

(1)齿衄

《证治准绳·杂病》谓:“血以齿缝中或齿龈中出，谓之齿衄，亦曰牙宣。”《金匮要略》云：“病人面无色，无寒热。脉沉弦者，衄；浮弱，手按之绝者，下血；烦咳者，必吐血。”可见仲景认为衄血的脉象多为沉弦。对于妇科齿衄的治疗，王孟英通过脉诊并结合经期来明断病情，察得何种齿衄为经血逆行之候。若为滑脉且有月经愆期的情况，则基本可诊为经血逆行。辨证准确之后，王孟英采用滋阴清热、引血下行之法，而不妄用止血之药。王孟英医案中共见两处，列举于下。

案例 1

沈悦亭令正齿衄，五日不止，去血已多，诸方不应，孟英脉之弦滑上溢。投犀角、泽兰、元参、旋覆花、生地、花粉、茯苓、牛膝、桃仁、泽泻而安。既而询其经事，本月果已愆患期，盖即逆行之候也。继用滋阴清热，乃渐康复。(《王氏医案续编·卷五》)

案例 2

孙氏女，年将及笄，久患齿衄，多医莫疗。孟英诊曰：六脉缓滑，天癸将至耳。与丹参、生地、桃仁、牛膝、茯苓、白薇、滑石、茺蔚子。亦治倒经之法。一剂知，数日愈。寻即起汛，略无他患。(《王氏医案·卷二》)

按语：案例 1 中沈氏齿衄，诸方不应，王孟英以脉弦滑上溢为辨证关键，知为经血当至不至，逆行而衄；案例 2 中孙氏年将及笄，正是初潮当至的年龄，以六脉缓滑为诊断要点。可见，辨治妇人的衄血临床要结合月经来潮的情况综合考虑。王孟英此治，不仅为衄血的诊治提供了思路，也为妇科疾病的治疗提供借鉴。

（2）鼻衄

鼻衄是临床常见病，多由于肺胃火盛，上炎迫血妄行，或虚火上炎所致，故临床上多以清泻肺胃之火，或滋阴清火之法治之；另外，还见阳虚不摄者，宜引火归原为治。王孟英案中有一例结合天时辨证，读之颇有启迪。

案例

孙执中于春前四日，忽患鼻衄如注，诸法莫塞。夤夜请孟英视之，脉弦而数。曰：冬暖气泄，天令不主闭藏，今晚雷声大振，人身应之，肝阳乃动，血亦随而上溢，不可以其体肥头汗，畏虚脱而进温补也。投以元参、生地、犀角、牡蛎、知母、生白芍、牛膝、童溺诸药。一剂知，二剂已。既而胁痛流乳，人皆异之。孟英与甘露饮加女贞、旱莲、龟板、鳖甲、牡蛎而瘳。(《王氏医案·卷二》)

按语：人处天地自然之间，故人与天地休戚相关，这就是“人与天地相应”的理论。王孟英考虑了天时的因素，认为冬季本应闭藏，但因冬暖封藏不足，至春季雷声大振，激发肝阳，肝阳肝气上逆，血随气上而衄。因此，方用平肝潜阳、滋阴增液为治。

（3）肌衄

《内经》中认为肌衄因气散不能从化，故肌肤汗血。肌衄一症临床少见，王孟英亦未有专门论述，只在《归砚录》中记载一则治案。一顾姓邻居，因少年勤内事，头皮血出如汗。王孟英辨为肝肾之火逆上之证，因血热甚，离经之血从发窍直出。此症非气不能化，化亦不及也。与甘露饮而痊。(《归砚录·卷三》)

5. 咳血

咳血是指因肺络受伤而致血自肺中经气道咳嗽而出，或纯血鲜红，或痰血相兼，或痰中带血丝的现象。又称嗽血、咯血。《张氏医通·诸血门》：“咳血者，因咳嗽而见血，或干咳，或痰中见红丝血点一两口，气急喘促。此虽肺体自燥，亦为火逆，咳伤血膜，而血随痰出也。”究其病机多为肺热壅盛或肺肾阴虚，娇脏不耐实热或虚火燔灼，损伤肺络，发为咳血。治疗中对于肺热壅塞者，王孟英采用清肺化痰之法。

案例 1

钱闻远仲郎患感，汤某进桂、朴、姜、柴等药，而痰血频咯，神瞀耳聋，谵语便溏，不饥大渴，苔黑溲少，彻夜无眠。范应枢、顾听泉叠进轻清，黑苔渐退，舌绛无津，外证依然，不能措手。孟英诊之，脉皆细数，乃真阴素亏，营液受烁，不必以便溏不食，而畏滋腻也。授以西洋参、生地、二至、二冬、龟板、燕窝、茹、贝、银花、藕汁、梨汁、葳蕤、百合等药。二剂咯血渐止，痰出甚多，渐进稀糜，夜能稍寐。五剂热退泻止，渴始减，脉渐和，旬日后，解燥矢而痊。(《王氏医案续编·卷五》)

按语：患者最初误进桂、朴、姜、柴等剂，旨在发散外感，皆为温燥升发之品，伤阴动血，导致痰血诸症。察其症状，除便溏外，神昏、耳聋、舌绛、大渴、苔黑、溲少、失眠皆似实火炽盛之象。王孟英以脉细数知病变关键为真阴亏损。之前范、顾二医连用轻清之品，亦可谓不失，然而却未恰合病情。王孟英又言不必以便溏不食而畏滋腻，此又一辨治关键。方以滋阴生津清火为治，而所选诸药亦皆轻清之味，滋阴而不滞腻。

案例 2

陈某患嗽，嗽则先吐稀痰，次则黄浓甜浊之痰，继之以深红带紫之血，仍能安谷，别无所苦，多药不愈。孟英切其脉缓大，而右关较甚，乃劳倦伤阳，而兼湿热蕴积也。予沙参、生薏苡、木瓜、茯苓、竹茹、桑叶、枇杷叶、生扁豆、苇茎、花粉为剂，吞松石猪肚丸而愈。(《王氏医案续编·卷七》)

按语：是案病症不重，辨证为虚实夹杂，虚在劳倦伤阳，实在湿热蕴积。王孟英以汤剂清轻祛湿、清热化痰，丸剂补脾胃之阳气，汤丸并用，攻补兼施。

总而言之，王孟英治疗血证，注重辨证论治，治病求本，不妄用收涩、升提及温补之法，亦不偏废，常配以食疗之法，认为“量体裁衣，乃用药之首务”，治法多样，无一定之成法，对治疗血证所应注意的问题分析详尽，对后学者大有启迪。王孟英又指出：“夫郁则气机不宣，伏邪无从走泄，遽投血药，引之深入，血为邪踞，更不流行，胁腹不舒，乃其真谛。第病虽在血，而治宜清气为先，气得宣布，热象必露，瘀滞得行，厥疾始瘳。”（《王氏医案续编・卷一》）指出气机郁滞之血证，虽然病在血，但病之根本在气，治病必求于本，当以治气为先。因此，临床上又有气、血之辨。

八、方药运用举隅 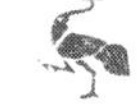

（一）白虎汤

1. 概述

白虎汤在《伤寒论》中主要治疗阳明气分热盛证。无论伤寒外感化热传入阳明，或经误治，均可出现白虎汤证。临床以“大热、大汗、大渴、脉洪大”四大典型症状为辨证要点，其适应证在仲景所列的白虎汤证的条文中及实际运用中又“不必悉具”，只要符合本证病机——阳明气分热盛即可使用。白虎汤药仅四味：石膏、知母、粳米、甘草。石膏为本方君药，味辛微寒，用量最大，为500g，味辛性寒，善于清透气热，以消除阳明气分之热邪；知母，味苦寒并有滑润之性，善泻火滋阴，与石膏合用，能清透阳明无形之热邪；甘草、粳米益气和中、顾护胃津，使脾胃不被石膏、知母的寒性所伤，从而起到佐制之效。

本方在《伤寒论》中是治疗阳明热证的主方，在温病学中可作为治疗气分热证的代表方，只要辨证准确，治疗效果就很明显，常常可以达到“覆杯而愈”的效果；有时在急危重症中亦能发挥关键作用。后世应用白虎汤，常在辨证辨病结合的基础上灵活加减，适用范围日趋广泛。在王孟英医案中，有诸多灵活加减白虎汤治疗病患的案例，疗效显著。

2. 验案举隅

（1）疟证

疟邪是引起疟疾的病因，在《内经》中亦称作“疟气”。疟邪侵入人体后，常伏于半表半里，疟邪与正气相争，虚实更作，阴阳相移而引起寒战、壮热、汗出，休作有时的一系列症状。治疗的基本原则是祛邪截疟。许多古代医书都记载了治疗疟疾的方法及特效药，如常山、蜀漆、砒石、青蒿、马鞭草等。此为疟疾治疗之常。而在王孟英医案中，又可见以白虎汤论治疟疾的治疗之变。王孟英案中以暑（热）疟最为多见，在用到白虎汤的医案中，病机多为暑邪深入，气分热盛，并兼杂湿邪为困、阴分久亏等其他因素。如以白虎汤专清暑邪，以白虎加苍术汤清热燥湿治疗湿热疟，以白虎加西洋参清热兼益气治疗暑疟气津亏损，以白虎加桂枝汤清热兼驱风治疗温疟等。

王孟英运用白虎汤治疗疟证，通常是根据病情灵活加减化裁或合方而用。如某年寒水司天，湿土在泉，中运湿化，因天时原因疟证多发，他医多以中焦湿盛，阻碍气机入手，皆用平胃、理中之法。王孟英诊一病患陆某，表现为热炽神昏、胸高气逆、苔若姜黄、溺如赭赤、脉伏口渴、不食不便。认为不可舍现病之暑热而拘泥于司气论治，更不可执死书以困治之，非白虎汤十剂不能愈。以生石膏、知母、银花、枳实、贝母、黄连、木通、花粉、竹茹、黄芩、杏仁、石斛、海蜇、竹叶等药为方，服旬日而愈。(《王氏医案·卷二》) 由病案和所用的药物可知，必定是气分热盛，已耗气伤津，故有石膏、知母、银花清透气热、泻火解毒；花粉、石斛、海蜇等养阴润燥除热，滋阴生津之力比甘草、粳米更为显著。王孟英不泥于司气论治，但在用药时亦考虑到天、人等因素，因有湿痰的困扰，故投以竹茹、贝母、黄连清热化痰、燥湿除烦安神，以平气逆；杏仁、木通、竹叶、黄芩、枳壳这几味药体现了前后、上下分消的思路，杏仁宣肺理气以通降大肠，枳实行气，增强推导下行的力量，竹叶清热泻火、通利小便，合木通加强泄热、通利的作用。综观本方，亢盛之热邪从二便导出，气机通畅自然升降复常，中焦斡旋有力则不食不便、口渴脉伏等症逐渐消除。故而服此方旬日后，气津逐渐恢复，热邪逐渐清透，疟邪平复，阴阳协调，自获痊愈。其自言白虎汤十剂，而实际上仅应用了白虎汤中两味主药——石膏与知母，将粳米、甘草易为滋阴增液诸药，又合清邪外出之品，师白虎汤之义而方药已变。

又如治石北涯妻案，其症壮热如焚、背微恶冷、汗多大渴、舌绛神烦、不食不眠、奄奄一息。王孟英诊脉细而芤，乃暑邪深入，阴分久亏，予以白虎汤去粳米，加西洋参、元参、犀角、竹叶、银花、石斛为方，六剂而愈。津液久亏，以西洋参益气生津，元参清热解毒养阴。(《王氏医案三编・卷一》) 舌绛神烦，不食不眠是暑邪深入营分，用犀角凉血解毒、安神定惊。本案用药主旨体现清热解毒、益气养阴安神的思路。因并非见疟治疟，而是治其所疟者，药确对证，故能少剂而愈。

再如张六桥案，年逾七旬，素不耐病，新秋患疟，寒少热多，苔黄渴汗，溺赤便秘，体厚多痰，杳不知饥，极其畏热。虽年事已高，但王孟英仍准确判定其证宜清，故以大剂石膏、知母、黄芩、黄连、滑石、花粉、竹茹、厚朴，加雪羹投之，数剂而痊，康强如昔。(《王氏医案三编・卷二》) 是方仍用白虎汤思路，以石膏、知母清透热邪，芩、连、滑、厚朴、竹茹理气化痰除湿，气机调畅，则二便通畅，热邪有路可出。合以雪羹一方，即荸荠、海蜇两味，体现了食疗治病的思想，长于泄热止痛、行瘀消食化痰。因其属于食疗的方法，性味平淡平和，尤其适用于年老患者。

可见王孟英用白虎汤治疗疟疾能知常达变，不泥于方，并结合食疗思想治病，注重病的人而非拘泥于单纯的病或五运六气，故能收到意想不到的效果。

（2）霍乱转筋

霍乱起病通常急骤，卒然发作，上吐下泻，使津液过量丧失。王孟英治一老妪，年已七旬，辛亥秋患霍乱转筋甚危，就诊时已目陷形消，肢冷音飒，脉伏无溺，口渴汗多，腹痛苔黄，自欲投井。可知热邪炽盛，津液耗损，有阴阳亡失的危险。王孟英先取西瓜汁命与恣饮，一方面以此探知病情；另一方面天然白虎可救其急。继投石膏、知母、麦冬、黄柏、黄芩、黄连、竹茹、木瓜、威灵仙等寒凉药物来清热泻火、养阴润燥、化湿和胃、舒筋活络。因病患一派炽热之象，对寒凉药物会出现拒而不纳的情况，故加少许细辛反佐。于以白虎汤为基础的众多寒凉药中反佐细辛，从阳引阴，消除格拒。(《随息居重订霍乱论·医案篇》)

（3）暑热冰伏胸中

潘翼廷案，于酷热之际啜冷石花一碗后，致心下痞闷、四肢厥冷、上过肘膝、脉伏自汗、神困言微。方姓医认为属阳虚阴暑，有阳气欲脱之险，与服大剂姜、附、丁、桂等辛温回阳药，致变证丛生，证极危急。虽夜已半，王孟英仍亲往诊视，于一派寒象中，察得面色垢滞、苔腻唇红，辨证为感受暑热之邪，被冷饮冰伏胸中，大气不得转旋所致，是闭证而非脱证。先速取六一散一两，以淡盐汤搅之，澄去滓，调下紫雪丹一钱，借辛香以通冰伏之气。服药后第二天再诊，脉现痛去，溺行肢热，口干舌绛，暑象毕呈，化而为疟。此时冰伏之闭气得以开通，方与多剂白虎汤而愈。是案关键在于真热假寒证的诊断与白虎汤的应用时机。医家对白虎汤的应用指征了然于胸，能够掌握用药的恰当时机；同时，深夜往视也体现了一心赴救的高尚医德。

（4）溢血急症

吴永言案，因读《论语》“不撤姜食”而每日食姜，盛夏不辍，日积月累，导致三年前大溢血，虽以凉药治愈，但仍时时火升，病延三年而未愈。

虽冬季身不衣棉，头面汗出。及至王孟英诊治，按其脉沉取滑数，是从前之积热深伏于内，亦必有顽痰积于体内。与白虎汤去草、米，加竹叶、竹茹、花粉、海蜇、荸荠、银花、绿豆恣服，渐吐胶痰而愈。白虎汤舍米、草不用，此因热邪深伏于内，病程又长，津亏严重，已非甘草、粳米所能顾护补益。以石膏、知母、银花、绿豆、花粉清热解毒、滋阴润燥，竹叶、竹茹清热化痰、除烦利尿、引火下行，从小便中导出。海蜇味咸性寒滑利，既能化胶痰，亦有引火热下行之势，配合荸荠泄热养阴，使上溢之火下行，自然血行复常。(《王氏医案续编·卷三》) 郑某吐血案中，患者吐血盈碗，右关洪滑，自汗口渴，稍一动摇，血即上溢，人皆虑其脱，意欲补之。王孟英与白虎汤加西洋参、大黄炭，一剂霍然。(《王氏医案·卷二》) 病势骇人，医家辨证精准，乃因气分热盛，迫血妄行，故能以白虎一剂愈之。

小结：在王孟英应用白虎汤加减治疗疟疾、急危重症的数则医案中，展现出以下方面的内容：①巧用反佐治疗危急重症；②善用食疗思想治病；③注重病患体质，三因制宜，不妄投攻补；④诊病细致入微，辨证精详；⑤明医理，集妙法，熟药性。

（二）竹叶石膏汤

1. 概述

竹叶石膏汤的应用，首见于《伤寒论》第 397 条："伤寒解后，虚羸少气，气逆欲吐，竹叶石膏汤主之。"是针对伤寒病已解后，身体虚弱消瘦，中气不足，气机升降失调，气逆欲吐而设。其他条文亦都为病瘥后，因各种原因导致疾病复发，或是虽病已解但尚有某些残留症状未得消除者。

方由竹叶、石膏、半夏、麦冬、人参、甘草、粳米七味药组成。是方为白虎汤变方，由白蛤去知母加人参、半夏、竹叶、麦门冬而成，既能消除疾病后期的余热，还兼有一定的补益作用，是一首清补并用之方。竹叶、石膏为君以清余热，并兼有降逆气、补津液之功；人参益气补中，恢复元气；麦冬味甘平，养阴生津；半夏味辛平，主下气、降逆止呕；甘草、粳米和中养胃。故本方与白虎加人参汤相较，虽同属热邪伤津，白虎加人参汤偏偏重于热盛，而本方则偏重于津伤。

2. 验案举隅

（1）霍乱

王孟英治利泰一洞庭史客案，素吸洋烟而患霍乱，服黄芩定乱汤（黄芩、栀子、淡豆豉、黄连、竹茹、薏苡仁、半夏、蚕沙、芦根、丝瓜络、吴茱萸，阴阳水煎）数帖后，反致便秘目赤、渴汗昏狂。王孟英言此为久伏之邪渐欲外越之象。予竹叶石膏汤加减而瘳。(《随息居重订霍乱论·医案篇》) 素好吸烟之人，火热最盛，又病霍乱，上吐下泻，必定大伤气津，若不及时治其缭乱之势，恐有阴阳亡失之患。所以先投黄芩定乱汤是急则治标，缓其危急之势。服此方后，患者出现便秘目赤、渴汗昏狂，看似病势陡然转重，王孟英却指出此为大邪已去，久伏之邪欲外越之象。此时气津两亏并且热邪扰及心神，投竹叶石膏汤清热除烦、安心神、益气养阴，使久伏之余热得以清除而愈。

（2）疟疾

如陈舜廷案，患疟久不愈，其体素亏。王孟英视之，舌绛无津，微寒溲赤，认为原属春温化疟，体与病皆非小柴胡之例，前医过投温散，已致热炽阴伤。与竹叶石膏汤撤热存津而愈。(《王氏医案续编·卷六》) 疟疾的发病通常认为是疟邪侵袭人体后，伏于半表半里，内搏五脏，横连膜原，与肝胆经关系较为密切，柴胡剂或常山、槟榔等截疟药为常用之法。然临床证候不一，有常有变，是案即为变法。王孟英明确指出本病之疟为春温化疟，绝非小柴胡汤所对证。患者素有体虚，又经误治耗散气津，双重因素必津液亏乏严重，故见舌绛无津；阴损及阳，阴阳俱虚，卫阳之气化温外作用同时受到影响，所以微汗溲赤。故用竹叶石膏汤清热益气、养阴生津而愈。

（3）脑漏

脑漏，是鼻渊之重症。鼻渊以鼻流腥臭浊涕、鼻塞、嗅觉丧失等为主症，重者称为“脑漏”。程秋霞子案，患脑漏，他医初投辛夷、苍耳之药未解，渐有寒热。又改用柴胡、葛根、羌活、防风发表剂数帖，遂致寒热日发数次，神昏自汗，势甚可危。王孟英以竹叶石膏汤一剂，寒热退而神清进粥。继以甘凉清肃，复投滋润填阴，旬日而健。(《王氏医案续编·卷二》) 是案先与辛夷、苍耳，此类药为通鼻窍之要药，治之无效，说明单纯通窍并非对证之举；再投柴、葛、羌、防数帖，发散太过，耗气伤津，药邪病邪入里化热并扰及心神，故见神昏自汗，病势骇人。病起于热，屡经误治，热势未清，扰及心神而津液已伤。医家予竹叶石膏汤一剂，即寒热退而神清。

除此之外，还可见用此方治疗发热、外感、泄泻、咳嗽等病。有属于单纯的疾病后期热邪未清、气津两亏者，也有前病误治而致邪热入里化热、损伤气津者，又有危急病证。

（三）自创方

1. 清暑益气汤

（1）概述

清暑益气汤，原为李东垣所创。薛雪《湿热病篇》第三十八条言：“湿热伤气，四肢困倦，精神减少，身热气高，心烦溺黄，口渴自汗，脉虚者。东垣用清暑益气汤主治。”又云：“同一热渴自汗，而脉虚、神倦，便是中气受伤，而非阳明郁热，清暑益气汤乃东垣所制，方中药味颇多，学人当于临证时斟酌去取可也。”对于东垣之清暑益气汤，薛生白认为“药味颇多”，在临床应用时须斟酌加减。徐灵胎认为此方过于杂乱，汪石山亦持此见。王孟英认为，薛雪条目中之湿热病证“此脉此证，自宜清暑益气以为治，但东垣之方，虽有清暑之名，而无清暑之实。观江南仲治孙子华之案、程杏轩治汪木工之案可知，故临证时须斟酌去取也”。既然认为东垣之清暑益气汤并不切于湿热伤及气阴证，王孟英别立一方，即“王氏清暑益气汤”。方用西洋参、石斛、麦冬、黄连、竹叶、荷梗、知母、甘草、粳米、西瓜翠衣，以清暑热而益元气，临床效若桴鼓。

王氏清暑益气汤由西洋参、石斛、麦冬、黄连、竹叶、荷梗、知母、甘草、粳米、西瓜翠衣共计十味药组成。有清暑益气、养阴生津之功，主治暑热气津两伤证。症见身热汗多、口渴心烦、小便短赤、体倦少气、精神不振、脉虚数。本方治证乃暑热内侵，耗伤气津所致。暑为阳邪，暑热伤人则身热；暑热扰心则心烦；暑性升散，致使腠理开泄，而见汗多；热伤津液，故口渴、尿少而黄；暑热耗气，故见体倦少气、精神不振、脉虚。治宜清热祛暑、益气生津。正如王孟英所言：“暑伤气阴，以清暑热而益元气，无不应手取效。”方中西瓜翠衣清热解暑，西洋参益气生津、养阴清热，共为君药。荷梗助西瓜翠衣清热解暑；石斛、麦冬助西洋参养阴生津，共为臣药。黄连苦寒泻火，以助清热祛暑之力；知母苦寒质润，泻火滋阴；竹叶甘淡，清热除烦，均为佐药。甘草、粳米益胃和中，为使药。诸药合用，具有清暑益气、养阴生津之功，使暑热得清，气津得复，诸症自除。

王氏清暑益气汤与张仲景的白虎加人参汤有相似之外，均有清热解暑、益气生津的功效，用于暑热内侵，气津两伤者。二者相较，白虎加人参汤清泄暑热之力较强，而王氏清暑益气汤益气生津养阴之力较强，区别主要在于暑热的轻重及气津损伤的程度。

（2）治案举隅

①暑疟证

陈氏妇季夏患疟，寒微热炽，舌红不渴而思啖瓜果，不饥不食，二便皆通，夜不成眠，汗多神惫。孟英审其脉虚软微数，虽属暑疟，邪不甚重，惟营阴久亏，不可用重剂诛罚无辜。处方以西洋参、知母、黄芩、竹茹、白薇、麦冬、西瓜翠衣为剂，三剂而瘳。(《王氏医案三编·卷三》)

②余暑未清

一铁匠妇患感，杂治经旬，身热不退，不眠妄语，口渴耳聋。孟英诊其脉来细数，唇红面白，肌瘦汗频。虽是贫家，却为娇质，神虚液夺，余暑未清。以西洋参、甘草、小麦、黄连、麦冬、石斛、丹参、莲心、竹叶为剂服之，神气遂安。自云心悸，因加红枣与紫石英，服之浃旬，竟以告愈。(《归砚录·卷四》)

③中暍

仁和周鹤庭室，年逾四旬，阴虚有素，而多产育。怀胎五月，暑热外侵，饥不能餐，饮亦欲噎，身热时作，胎冲欲坠，口渴苔黄，肢面时麻，便溏不畅，龈痈溺清，形削面黧，标实中虚。以西洋参、银花各三钱，连翘、西瓜翠衣各四钱，蒲公英、鲜斛各八钱，桑叶二钱，苏梗、竹茹各钱半，丝瓜络、白薇、石菖蒲各一钱，服三帖，得汗热退，痈溃胎安，能食溺通而愈。(《乘桴医影》)

按语：由以上病案可见，虽然所治疾病、症状大相径庭，但王孟英在应用清暑益气汤时均有以下两个特点：一是有暑热之邪。陈氏妇案是夏季患疟，疟证兼有暑邪；铁匠妇案患感，有余暑未清；周鹤庭室中暍。三案中暑邪未去是其中一个重点。二是有气津两伤的表现。陈氏妇脉虚软微数、汗多神惫；铁匠妇虽是贫家，却体质素弱，神虚液夺，脉来细数，汗多；周鹤庭室素有阴虚，又多产育，重伤气阴，此次发病饥不能食、口渴便溏形削均为气津亏虚之象。

2. 燃照汤

本方出自王孟英《霍乱论》，由滑石、香豉、山栀、黄芩、省头草、川朴、半夏、白蔻组成，为治热霍乱之剂。"燃照"即点燃犀烛以照之，古人称犀牛为“灵兽”，谓燃其角可以烛幽，如沈金鳌《杂病源流犀烛》云：“极天下能烛幽者，犀之角而已，角何能烛？以犀性之通灵也。犀之神力，全注于角，其通灵之性，亦全聚于角，是以燃之而幽无弗烛也。”王孟英以此比喻其方清热化湿、辟秽泄浊之功甚著。他在《王氏医案》中云：“暑湿内蕴，未化也，须具燃犀之照，庶不为病所蒙，因制燃照汤予之。”在《随息居重订霍乱论》中记载以下医案：

案例

患者郑凤梧，年六十余，秋季患霍乱，凛寒厥逆，烦闷躁扰，口不甚渴，有医以为寒证。孟英察其脉细欲伏，苔白而厚，知为暑湿内蕴未化之证，须具燃犀之照，庶不为病所蒙。因制燃照汤与之，一饮而厥逆凉寒皆退，脉起而吐泻渐止，随以清涤法而愈。(《随息居重订霍乱论·医案篇》)

患者症见凛寒厥逆、口不甚渴、脉细、苔白，颇似寒证，王孟英以烦闷躁扰、脉虽细却“欲伏”、苔虽白却厚，辨为暑湿内蕴未化。为此，创立“燃照汤”。方药组成：飞滑石四钱，炒香豉三钱，焦栀二钱，酒炒黄芩、省头草（佩兰）各一钱五分，制厚朴、制半夏各一钱。水煎去滓，研入白蔻仁八分，温服。苔腻而厚浊者，去白蔻仁，加草蔻仁一钱。方中豆豉、山栀轻清透解，祛邪外达；厚朴、草蔻、白蔻苦温化湿、辟秽化浊；半夏、黄芩，取法于张仲景泻心汤，苦辛通降；佩兰芳香化浊；滑石甘淡利湿，上下分消其势。诸药相伍，有清热利湿、辟秽化浊之功，适用于暑秽夹湿，霍乱吐下，脘痞烦渴，苔色白腻，外显恶寒肢冷者。

3. 连朴饮

本方出自王孟英《霍乱论》，由制厚朴、姜汁炒川连、石菖蒲、制半夏、香豉、焦栀、芦根组成。主治湿热内伏之霍乱，兼能行宿食、涤痰涎。近代程门雪分析此方言：“如湿温壮热无汗，或汗出不彻，胸中烦闷，脘腹痞满，口渴喜热饮，小溲黄赤，舌苔黄腻，则为湿热兼重，郁阻脾胃，须透邪化湿清热并重，以王氏连朴饮最为的对。方中豆豉配山栀，轻清透邪、清宣郁热；黄连配半夏，苦辛通降、化湿清热；厚朴配芦根，苦温燥湿、甘寒清热并用，犹如苍术白虎汤中，苍术、石膏同用相仿佛；石菖蒲芳香化浊。全方苦辛通降，燥湿清热，兼以透解。诚为湿温邪在气分，湿热并重、表里兼治之良方。如再加入黄芩、滑石，则配伍有所转变。即厚朴配黄芩，一苦温化湿，一苦寒清热；滑石配芦根，滑石利湿、芦根清热。须知配伍之妙，始能轻车熟路，驾驭自如。"《王氏医案》中录有连朴饮一案：

案例

段尧卿之太夫人，患霍乱转筋，年逾七十矣。孟英投自制连朴饮三啜而瘳。(《王氏医案・卷二》)

是案记录颇简，霍乱转筋乃危重病症，而患者亦年逾七十，王孟英以连朴饮三剂愈之，足见此方临床效验之佳。

4. 其他自创方

驱湿保脱汤（《温热经纬・卷一》）：罂粟壳三两，茯苓三两，白术一两，车前五钱，桂心一钱。

挽脱汤（《温热经纬・卷一》）：人参一两，麦冬一两，白芍一两，石膏五钱，竹茹三钱。

甘寒救液汤（《温热经纬・卷四》）：梨汁、蔗浆、竹沥、西瓜汁、藕汁、蕉花上露。

黄连黄柏汤（《温热经纬・卷四》）：黄连、黄柏。

竹茹黄连石菖蒲汤（《温热经纬・卷四》）：竹茹、黄连、石菖蒲、半夏、胆星、栀子、知母、茯苓、旋覆花、橘红。

丹参白薇汤（《温热经纬・卷四》）：丹参、白薇、栀子、麦冬、甘草、木通、盐水黄连、竹茹、朱砂染灯心、细茶。

清养汤（《温热经纬・卷四》）：西洋参、生地、麦冬、黄连、甘草、小麦、百合、竹叶、茯苓、莲子心。

免痘方（《潜斋简效方·小儿诸病》）：蓖麻仁三十六粒，辰砂（研烂）一钱，麝香五厘。上药研匀，于端午日午时涂小儿百会穴及心背两腋、曲池、委中、手足心凡十三处。

痧疹方（《潜斋简效方·小儿诸病》）：苦参三钱，白僵蚕二钱。研细，吹入喉中。

驾轻汤（《霍乱论·卷下》）：鲜竹叶四钱，淡豆豉三钱，炒山栀一钱五分，冬桑叶二钱，金石斛三钱，生扁豆四钱，陈木瓜一钱，省头草一钱五分。

致和汤（《霍乱论·卷下》）：北沙参四钱，枇杷叶（去毛）三钱，鲜竹叶三钱，生甘草六分，生扁豆四钱，陈木瓜一钱，金石斛四钱，麦冬三钱，陈仓米四钱。

蚕矢汤（《霍乱论·卷下》）：晚蚕沙三钱，木瓜三钱，生苡仁四钱，大黄豆卷四钱，川连二钱，醋炒半夏一钱，酒炒黄芩一钱，通草一钱，吴茱萸六分，炒山栀二钱。

黄芩定乱汤（《随息居重订霍乱论·卷四》）：黄芩（酒炒）一钱五分，焦栀子一钱五分，香豉（炒）一钱五分，原蚕沙二钱，制半夏一钱，橘红（盐水炒）一钱，蒲公英四钱，鲜竹茹二钱，川连（姜汁炒）六分，陈吴萸（泡淡）一分。

解毒活血汤（《随息居重订霍乱论·卷四》）：连翘三钱，丝瓜络三钱，淡紫菜三钱，石菖蒲一钱，川连（吴萸水炒）二钱，原蚕沙、地丁各五钱，益母草五钱，生薏苡仁八钱，金银花四钱。

昌阳泻心汤（《随息居重订霍乱论·卷四》）：石菖蒲一钱，黄芩（酒炒）一钱，制半夏一钱，川连（姜汁炒）五六分，苏叶三四分，制厚朴八分，鲜竹茹二钱，枇杷叶二钱，芦根一两。

太乙玉枢丹（又名解毒万病丹）(《随息居重订霍乱论·卷四》)：山慈菇（去皮洗净，焙）三两，川文蛤（捶破，洗刮内桴）三两，千金子（去油，取净霜）三两，红芽大戟（洗，焙）一两，麝香三钱。五味，先将慈、蛤、戟三味研极细末，再入霜、香研匀，糯米汤调和，干湿得宜，于辰日净室中，木臼内杵千余下，每料分四十锭，故亦名紫金锭。再入飞净朱砂、飞净明雄黄各五钱尤良。或以加味者，杵成薄片，切而用之，名紫金片。每服一钱，凉开水调下。

太乙紫金丹(《随息居重订霍乱论·卷四》)：山慈菇二两，川文蛤二两，红芽大戟一两五钱，白檀香一两五钱，安息香一两五钱，苏合油一两五钱，千金子霜一两，明雄黄（飞净）五钱，琥珀五钱，冰片三钱，麝香三钱。十一味各研极细，再合研匀，浓糯米饮，杵丸绿豆大小，外以飞金为衣，每钱许，凉开水下。

行军散(《随息居重订霍乱论·卷四》)：西牛黄一钱，麝香一钱，珍珠一钱，冰片一钱，硼砂一钱，明雄黄（飞净）八钱，火硝三分，飞金二十页。八味各研极细如粉，再合研匀，瓷瓶蜜收，以蜡封之。每三五分，凉开水调下。

绛雪（又名八宝红灵丹）(《随息居重订霍乱论·卷四》)：朱砂一两，牙硝一两，明雄黄（飞）六钱，硼砂六钱，礞石（煅）四钱，冰片三钱，麝香三钱，飞真金五十页。八味择吉日净室内各研极细，再研匀，瓷瓶收紧，熔蜡封口，毋使泄气。每一分，凉开水送下，小儿减半。以药佩带身上，可辟疫气。

金银花蒲公英方(《随息居重订霍乱论·卷二》)：金银花、蒲公英、丝瓜叶、丝瓜。上四味捣汁服或煎汤均可。

益母草紫花地丁方(《随息居重订霍乱论·卷二》)：益母草、紫花地丁。

加味三豆饮(《王氏医案·卷二》)：生绿豆、生黄豆、生黑大豆（或用生扁豆亦可）、生甘草、金银花。

青龙白虎汤（《王氏医案·卷二》）：橄榄、生莱菔。

玉芝丸（《王氏医案·卷二》）：猪肚一具，莲子。莲子去心入猪肚内，水煎糜烂，收干捣为丸服。

王孟英

后世影响

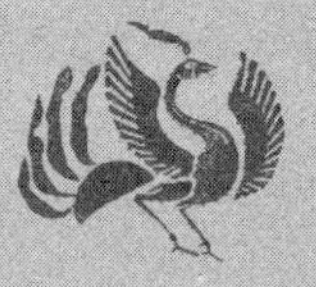

一、历代评价

王孟英一生以其高尚的医德、精湛的医术，活人无数，留下了大量有价值的著作和医案，历代对其评价甚高，现列举如下：

杨照藜为《王氏医案》作序："今才如孟英，学如孟英，识力精超如孟英，而每临一证，息心静气，曲证旁参，务有以究乎病情之真而后已，宜乎出奇制胜，变化无方，著之医案，卓卓可传如是也。"

杨照藜评《霍乱论》："其理明，其词达，指陈病机，判然若黑白之不可混淆。"

诸葛令泉为《霍乱论》作序，评其品行曰："先生之为人，尤世罕觏，恂恂然不趋乎时，不戾乎时，望之可畏，即之可亲，凡从而游者，皆钦爱不忍离。"

张柳吟："但使病者听孟英论病之无微不入，用药之无处不到，源源本本，信笔成章，已觉疾瘳过半。古云：檄愈头风。良有以也。""不愧名数一家，首选千里矣。"（《王氏医案·卷二》）

张柳吟："孟英之案，不徒以某方治愈某病而已，或议病，或辨证，或论方药，或谈四诊，至理名言，随处阐发。或繁或简，或浅或深，别有会心，俱宜细玩。"（《王氏医案续编·例言》）

彭兰媛为《归砚录》作序："王公孟英，博雅君子也。储八斗之才，富五车之学，而尤长于医，疗疾之神，人莫能测，著有《医学丛书十六种》，阐明至理，井井指陈。其医案十四卷，治法益昭，发前人之未发，悟前人之未悟，上追《灵》《素》，下纂诸家，抉其奥以显其幽，存其纯而纠其缪，道明世俗之风，说尽暗昧之弊，分混淆，别邪异，千古流弊，一旦而消，万世蔽蒙，一朝而破，功盖前贤，学垂后世，证无巨细，恻隐常存，卓识敦行，诚人所不能及也。”

陈载安评《回春医案》：“展绎之余，益信其抱有猷有为有守之才，故能铸古熔今，随机应变，可以坐而言，可以起而行，不愧为一代之名家。”（《王氏医案续编·小引》）

曹炳章为《重刊王氏医案三编》作序：“余尝读先生案，益佩先生敏而好学，尝寝馈于医学，更能参究性理诸书，以格物穷理，故审病辨证，能探虚实，察浅深、权缓急，每多创辟之处，然仍根据古书。其裁方用药，无论用补用泻，皆不离运枢机、通经络，能以轻药愈重证，为自古名家所未达者。更有自始至终，一法到底，不更方而愈者。良由读书多，而能融会贯通，悟超象外……世之为医者，遵史氏之格言，效孟英之苦志，出而问世，必可加人一等也。”“敏而好学，能一思百虑，所以能具此完美之学理，成有清一代医中之伟人。”

曹炳章评《归砚录》：“其间议病论证，或表著前徽，或独摅心得，或采前贤未刊医案，或录平时自治验案。如摘评魏氏《名医类案》及《温病条辨》，虽不分体例，然皆能发前人所未发，悟前人所未悟，弗泥于古，弗徇于今。其著论以清，烛理以明，抉摘搜剔，厘然能去其非而存其是，千古流弊，一旦冰释，万世疑窦，一朝道破，奇情妙绪，层见叠出。”

石念祖《王氏医案绎注》：“大旨虽为救治温补流弊而设，实则随证制方，丝丝入扣，果得融会贯通，则古今医籍兼读可，缓读亦可。”

张山雷赞王孟英：“临证轻奇，处方熨帖，亘古几无敌手。”赞王孟英医案：“孟英天资过人，凡治至危极险之证，须看他绝不在见证上落墨，必从病理病情中寻出一条线索，自然六辔在手，一尘不惊，乃能按部就班，应弦合节，是为孟英之最不可及处。”“所见古今治案，平心论之，实未见有一人可以几及孟英者。”（《张山雷医集》）

陆士谔言：“清贤医案，惟孟英案最为善本，因叶天士等医案，编者不善选择，治效各案与未效各案，兼收并蓄，读者颇难判别，惟王孟英案，编印时孟英及身亲见，且最后之《归砚录》为孟英自作，所录各案，绝无一案不效者，读者因见症之精确，悟撰方之灵巧，进更变化，不越规矩准绳，故读此书，胜读各家医案多多也。”（《分类王孟英医案·卷二》）

赵梦龄为《温热经纬》作序：“王君孟英，赅博淹贯，引经斥异，众美兼收，谓前人之说，既中肯，何必再早己意，因而弃瑕录瑜，汇成《温热经纬》一编，盖本述而不作之意，而其中间以按语，亦谓旁考他书，参以阅历，则亦犹之述耳，而初非有私心臆断于其间也。”

朱瑞菘题《王氏医案三编》：“承以所刻初、二、三编医案十三篇见示，读之皆道其平生阅历之艰苦，与病情之百出其变，以相尝试，而君顾能以一心之灵明，疏瀹脏腑，使药无不及病，病无不受治于药，何医之神哉！”

任应秋《中医各家学说讲稿》评《温热经纬》：“从现在的视角来看是个资料性质的文献，是对温热病资料的总汇，这是本好书，除了《温热经纬》之外，还没有出现第二部这么全面的文献汇总。”

二、学术传承

王孟英为集大成的一位医家，善取经典，博采众家之长，故很难说传承自哪一学派。经典著作《内经》《伤寒杂病论》，以及明清医家如吴又可、喻嘉言、叶天士、薛生白、陈平伯、余师愚等，均对王孟英学术思想的形成产生了重要的影响。

《温热经纬》即是“以轩岐仲景之文为经，叶薛诸家之辨为纬”，对《内经》《伤寒论》等经典著作中有关温病的理论进行引录、评释，并辑录叶天士《温热论》《三时伏气外感篇》、陈平伯《外感温病篇》、薛生白《湿热病篇》、余师愚《疫病篇》等专著中对温病的诊治心得。《温热经纬》汇集了各家对温热病阐发的精粹，同时，王孟英又在此基础上提出自己的见解，在吸收前人经验的同时多有发挥创新。

（一）推崇《内经》经典理论

《温热经纬》开篇第一卷即为《内经伏气温热篇》，可见医家对《内经》的推崇。篇中曾言："今人不读《内经》，虽温热暑疫诸病，一概治同伤寒，禁其凉饮，厚其衣被，闭其户牖，因而致殆者，我见实多。"强调了读《内经》、领悟经典的重要性。本篇首列《内经》条文，继汇诸家评释，最后以"雄按"的方式阐发个人观点，尊崇、继承《内经》理论的同时，又有发挥创新。

如王孟英著名的"伏邪"之说即源自《内经》"冬不藏精，春必病温"。王孟英指出，伏邪为病，自里达表，病势缠绵，如剥蕉抽茧；新感则与伤寒同，皆以风为诱因，风从寒化为伤寒，风从热化为湿病。

再如对"六气学说"的认识，亦源于《内经》。《灵枢·顺气一日分为四时》云："夫百病之所始生者，必起于燥温寒暑风雨，阴阳喜怒，饮食居处。"《灵枢·五变》云："余闻百疾之始也，必生于风雨寒暑，循毫毛而入腠理，或复还，或留止，或为风肿汗出，或为消瘅，或为寒热，或为留痹，或为积聚。奇邪淫溢，不可胜数。"王孟英在此基础上，又有新的认识，指出："所谓六气，风、寒、暑、湿、燥、火也。分其阴阳，则《素问》云寒暑六入，暑统风、火，阳也。寒统燥、湿，阴也。言其变化，则阳中惟风无定体，有寒风、有热风；阴中则燥、湿二气，有寒、有热。"进一步完善了《内经》对外感致病因素的认识，使之更为切合临床。

又如暑邪致病，《素问·阴阳应象大论》有"其在天为热，在地为火，其性为暑"的论述，《素问·至真要大论》又言"热气大来，火之胜也"，《素问·脉要精微论》言"彼春之暖，为夏之暑"。王孟英就是在此基础上，对暑邪的性质加以论述。

（二）继承《伤寒杂病论》经方精髓

《温热经纬》卷二列《仲景伏气温病篇》《仲景伏气热病篇》《仲景外感热病篇》《仲景湿温篇》《仲景疫病篇》。文末精撷温病验方凡 113 首，其中保留仲景之方达 50 余首。前文以医案为切入点，分析王孟英应用经方长于加减化裁，深得仲师精髓；又以白虎汤、竹叶石膏汤为例，论述医家遣方用药的特色，亦可见医家对经方应用之灵活。现再举几例说明医家对《伤寒杂病论》的继承与发展。

如“热入血室”，见于《伤寒论》第 143 条“妇人中风，发热恶寒，经水适来，得之七八日，热除而脉迟，身凉，胸胁下满，如结胸状，谵语者，此为热入血室也。当刺期门，随其实而取之”，144 条“妇人中风，七八日续得寒热，发作有时，经水适断者，此为热入血室。其血必结，故使如疟状，发作有时，小柴胡汤主之”，145 条“妇人伤寒，发热，经水适来，昼日明了，暮则谵语，如见鬼状者，此为热入血室。无犯胃气及上二焦，必自愈”，216 条“阳明病，下血谵语者，此为热入血室，但头汗出者，刺期门，随其实而泻之，濈然汗出则愈”。《金匮要略·妇人杂病脉证并治》中亦有论述。对于此证，王孟英在领悟仲景言论的前提下，根据临床经验，又立热入血室三证：“如经水适来，因热邪陷入而抟结不行者，此宜破其血结；若经水适断，而邪乃乘血舍之空虚以袭之者，宜养营以清热；其邪热传营，逼血妄行，致经未当期而至者，宜清热以安营。”补仲景之所未备。

在仲景方的传承方面，如《仲景湿温篇》中，对《伤寒论》第 262 条“伤寒瘀热在里，身必发黄，麻黄连翘赤小豆汤主之”，王孟英发挥说：“余治夏月湿热而表有风寒者，本方以香薷易麻黄辄效。”根据具体病证的变化将麻黄连翘赤小豆汤加以化裁，扩大了经方的应用范围。再如白虎汤，除前文述及在医案中的体现外，在《温热经纬》中又记载了以白虎汤为基础的化裁方，枚举如下：

白虎加地黄汤（《叶香岩外感温热篇》）：石膏、知母、粳米、甘草、生地黄。王孟英："言如玉女煎之石膏、地黄同用，以清未尽之热，而救已亡之液……岂知胃液虽亡，身热未退，熟地、牛膝安可投乎？余治此证，立案必先正名，曰白虎加地黄汤，斯为清气血两燔之正法。"

白虎加生地、黄连、犀角、竹叶、莲子心方（《叶香岩外感温热篇》）：石膏、知母、粳米、甘草、生地黄、黄连、犀角、竹叶、莲子心。王孟英："舌心是胃之分野，舌尖乃心之外候，心胃两清，即白虎加生地、黄连、犀角、竹叶、莲子心也。"

白虎加枸杞汤（《薛生白湿热病篇》）：石膏、知母、粳米、甘草、枸杞。王孟英："余于血虚加生地，精虚加枸杞。"

白虎加半夏汤（《薛生白湿热病篇》）：石膏、知母、粳米、甘草、半夏。

白虎加厚朴汤（《薛生白湿热病篇》）：石膏、知母、粳米、甘草、厚朴。王孟英："余治暑邪炽盛，热渴汗泄而痞满气滞者，以白虎加厚朴极效。"

（三）集成明清医家治学精华

《温热经纬》全书不足15万字，却引用了40余位注家治学之精华。正如王孟英所言"择其贤之善者而从之，间附管窥"，荟萃前贤，厚积薄发。是书卷三为《叶香岩外感温热篇》《叶香岩三时伏气外感篇》，卷四为《陈平伯外感温病篇》《薛生白湿热病篇》《余师愚疫病篇》。引用叶天士、陈平伯、薛生白、余师愚之论的同时，亦广征博引，并提出自己的观点，可以说对诸位医家都有继承。现以叶天士和喻嘉言两位医家为例：

1. 叶天士

王孟英认为后世论温病者，当推叶天士所著《温热论》和《幼科要略》。《温热论》可谓专述新感温病，为使内容与篇名相符，王孟英将其更名为《叶香岩外感温热篇》，并全文收载，重点加以阐释发挥。《幼科要略》则既论述新感温病，又包括了伏气温病，遂将其更名为《叶香岩三时伏气外感篇》。

王孟英对于温病传变规律的看法即是继承了叶天士的观点。在叶天士"温邪上受，首先犯肺，逆传心包"的逆传理论基础上，提出"顺传"说，进一步完善了对温病传变规律的认识。章虚谷从五行生克制化角度解释"逆传心包"，以心属火、肺属金，火本克金，肺邪反传于心，故曰逆传。王孟英在对叶天士原文进行深入理解后，认为逆传心包是相对于顺传阳明而言，以温邪上受，首在肺卫，理应从外而解，若邪不外解，传及中下二焦为顺传；相对而言，邪不下传，易于上入心包，内陷营分，故称逆传。从而明确了"逆传"的含义。

在舌诊方面，王孟英继承了叶天士的诊法特色，强调辨苔施治，察舌用药。《温热经纬·卷二》评述叶天士辨苔的基本内容，言："叶天士辨别种种白苔证治之殊，似兼疫证之舌苔而详论之。试释之，则白苔不必尽属于寒也。"王孟英在治疗上善用轻宣之品，提出"重病有轻取之法"，亦与叶天士的理论一脉相承。

对于叶天士的某些观点，王孟英提出不同意见。如湿邪为长夏易见病邪，湿邪与暑邪常相兼并见。叶天士即有"暑必兼湿""暑邪必夹湿"之说。王孟英认为此说并不确切，指出："暑令湿盛，必多兼感，故曰夹。犹之寒邪夹食，湿证兼风，俱是二病相兼，非谓暑中必有湿也。"又如对于叶天士"伤寒化热，肠胃干结，故下宜峻猛。湿热凝滞，大便本不干结，以阴邪瘀闭不通"的说法，王孟英于《叶香岩外感温热篇》提出异议："伤寒化热，固是阳邪；湿热凝滞者，大便虽不干结，黑如胶漆者有之，岂可目为阴邪，谓之浊邪可也。"

2. 喻嘉言

王孟英对喻嘉言的著作和观点颇为重视，除在《温热经纬》中多次引用喻嘉言的言论并予以高度评价外，在医案中也体现了对喻嘉言思想的继承和发展。喻嘉言《寓意草》首篇《先议病后用药》，专篇明确指出“治病必先识病，识病然后议药”。王孟英对此十分推崇，始终遵循“源澄而流自洁，议病然后议药”的辨证论治宗旨。下面从医案角度，以王孟英对喻嘉言学术思想和临证经验的继承为例说明之。

如治圃人妻案：

一圃人，诣孟英泣请救命，诘其所以，云：家住清泰门内马婆巷，因本年二月十五日卯刻，雷从地奋，火药局适当其冲，墙垣庙宇，一震泯然，虽不伤人，而附近民房，撼摇如簸。其时，妻在睡中惊醒，即觉气不舒畅，半载以来，渐至食减形消，神疲汛少，惟卧则其病如失，药治罔效，或疑邪祟所凭，祈祷厌镇，亦属无灵，敢乞手援，幸无却焉。孟英许之，往见妇卧于榻，神色言动，固若无恙。诊毕，病人云：君欲睹我之疾也。坐而起，果即面赤如火，气息如奔，似不能接续者，苟登圊溲便，必贲逆欲死。前所服药，破气行血、和肝补肺、运脾纳肾、清火安神，诸法具备，辄如水投石。孟英仿喻氏治厥巅疾之法用药，一剂知，旬余愈。(《王氏医案·卷二》)

是案治法，为王孟英仿喻嘉言治吴添官之母厥巅疾案所立。原文如下：

吴添官生母，时多暴怒，以致经行复止。入秋以来，渐觉气逆上厥，如畏舟船之状，动辄晕去，久久卧于床中，时若天翻地覆，不能强起，百般医治不效。因用人参三五分，略宁片刻。最后服至五钱一剂，日费数金，意图旦夕苟安，以视稚子。究竟家产尽费，病转凶危。大热引饮。脑间有如刀劈，食少泻多。已治木无他望矣。闻余返娄，延诊过，许以可救，因委命以听焉。余以怒甚则血菀于上，而气不返于下者，名曰厥巅疾。厥者逆也，巅者高也，气与血俱逆于高巅，故动辄眩晕也。又以上盛下虚者，过在少阳，少阳者足少阳胆也，胆之穴皆络于脑，郁怒之火，上攻于脑，得补而炽，其痛如劈，同为厥巅之疾也。风火相煽，故振摇而热蒸。土木相凌，故艰食而多泻也。于是会《内经》铁落镇坠之意。以代赭石、龙胆草、芦荟、黄连之属降其上逆之气；以蜀漆、丹皮、赤芍之属，行其上菀之血；以牡蛎、龙骨、五味之属，敛其浮游之神。最要在每剂药中，生入猪胆汁二枚，盖以少阳热炽，胆汁必干，亟以同类之物济之，资其持危扶颠之用。病者药一入口，便若神返其舍，忘其苦口，连进十余剂，服猪胆二十余枚。热退身凉，饮食有加，便泻自止，始能起床行动数步。然尚觉身轻如叶，不能久支。仆恐药味太苦，不宜多服，减去猪胆及芦、龙等药，加入当归一钱，人参三分，姜枣为引。平调数日而全愈。(《寓意草》)

此二案，病证不同，圃人妻病症见奔豚、面赤、气息贲逆；吴添官母症见头痛剧烈、眩晕。但细究之二者又有相通之处，圃人妻病起于惊恐，吴添官母病起于暴怒，均缘于情志而致气机不畅，虽症状表现各异，却同属于血菀于上、气逆不下之证。因此，王孟英灵活地取法喻嘉言，疗效显著。此外，王孟英的气化枢机论等重要观点也是在喻嘉言的基础上提出的，足见其对喻氏的尊崇。王孟英师法喻嘉言，又不迷信、拘泥于喻嘉言，如明确反对喻嘉言“热蒸其湿是为暑，无湿则但为干热而已”等其“暑病夹湿”的观点。

三、后世发挥

王孟英为清代晚出的温病学家，其观点汇聚前代医家之长。后世对其多有研究、发挥。

（一）临床研究发挥举例

近 30 年来，对王孟英学术思想、临床经验的研究很多，发表相关文章 200 余篇，多为阐发王氏对温病学的贡献，以及在血证、痰证、老年病、妇科病、疟证、霍乱病、肺病、外科病、杂病、温病、情志病、饮食、救急等各方面的辨治经验及用药特色，用于指导现代临床；并对王氏清暑益气汤、连朴饮、雪羹汤等方剂进行理论探讨与临床实践。现以对王氏清暑益气汤的临床应用为例：

王氏清暑益气汤治疗暑热气津两伤证，现代临床上应用颇为广泛，且在王孟英应用的基础上扩大了使用范围，可治疗夏季热、中暑合并多器官功能障碍、小儿厌食症、夏季哮喘、慢性肾病、干燥综合征等。实验证明，清暑益气汤能有效对抗内毒素血症的发生，因此，本方具有很好的开发前景。现综述如下：

1. 对适应证的认识

尚炽昌认为其能清暑益气、养阴生津。主治暑热气津两伤证，如见身热、多汗、心烦、口渴、小便短赤、体倦少气、精神不振、舌红、脉数。冯丽谦等认为清暑益气汤善治阳盛之体，暑热伤津耗气而中焦尚健，又不夹湿者。凡热病见热邪未退，而正气已伤，身热而兼气津两伤之证者，表现为身热多汗、体倦气短、口渴心烦、精神不振、小便短赤、脉虚细数等症，可清热解暑、益气生津。孙清廉认为此方可清暑益气、养阴生津。适用于中暑受热，气阴两伤，表现为身热多汗、体倦气短、口渴心烦、精神不振、小便短赤、脉虚细数等症。特别是对老年人和小儿夏季热的患者尤为适宜。本方重在养阴，陈国华认为暑热未尽而气液俱虚者，宜用王氏清暑益气汤。施锡璋认为，王氏之方以甘寒濡润之药养胃津，复佐清凉之品涤暑，对中暑受热，气津两伤之身热汗多、心烦口渴、小便短赤、体倦少气、精神不振、脉虚数，确是对证良方，用之“无不应手取效”。由此可知，清暑益气汤的主要适应证是气阴两伤、暑热未退。

2. 现代临床应用

（1）夏季热

夏季热又称暑热症，是婴幼儿在暑天发生的一种特有的季节性疾病。以长期发热、口渴多饮、多尿、少汗或汗闭为特征。有严格的发病季节，本病的发生与患儿的体质因素密切相关。李凤云用本方治疗小儿夏季热 66 例，疗效满意。效果如下：治疗组显效 46 例（69.7%），有效 20 例（30.3%），总有效率 100%。樊遂明用本方治疗小儿夏季热 54 例，痊愈 42 例，占 77.8%；有效 10 例，占 18.5%；无效 2 例，占 3.7%。总有效率为 96.3%，效果满意。吴冬芳以本方治疗小儿暑热证 72 例，结果：显效（治疗 7 天，热退，症状消失）43 例，占 59.7%；有效（治疗 1 ～ 2 周，体温下降，症状减轻）21 例，占 29.2%；无效（治疗 2 周，症状无改善）8 例，占 11.1%。有效率为 88.9%，治疗效果良好。

陈晓梅等治疗一恐暑症患者，近 5 年来因怕热而畏惧过夏天，每年夏天到来，若气温达到 30℃时，即感头晕、心中烦闷、呼吸气粗、口干思冷饮、全身皮肤烘热似针扎、无汗出、腹内热盛、小便灼热黄浑似马尿，难以自持。服清暑益气汤 7 剂后，全身皮肤始有微汗出且较前润滑，在逾 30℃的温度下仅略感头晕，心不烦，皮肤烘热已除，腹内热消，小便变清长，能在外短时间走动或劳动。病已除大半，续服本方 7 剂后，再以其方制膏剂调养月余，后其病痊愈。今年夏天已能和常人一样顺利度过。

（2）中暑合并多器官功能障碍

朱荣长观察清暑益气汤治疗重症中暑并发多器官功能障碍综合征（MODS）对患者血内毒素（ET）与热休克蛋白（HSP）水平的影响。方法：选择 31 例符合中暑并发 MODS 诊断标准的住院患者，随机分为两组，对照组常规西医治疗；治疗组常规治疗加清暑益气汤治疗。于治疗第 1、3、7 天分别抽取外周血检测血中内毒素（鲎试剂法）、血浆 HSP70 水平（Westernblot 法）。结果：对照组死亡 2 例，治疗组无死亡。治疗组血中内毒素水平明显低于对照组，血浆 HSP70 水平明显高于对照组。结论：在常规西医治疗基础上加用清暑益气汤，可以有效降低患者血中内毒素水平，提高患者 HSP70 水平，并改善其预后。

（3）小儿厌食症

小儿厌食症为临床常见病症，以小儿长时期的食欲不振，甚则拒食为主症，发病率在城市及农村均较高。王丽君应用王氏清暑益气汤加减治疗小儿厌食症 42 例，取得满意疗效。疗效评定标准：痊愈：服药 1 个疗程（7 天）后，食欲明显增加或基本正常，面色改善，体重略增。有效：服药 1 个疗程后，食欲改善，临床症状好转。无效：服药 1 个疗程后，食欲未见明显改善。结果：痊愈 30 例，有效 8 例，无效 4 例，总有效率 90.48%。

（4）夏季哮喘

单秀华运用清暑益气汤加减治疗夏季哮喘 76 例，疗效较满意：临床控制 22 例，显效 34 例，有效 15 例，无效 5 例，总有效率 93.4%。

（5）慢性肾病

暑为六淫邪气之一，凡夏至之后、立秋以前，致病具有炎热、升散、兼湿特性的外邪，称为暑邪。暑邪具有炎热、升散、兼湿的特性。在慢性肾脏病患者身上可表现为气阴两伤。阮诗玮教授多予王氏清暑益气汤加减，以清暑益气、养阴生津。如治疗一紫癜性肾炎女性患者，实验室检查：尿常规：尿蛋白（+），隐血（+++），红细胞 246.3 个 /μL，37.3 个 /HP，白细胞 30 个 /μL，5.1 个 /HP；血常规、肾功能未见明显异常。中医辨证为紫斑（暑热气阴两伤），治宜清暑益气、养阴生津、凉血止血，投以王氏清暑益气汤加减。连服 7 剂后复诊，诸症较前改善，复查尿常规：隐血微量，红细胞 28.3 个 /μL，5.0 个 /HP。颇具疗效，守方续服。

（6）干燥综合征

陈晓梅等治疗一干燥综合征患者，患者 3 年前开始舌尖处糜烂、疼痛。反复发作，渐至口干、上下唇干燥起皮、舌面破损，常需饮水润之。进食辛辣、味咸和热烫之物时，口唇、舌面干燥破损处疼痛难忍。处本方加减，服药 7 剂后，口干有所减轻，饮水稍少，口唇、舌面干燥略转润，疼痛好转，纳食增加，小便清长，大便通利，脉细缓。此方药物略有增减后续服 1 个月，口唇转润，脱屑极少，舌面斑马状剥裂处黏膜开始新生，精神转佳，面色转红润，食欲正常，二便通调。遂以此方收膏服用 3 个月，病告痊愈。

3. 应用前景

王氏清暑益气汤是治疗夏季感受暑热而引起的热性病的常用方剂。暑为天之阳气，正如王孟英所说“暑乃天之热气……纯阳无阴”，其性升散，易耗气伤津。王氏此方，重在养阴。后世医家多用此方益气养阴、清热生津。尚炽昌教授认为本方除能治疗暑热气津两伤证外，还可以用于治疗：①慢性浅表性胃炎、慢性萎缩性胃炎等；②神经衰弱、肋间神经炎等；③冠状动脉硬化性心脏病、高血压病等；④慢性肾盂肾炎、慢性肾小球肾炎等；⑤糖尿病、甲状腺机能亢进症等；⑥肺结核、慢性支气管炎等；⑦小儿及成人夏季热等。

杨桢等认为，王氏清暑益气汤有很好的开发前景。研究证明，清暑益气汤能有效对抗内毒素血症的发生。研究者认为，这与本方能直接抑制细菌生长与代谢，减少内毒素产生，并使大量内毒素和细菌排出体外有关。

王氏清暑益气汤的现代研究和临床应用，反映了后世医家对暑病辨识和论治的发展和补充，扩大了清暑益气汤的临床应用范围，体现了对王孟英学术的继承与发挥。

（二）相关研究著作

近现代研究王孟英的著作有：

1.《王氏医案绎注》

石念祖绎注，刊于 1919 年。书凡 10 卷，附录 1 卷。石念祖对王孟英医案评价很高，言其“虽大旨为救温补而设，实则随证制方，丝丝入扣，果得融会贯通，则古今医籍兼读可，缓读亦可”（《王氏医案绎注·序》）。

鉴于王孟英原案“或脉证方药并叙，或叙证遗脉，或叙脉遗证，方药注铢两者，千百首中仅一二，读者难觅精髓”，因此，对王孟英原案加以笺释，对案中病情、脉义、方药之偶阙者予以补充，方药未标明剂量的予以补充；强调治病以辨证为要，因此于病情方面不厌详注；认为治病最忌不分气分、血分，故各案均注明在气、在血。书由谢观（谢利恒）校订。民国二十三年（1934）由上海商务书局印行。2009 年 1 月，杨君、伍悦点校后由学苑出版社出版。

2.《分类王孟英医案》

陆士谔编校。陆士谔（1878—1944），江苏青浦（今属上海市）人，生于千年古镇珠溪镇（今朱家角）。名守先，字云翔，号士谔，亦号云间龙、沁梅子等。早年跟随名医唐纯斋学医，后来在沪行医。陆氏十分推崇王孟英医案。因王孟英《回春录》《仁术志》《归砚录》等医案，皆逐年记录，查检甚为不便，故陆氏将孟英医案按病症分类手录。书分 2 卷，卷一包括外感、伤风、风温、湿温、冬温、伏热、伏暑、霍乱、暑、泻、疟、痢、斑、痘疫（附烂喉）、瘖疹、喘嗽等病症；卷二列呕吐、噫、呃、胀、肿、痞积、痰、劳伤、脱、阴虚、损、郁、惊、悸、哭、狂、痫、疑懵、内风、不寐、不语、类中、瘫痪、虫、结胸、关格、晕眩、厥、诸痛、疝、便浊、遗精、便秘、妊娠、调经、胎前、淋带、临产、产后、中毒、难治等。民国十年（1921）书成，民国十三年（1924）七月由世界书局石印出版。

3.《王孟英疟痢验案》

曹炳章（字赤电）编，成书于 20 世纪 30 年代，现存抄本。

4.《王孟英温热医案类编》

张景捷类编，1985 年由河南科学技术出版社出版。全书收录整理了王孟英温热医案，以病为纲、以案为目。内容包括伤风、伤寒、时感、温病、温毒、冬温、风温、春温、暑温、伏暑、湿温、秋燥等 12 门。每案注明主症、病机，案后加有按语，间附编者治验。

5.《王孟英温病证治精萃》

成都中医学院温病教研室主任张之文主编，历3年而完成，1989年由科学技术文献出版社出版。张之文指出，因王孟英“论医多述而不作，或发议论于医案之中，或间以按语、刊语于评注医籍之内，夹叙夹议，庞杂无序”等原因，读者难以深入掌握其学术思想、临床经验，有鉴于此，对王孟英有关温病学理论和临床经验进行整理研究，从其生平与著作、温病证治特点、温病学专题评述（包括暑病、疟疾、霍乱、伏气温病、痢疾）、温病医论选、方剂方论及药论选五大方面进行阐发。

6.《王孟英医籍精华》

盛燮荪等编著，1992年由上海科学技术出版社出版。

7.《王孟英医学全书》

盛增秀主编，1999年由中国中医药出版社出版。是书收集了王氏本人及其整理参注他人的著述凡20种，依次为《温热经纬》（5卷）、《随息居重订霍乱论》（不分卷）、《随息居饮食谱》（不分卷）、《王氏医案》（2卷）、《王氏医案续编》（8卷）、《王氏医案三编》（3卷）、《归砚录》（4卷）、《乘桴医影》（不分卷）、《潜斋简效方（附医话）》（不分卷）、《四科简效方》（不分卷）、《鸡鸣录》（不分卷）、《重庆堂随笔》（2卷）、《沈氏女科辑要按》（2卷）、《古今医案按选》（4卷）、《医砭》（不分卷）、《言医选评》（不分卷）、《校订愿体医话良方》（不分卷）、《柳洲医话良方》（不分卷）、《洄溪医案按》（不分卷）、《叶案批谬》（不分卷）（原辑入《潜斋简效方》中）。对入编的医籍，均做了校勘和注释，同时还撰写了《王孟英医学学术思想研究》一文，详尽地介绍和研讨了王孟英的生平、著述、学术思想、诊治经验，以及对后世医学发展的影响等；又附“论文题录”，全面摘录了1949年以来公开发表的现代学者对王孟英著述及学术思想、诊治经验等研究的论文题目，以利读者查阅。

8.《重订王孟英医案》

盛增秀编撰，2011 年出版。本书是陆士谔的《王孟英医案》的重订本，但在编写体例和内容等方面有所不同。其特点体现在以下几个方面：①增加了孤本《乘桴医影》内容。②采用病证分类的编排方法，分为温热案、伤寒案、瘟疫温毒案、中风案、眩晕案、咳嗽哮喘案、疟疾案、肿胀案、伤食案、呕吐噫呃案、痞证案、泄泻案、痢疾案、霍乱案、黄疸案，共计 15 部分。③书后增入编者所撰的《王孟英医案处方用药特色》一文。④每个医案的末尾均注明出自何书，方便读者查找。⑤将有关《王孟英医案》的序跋编入“附录”以供读者参阅。

综上所述，王孟英作为清代晚出的温病大家，善采百家之长，上至《素问》《灵枢》《难经》《伤寒杂病论》等典籍，下及叶天士、薛生白、吴鞠通、张路玉、章虚谷、郭白云、周禹载、沈尧封、张隐庵、尤在泾诸家，均有探索研究。在继承、融会的基础上，又能不泥古法，结合自己的临床经验，予以发挥和创新。代表作《温热经纬》系统阐发了温病学的一些重大问题，补前人之不足，于新感伏邪、暑湿致病等方面提出创见。王孟英传世医案多达 800 余则，集中反映了医家的治疗经验和临证思路，顾护阴津、重视气化枢机、长于饮食疗法、用药清轻灵动等学术特点在医案中得以充分体现。王孟英的治学方法、温病学思想、治疗经验、遣方用药思路等，对于后世乃至今天的中医学理论与临床研究均有指导意义。

王孟英

参考文献

[1] 清·王孟英.温热经纬[M].北京:人民卫生出版社,1956.

[2] 清·王孟英著,南京中医药大学温病教研室整理.温热经纬[M].北京:人民卫生出版社,2005.

[3] 清·吴瑭著,南京中医药大学温病学教研室整理.温病条辨[M].北京:人民卫生出版社,2005.

[4] 清·王孟英著,陆士谔辑,达美君、周金根、王荣根等校注.王孟英医案[M].北京:中国中医药出版社,2006.

[5] 清·叶桂著,张志斌整理.温热论[M].北京:人民卫生出版社,2007.

[6] 清·王孟英著,陈明见点校.随息居重订霍乱论[M].北京:人民卫生出版社,2008.

[7] 清·王孟英著,石念祖注,杨君、伍悦点校.王孟英医案绎著[M].北京:学苑出版社,2008.

[8] 清·喻昌著,艾军、李志刚点校.寓意草[M].北京:中国中医药出版社,2008.

[9] 清·王孟英著,宋咏梅点校.随息居饮食谱[M].天津:天津科学技术出版社,2012.

[10] 清·王孟英著,刘更生校注.潜斋医话·归砚录[M].天津:天津科学技术出版社,2012.

[11] 清·王学权、王孟英著,王燕平、侯西娟、张华敏校注.重庆堂随笔[M].北京:人民军医出版社,2012.

[12] 赵苑香.王孟英先生记事表[J].江苏中医杂志,1981,1:40.

[13] 江一平,黄迅,壮健.《王孟英先生记事表》补遗[J].江苏中医杂志,1982,3:46.

[14] 王绍东.王孟英治咳吐血经验探索[J].浙江中医学院学报,1982,8:8.

[15] 郑秋兔.张锡纯对“食疗”的临床应用[J].辽宁中医杂志,1982,

12:17.
［16］何炎燊．谈古人著书校勘之疏忽大意［J］．中医杂志，1983,7:78.
［17］陈梦赉．王孟英传略及其著作［J］．浙江中医学院学报，1983,5:55.
［18］周午平．王孟英治肺法探述［J］．中医杂志，1984,5:7.
［19］施仁潮．王孟英《随息居重订霍乱论》初探［J］．浙江中医学院学报，1985,1（9）:34.
［20］施仁潮．疏瀹气机求和通——王孟英诊治特色述要［J］．上海中医药杂志，1985,2:38.
［21］张洪．王孟英外治经验述略［J］．浙江中医学院学报，1986,3（10）:31.
［22］程式．王孟英治疟经验探述［J］．四川中医，1986,5:5.
［23］陈乔林．王孟英诊疗老年危急重症述略［J］．云南中医学院学报，1988,1（11）:16.
［24］姚昌绶．论王孟英的外科学造诣［J］．湖北中医杂志，1988,2:6.
［25］唐学游．王孟英治疗情志病心法［J］．江苏中医，1989,2:27.
［26］张之文．清代温病学家王士雄成才初探［J］．成都中医学院学报，1990,4（13）:15.
［27］李自仁．妇人"热入血室"浅析［J］．天津中医学院学报，1991,4:31.
［28］施仁潮．王孟英温病辨证之探讨［J］．中国医药学报，1992,2（7）:27.
［29］长青．王士雄［J］．山西中医，1992,4（8）:31.
［30］沈凤阁．王孟英《温热经纬》对温病的学术贡献［J］．新疆中医药，1993,2:5.
［31］张丽娟．甘露消毒丹妇科临床运用三则［J］．湖南中医杂志，1994,10（2）:44.
［32］施仁潮．王孟英治温病喜用通便泄邪［J］．中医杂志，1995,5（36）:265.
［33］李广东．略谈王孟英的饮食观［J］．四川中医，1996,1（16）:2.

［34］张文荣．培土生金法治疗胎漏以安胎［J］．河北中医，1996,6（18）:17.
［35］张鸣钟．号“斋”名医琐谈［J］．河南中医，1997,1（17）:51.
［36］钱茂，刘桂珍．王孟英热入血室医案按选［J］．江苏中医，1997,1（18）:40.
［37］高永平．王孟英调经特色简介［J］．四川中医，1998,16（6）:5.
［38］杜惠芳．王孟英治痰浅析［J］．安徽中医学院学报，1998,17（5）:3.
［39］徐永禄．王孟英临床经验特色［J］．中医教育，1998,11（6）:40.
［40］盛增秀．王孟英医学全书［M］．中国中医药出版社，1999.
［41］陆翔，武刚，肖红玲．王士雄《霍乱论》预防医学思想浅析［J］．安徽中医学院学报，2001,2（20）:10.
［42］施仁潮．王孟英《霍乱论》救急措施述略［J］．中国中医急症，2001,5（10）:288.
［43］冯崇廉．王孟英养阴保津学说探讨［J］．中华医史杂志，2002,1（32）:42.
［44］许小泰．王孟英痰证论治探析［J］．河南中医药学刊，2002,3（17）:7.
［45］邓雪梅．浅探朱丹溪的从脾治痰与王孟英的从肺治痰［J］．中国医药学报，2003,4（18）:198.
［46］孟庆云．陈修园的出版公案［J］．江西中医药，2003,10（34）:44.
［47］俞伟．王孟英妇科经带病症治验汇析［J］．长治医学院学报，2005,2（19）:141.
［48］柳洪胜，齐向华，闫兆君．王孟英脉法在失眠中的应用［J］．山西中医杂志，2005,6（24）:369.
［49］石垣生．王孟英治疗吸食鸦片致疾的经验［J］．辽宁中医杂志，2005,6（32）:540.
［50］韩一龙，尹明浩．略论王士雄与六气属性辨［J］．时珍国医国药，2005,9（16）:909.

[51] 李赛美，林培政．王士雄《温热经纬》治学精微述要［J］．新中医，2005,12（37）:6.

[52] 吴松柏．《重庆堂随笔》论药的弦外之音［J］．辽宁中医杂志，2006,10（33）:1250.

[53] 申红玲，沈博雄．王孟英《随息居重订霍乱论》环境医学思想研究［J］．时珍国医国药，2007,18（9）:2087.

[54] 冯松杰．王孟英论食肉［J］．辽宁中医药大学学报，2008,3（10）:132.

[55] 傅雷．王孟英运用养阴药的经验［J］．江苏中医药，2008,5（40）:24.

[56] 孙溥泉，李恩昌，孙健慧．清代名医的医德（二）［J］．中国医学伦理学，2009,1（22）:116.

[57] 秦莹．王孟英辨治痰证特色［J］.上海中医药大学学报，2009,6(23):17.

[58] 马明越．王孟英诊治杂病经验研究［D］．河北医科大学硕士学位论文，2010.

[59] 江月斐，边秀娟．浅评王士雄《温热经纬》［J］．中国中医急症，2010,4（19）:644.

[60] 宋炎阁．王孟英痰病学说思想研究［D］．浙江中医药大学硕士学位论文，2010.

[61] 庞军，芦玥，刘更生，等．王孟英医案枢机思想探析［J］．天津中医药，2010,6（27）:472.

[62] 李永宸．近代社会历史文化视野下的王士雄字号别称室名解读［C］．中华中医药学会医古文分会成立30周年暨第20次学术交流会论文集，2011.

[63] 李艳．王孟英的“食疗”［J］．实用中医药杂志，2011,8（27）:580.

[64] 耿学英．清代医学大家王孟英论暑特点探析［J］．中医研究，2011,9（24）:6.

[65] 孙晓生 . 王士雄《随息居饮食谱》的五个养生特色［ J ］. 新中医 ,2011,10（43）:109.

[66] 张蕾 . 王孟英对补法的应用［ J ］. 山东中医杂志 ,2011,11（30）:817.

[67] 丰广魁 .《温热经纬》温病学术思想浅析［ J ］. 辽宁中医杂志 ,2011,12（38）:2357.

[68] 张蕾 . 论王孟英的饮食疗法［ J ］. 河南中医 ,2012,1（32）:36.

[69] 张蕾 . 论王孟英的舌诊特色［ J ］. 辽宁中医杂志 ,2012,4（39）:630.

[70] 张蕾 . 从医案谈王孟英的气化枢机论［ J ］. 中国中医药现代远程教育 ,2012,10（10）:104.

[71] 余瀛鳌 , 裴正学 .《言医选评》读后［ J ］. 浙江中医学院学报 ,1981（6）:23.

[72] 罗大中 , 梁嵘 . 王孟英纠误医案中舌诊作用的分析［ J ］. 中医研究 ,2008,21（1）:56

[73] 冯丽谦 , 刘涛 . 清暑益气汤刍议［ J ］. 河北中医药学报 ,2007,22（4）:17.

[74] 孙清廉 . 对证选用清暑益气汤［ N ］. 健康报 ,2006-05-11（005）.

[75] 施锡璋 , 魏尔 . 清暑益气汤辨析［ C ］. 重庆市中医药学会学术年会论文集 ,2011.

[76] 李凤云 . 清暑益气汤治疗小儿夏季热 66 例［ J ］. 中华实用诊断与治疗杂志 ,2002,（2）:474.

[77] 樊遂明 . 清暑益气汤治疗小儿夏季热 54 例［ J ］. 吉林中医药 ,2005,25（7）:36.

[78] 吴冬芳 . 王氏清暑益气汤治疗小儿暑热 72 例［ J ］. 安徽中医临床杂志 ,2003,15（5）:369.

[79] 陈晓梅 , 熊周富 . 王氏清暑益气汤治疗难治性病证举隅［ J ］. 湖北中医杂志 ,2002,34（1）:53.

[80] 朱荣长．清暑益气汤治疗中暑合并多器官功能障碍临床研究［J］．临床和实验医学杂志，2006,5（10）:1620.

[81] 王丽君，王玉．王氏清暑益气汤加减治疗小儿厌食症42例［J］．黑龙江中医药，2006（5）:15.

[82] 单秀华．清暑益气汤加减治疗夏季哮喘76例［J］．陕西中医，1992(3):104.

[83] 张荣东．阮诗玮教授应用王氏清暑益气汤治疗慢性肾脏病的经验［J］．中医药通报，2011,10（5）:22.

[84] 张志斌．王士雄《温热经纬》的文献学研究［J］．浙江中医杂志，2008,5（43）:249.

《中医历代名家学术研究丛书》医家名录

（总计 102 名，以医家出生时间为序）

汉晋唐医家（6名）

张仲景　王叔和　皇甫谧　杨上善　孙思邈　王　冰

宋金元医家（18名）

钱　乙　成无己　许叔微　刘　昉　刘完素　张元素
陈无择　张子和　李东垣　陈自明　严用和　王好古
杨士瀛　罗天益　王　珪　危亦林　朱丹溪　滑　寿

明代医家（25名）

楼　英　戴思恭　王　履　刘　纯　虞　抟　王　纶
汪　机　马　莳　薛　己　万密斋　周慎斋　李时珍
徐春甫　李　梴　龚廷贤　杨继洲　孙一奎　缪希雍
王肯堂　武之望　吴　崑　陈实功　张景岳　吴有性
李中梓

清代医家（46名）

喻　昌　傅　山　汪　昂　张志聪　张　璐　陈士铎
冯兆张　薛　雪　程国彭　李用粹　叶天士　王维德
王清任　柯　琴　尤在泾　徐灵胎　何梦瑶　吴　澄
黄庭镜　黄元御　顾世澄　高士宗　沈金鳌　赵学敏
黄宫绣　郑梅涧　俞根初　陈修园　高秉钧　吴鞠通
林珮琴　章虚谷　邹　澍　王旭高　费伯雄　吴师机
王孟英　石寿棠　陆懋修　马培之　郑钦安　雷　丰
柳宝诒　张聿青　唐容川　周学海

民国医家（7名）

张锡纯　何廉臣　陈伯坛　丁甘仁　曹颖甫　张山雷
恽铁樵